鲍宗豪　主编

中国健康城市指数报告（2021）

中国出版集团 東方出版中心

图书在版编目（CIP）数据

中国健康城市指数报告. 2021 / 鲍宗豪主编. —上海：东方出版中心，2022.9
ISBN 978-7-5473-2044-0

Ⅰ. ①中… Ⅱ. ①鲍… Ⅲ. ①城市卫生—研究报告—中国—2021 Ⅳ. ①R126

中国版本图书馆 CIP 数据核字(2022)第 159343 号

中国健康城市指数报告(2021)

主　　编　鲍宗豪
策划组稿　张爱民
责任编辑　黄　驰
装帧设计　钟　颖

出版发行　东方出版中心有限公司
地　　址　上海市仙霞路 345 号
邮政编码　200336
电　　话　021-62417400
印 刷 者　上海盛通时代印刷有限公司

开　　本　710mm×1000mm　1/16
印　　张　23
字　　数　275 千字
版　　次　2022 年 9 月第 1 版
印　　次　2022 年 9 月第 1 次印刷
定　　价　99.00 元

编委会

目　录

导　论　可持续发展视域下的健康城市建设

第一章　构建中国健康城市评价体系的逻辑

第一节　中国健康城市指数评价体系的结构 / 019

第二节　构建中国健康城市指数评价体系的逻辑 / 022

第三节　科学评价和计算中国健康城市指数 / 025

第四节　中国健康城市指数的评价应用 / 030

第五节　不断完善健康城市评价制度的建设 / 034

第二章　中国省会城市健康指数

第一节　省会城市健康综合指数 / 043

第二节　省会城市健康服务分指数 / 050

第三节　省会城市健康保障分指数 / 056
第四节　省会城市健康环境分指数 / 062
第五节　省会城市若干评价指标分析 / 068

第三章　中国计划单列市健康城市指数

第一节　计划单列市健康综合指数 / 085
第二节　计划单列市健康服务分指数 / 088
第三节　计划单列市健康保障分指数 / 090
第四节　计划单列市健康环境分指数 / 093
第五节　计划单列市若干评价指标分析 / 095

第四章　中国地级城市健康指数

第一节　地级城市健康综合指数 / 107
第二节　地级城市健康服务分指数 / 114
第三节　地级城市健康保障分指数 / 122
第四节　地级城市健康环境分指数 / 129

第五章　东中西部、东北地区地级城市健康指数

第一节　东部地区地级城市健康指数 / 139
第二节　中部地区地级城市健康指数 / 146
第三节　西部地区地级城市健康指数 / 153

第四节　东北地区地级城市健康指数 / 161

第六章　城市现代化进程中的健康城市建设

第一节　改革开放以来的城市化现代化 / 167
第二节　融入“十四五”城市现代化的健康城市 / 177
第三节　健康城市行动促进健康现代化 / 182

第七章　健康城市的国际实践及发展趋势

第一节　健康城市理念的演变 / 195
第二节　国外健康城市的实践 / 198
第三节　全球健康城市发展新趋势 / 207

第八章　健康城市的行动与全球健康治理

第一节　“以人民健康为本”的健康城市行动 / 215
第二节　健康城市与健康现代化治理 / 219
第三节　全球健康治理的实践 / 227
第四节　全球健康治理的“中国标杆” / 233

附录

一、2021 年健康城市指数原始数据 / 239

二、2021 年健康城市指数 / 312

参考文献 / 351

后记 / 357

导　论

可持续发展视域下的
健康城市建设

可持续发展是人类基于发展与环境关系共识的一项全球性行动战略。1987年，世界环境与发展委员会（World Commission on Environment and Development）在题为《我们共同的未来》（*Our Common Future*）的报告中已提出“可持续发展”的理念。[①] 在时间上，这与1986年兴起的健康城市运动几乎是同时的。1992年6月，在巴西里约热内卢召开的联合国环境与发展大会确定了可持续发展的全球战略，并通过《21世纪议程》即联合国贯彻可持续发展战略的具体行动计划，将可持续发展推到了国际政策与实践的前沿，以及国家和地方的层面。因此，可持续发展既和健康、全民健康战略有着广泛而深刻的联系，又是健康城市运动重要的理论基础，对健康城市的建设和研究须以“可持续发展”作为视域。

人类从产业革命以来，在改造自然和发展经济方面均有所建树。与此同时，人类赖以生存的环境却为此付出了惨重的代价。人类不得不严肃思考，不得不重新审视自己的社会经济行为和发展的历程，并努力寻求一条人口、经济、社会、环境和资源相互协调的可持续发展之路。

---

① World Commission on Environment and Development. *Our Common Future* [R]. Oxford: Oxford University Press, 1987.

一、 可持续发展战略的形成与发展

（一） 可持续发展战略的形成

1. 传统发展与环境问题。自18世纪英国工业革命，人们开始将科学技术转化为直接生产力产生巨大的物质力量后，人们总是把发展片面地理解为科学技术的进步和国民生产总值(GNP)的增长。这种传统工业文明的发展观存在着很多误区，主要表现在以下三个方面。

一是忽视环境、资源、生态等自然系统方面的承载力。由于对自然界的规律认识水平较低，生态知识有限，人们向大自然任意索取越来越多的东西，同时还向自然界任意排放有害的废弃物。从而严重破坏了生态平衡规律，大大损害了自然的自我调节和自我修复能力。

二是无视自然成本。在单方面地显示人类通过征服自然所获得的经济利润的同时，认为“资源无价、环境无限、消费无虑”，走的是一条“高投入、高消耗、高污染”的粗放外延式的发展道路，没有充分考虑到经济增长所付出的资源环境成本。

三是缺乏整体协调观念。把发展片面地理解为经济的增长和生产效率的提高，将注意力集中在可以量度的诸经济指标上，如国民生产总值、进出口贸易总额，等等，导致了大量短视的行为：无限度地开发、浪费矿物资源，贪婪地破坏植被、捕猎动物，肆无忌惮地使用各种化学原料与农药而置生态环境于不顾，等等。

2. 可持续发展的基本原则。面对传统工业文明的发展观给资源和环境带来的种种破坏，世界环境与发展委员会经研究于1987年4月发表《我们共同的未来》，其中将可持续发展定义为：“可持续发展是既满足当代人的需要，又不对后代人满足其需要的能力构成危害的发展。”该定义成为全球可持续发展的原则。

一是公平性原则。当代人的公平，代际间的公平以及公平分配有限的资源。

二是持续性原则。要求人类对于自然资源的耗竭速率应该考虑到资源与环境的临界性,不应该损害支持生命的大气、水、土壤、生物等自然系统。核心是要控制人类经济和社会发展不能超越资源和环境的承载能力。

三是共同性原则。强调可持续发展作为全球发展的共同总目标并定下来,这对于世界各国所表现的公平性和持续性原则也是共同的。

可持续发展的模式是20世纪80年代就积极提倡和追求的"低消耗、低污染、适度消费"的模式,给"发展"注入了新的理念和方式。所以,实现这一总目标必须采取全球共同的联合行动。人类任何时候都不能以牺牲环境为代价去换取一时的经济发展,也不能以今天的发展损害明天的发展。要实现可持续发展,必须做到保护环境同经济、社会发展协调进行。

(二) 可持续发展战略的演进

可持续发展战略的形成和发展有一个过程。1972年,斯德哥尔摩人类环境会议在探讨环境保护问题时提出了一个口号——人类只有一个地球。1992年,联合国环境与发展大会在巴西里约热内卢召开,会议强调了发展与环境问题。2002年,约翰内斯堡可持续发展世界峰会召开,主要强调了经济发展、社会包容、环境保护是可持续发展的三大支柱。2012年,联合国可持续发展大会(又称"里约+20"峰会)在巴西里约热内卢开幕,在可持续发展和消除贫困背景下发展绿色经济是主题之一。

从这些会议名称可以看出,一些西方国家首先提出了"环境保护"的概念。因为在20世纪以后,西方很多国家都出现了环境问题,美国及欧洲的一些国家的河流污染都很严重,日本也出现了严重的大气污染。于是一些西方国家首先从"环境保护"这个角度提出了增长极限的概念,提出了要转变方式保护地球,并提出"地球是我们唯一的家园"这一口号。

2015年,联合国可持续发展峰会通过了《2030年可持续发展议程》,

该议程包括17项可持续发展目标：一是在全世界消除一切形式的贫困；二是消除饥饿，实现粮食安全，改善营养状况和促进可持续农业；三是确保健康的生活方式，促进各年龄段人群的福祉；四是确保包容和公平的优质教育，让全民终身享有学习机会；五是实现性别平等，增强所有妇女和女童的权能；六是为所有人提供水和环境卫生并对其进行可持续管理；七是确保人人获得负担得起的、可靠和可持续的现代能源；八是促进持久、包容和可持续的经济增长，促进充分的生产性就业和人人获得体面工作；九是建造具备抵御灾害能力的基础设施，促进具有包容性的可持续工业化，推动创新；十是减少国家内部和国家之间的不平等；十一是建设包容、安全、有抵御灾害能力和可持续的城市和人类住区；十二是采用可持续的消费和生产模式，重振可持续发展全球伙伴关系……。总之，17项可持续发展目标涉及全球的经济、政治、文化、生态等各领域发展的“公平性”“持续性”要求。

（三） 可持续发展战略的“中国特色”

改革开放40多年来，中国从一个发展中的大国，到2021年成为经济总量世界第二的世界大国，走出了一条“中国特色”的可持续发展的循环经济之路。

什么是循环经济？通俗地说，就是在生产、流通和消费过程中进行的减量化、再利用、资源化活动的总称；它的核心是什么？就是物尽其用。习近平同志到格林美武汉分公司考察时，说到了“变废为宝”的艺术，其核心就是提高资源利用效率和效益；从科学原理来看，循环经济包括三个方面：物质代谢、过程耦合、要素共享，通俗地讲，就是效仿食物链、延伸产业链、提升价值链。

“十三五”规划提出了实施循环发展引领计划，着重做了以下几个方面的工作：

一是环境保护和污染治理。十八大报告指出，面对资源约束趋紧、环境污染严重、生态系统退化的严峻形势，必须树立尊重自然、顺应自然、保护自然的生态文明理念。十八大以来，我国在环境保护方面出台了一系列政策，加大了环境保护力度。如在水环境治理方面，国务院印发《水污染防治行动计划》（简称“水十条”）。2016 年，中共中央办公厅、国务院办公厅印发了《关于全面推行河长制的意见》。全面推行河长制后，每一条河流都有人负责，河流水明显变清了。

二是传统产业升级与转型方向。传统产业如何可持续发展？“十三五”规划强调，要“推动产业结构升级”。那么，如何推动产业结构升级，又要往哪儿转型？从倒 U 形曲线来看，曲线左端是研发、专利知识产权，右端是市场服务。通俗地说，转型升级的方向就是增加产品的附加值，增加产品的科技含量。特别是在中国提出“一带一路”倡议后，随着中国企业“走出去”，我们要把中国标准逐步推向世界，增加前端高附加值的含量。

三是产业集聚与园区布局。无论是产城同建，还是产业集聚，其本质都是要提高资源效率。对于企业来说，此时就要考虑好企业布局。

从一般规律看，企业要如何布局呢？一是靠原料，靠原料也是初级阶段。中国有很多煤炭型、钢铁型、石油型的资源型城市，比如说大庆、克拉玛依就是资源型城市，它们的资源是石油，所以很多企业是布局在靠近原料的地方；二是靠市场，很多省会城市在 20 世纪 50 年代建造了钢铁厂，如济南的济钢、南京的南钢等，为什么这些企业要建在城市里？因为企业生产出来的产品主要用于城市建设，这与我国快速的城镇化是密切相关的；三是靠企业，“前店后厂”的模式，义乌的中国小商品城就是这种模式。

此外，还要按“布局优化、产业成链、物质循环、集约发展”要求推进企业和项目园区化、集聚化发展，实现企业、产业间循环链接，促进绿色低碳循环发展。

四是低碳发展与应对气候变化。近百年来地球表面温度有上升的趋势。当然,气候变化和人为排放也是密切相关的。与气候变化相关的重要世界性协定有两个：一是《京都议定书》,二是《巴黎协定》。《巴黎协定》明确了将全球平均气温较前工业化时期上升幅度控制在2℃以内,并努力将温度上升幅度限制在1.5℃以内的长期目标,为2020年后全球合作应对气候变化行动绘制了“路线图”。

从国内看,“十三五”期间,中国单位国内生产总值(GDP)二氧化碳排放量累计下降18.2%,全国实现超低排放的煤炭机组达到8.9亿千瓦,占煤电总装机容量的86%。中国已建成世界上最大规模的超低排放清洁煤电供应系统,光伏、风能装机容量、发电量均居世界首位,全国清洁能源占能源消费的比重达到23.4%。

“十四五”规划纲要提出,落实2030年应对气候变化国家自主贡献目标,制定2030年前碳排放达峰行动方案,完善能源消费总量和强度双控制度,重点控制化石能源消费。

二、 人类健康的可持续发展

（一） 人类健康是可持续发展的重要战略目标

1. 人类实施可持续发展战略的目的。一是实现人类社会整体的全面进步,使人类社会与地球生命支持系统协同进化,促进生命共同体的繁荣;二是实现人类个体的全面发展,即全面提高人的健康素质和全面改善人的生活质量,实现人类发展的代内公平和代际公平。没有个体的全面发展,就不可能有人类社会的整体进步。正如《我们共同的未来》报告指出:“人民的福利是所有环境政策和发展政策的最终目标。”①

2. 减少人类健康损失是可持续发展能力建设的内在要求。可持续发

① 世界环境与发展委员会.我们共同的未来［M］.长春： 吉林人民出版社，1997：55－136.

展系统是一个层次系统，生态可持续发展是基础，经济可持续发展是支撑，社会可持续发展是目标。[①] 良好的健康状况是人类福利和生产率的基础[②]，“没有健康的人就不可能有健康的发展”，[③]人类健康的损失不仅是经济成果的损失，更是可持续发展能力的损失。“要想实现可持续发展的各个目标，必须消除各种普遍存在的、能够削弱人类能力的疾病，同时使所有需要消除贫穷的人身体健康。”[④]

（二）人类健康是可持续发展要素系统的关键参数

1. 健康要素在可持续发展要素系统中起着“序参数”的作用。人口、资源、环境、经济、社会是可持续发展系统的 5 个基本要素[⑤]，其中人口要素是“牵一发而动全身”的关键要素。可持续发展不仅关注人口的数量、结构，更关注人口的质量、观念，人的体能、技能和智能，人的态度、精神和观念，都是可持续发展能力建设的重要内容。可持续发展谋求人的素质（身体素质、文化素质、道德素质）的全面提高，实质上就是要实现人在身体、心理和社会状态上的完好，实现健康的可持续发展。健康是可持续发展系统中起关键作用的“序参数”。

不但如此，健康与资源、环境、经济、社会等要素也有着紧密的联系。资源、环境是社会进步的物质基础，人类本身是社会进步的最终动力，人们只有拥有健康的身体、健康的心理和社会幸福感，才会有足够的兴趣与能力承担节约资源、保护环境的责任，构建人与自然、人与人关系和谐的可持续社会。经济、社会发展既能促进人类健康水平的提高，又能有效促进人口质量

---

① 龚胜生.论区域可持续发展系统的三大关系［J］.华中师范大学学报（自然科学版），1999，33（4）：596－604.

② 世界环境与发展委员会.我们共同的未来［M］.长春：吉林人民出版社，1997：55－136.

③ Commission on Sustainable Development. Agenda 21. http://www. un. org/esa/sustdev/documents/agenda21/english/agenda21chapter6.html, 1992.

④ World Summit on Sustainable Development. Plan of Implementation. http://cssd. acca21. org. cn/2002/hot35.html, 2002.

⑤ 刘传祥，承继成，李琦.可持续发展的基本理论分析［J］.中国人口·资源与环境，1996，6（2）：5.

的改善；人类健康不仅是经济、社会发展的重要目标，更是经济、社会发展的重要手段①。

2. 健康指标是可持续发展指标体系中不可或缺的重要指标。国际上常用的反映人群健康水平的健康指标有人均预期寿命、孕产妇死亡率、婴儿死亡率、总人口出生率和死亡率、各种疾病的发病率；反映医疗保健水平的健康指标有每千人拥有医院数、医生数、护士数、病床数以及人均卫生支出等；反映社会组织与管理水平的健康指标有健康检测与监督、社会医疗保险、社区健康综合管理、健康教育机构与组织。② 这些指标中有些是状态指标，有些是压力指标，有些是响应指标。但上述健康指标都分散在其他类别的指标体系中，如预期寿命、每千人拥有医师护士人数被分别归为社会支持系统的人文发展指数和生活条件类别；人均文教卫生事业费、文教卫生事业费占 GDP 的百分比被归入智力支持系统的教育投入指数类。③ 鉴于人类健康对于可持续发展的重要性，笔者认为，健康指标应该成为可持续发展指标体系的一个独立类别。

（三） 人类健康是衡量可持续发展系统功能的标尺

1. 人类身体状态的完好取决于人与自然关系的和谐。人地关系、区际关系、代际关系是可持续发展系统的三大内在关系。④ “只有健康的生态系统才能造就健康的机体”，⑤人类身体状态的损害直接或间接地由人与自然关系的不和谐而造成。譬如，因为水土环境中人体所需的常量和微量元素异常，人类遭受地方病的威胁；因为环境污染中有害、有毒物质的长期暴露，人类遭受恶性肿瘤的威胁；因为生态破坏所致的自然灾害和土地瘠化，人类

① 宋新明.西部大开发与人口健康的关系［A］.中国西部大开发中的人口与可持续发展［M］.北京：人民出版社，2002：229.

② 张文昌.新世纪中国预防医学与公共卫生事业发展若干问题的思考［J］.环境与健康展望，2003（9）：2.

③ 中国科学院可持续发展研究组.中国可持续发展战略报告［N］.北京：科学出版社，1999：161－162.

④ 龚胜生.论区域可持续发展系统的三大关系［J］.华中师范大学学报（自然科学版），1999，33（4）：596－604.

⑤ David J. Tenenbaum 地球生态系统能否满足我们生存的需求？［J］.环境与健康展望，2002（6）：6.

遭受死亡以及与贫穷、饥饿有关的疾病的威胁。因此,“健康最终取决于成功地处理物质、精神、生物和经济、社会环境之间相互作用的能力”,[①]追求身体状态的完好,必须协调好人与自然的关系。

2. 人类心理、社会状态的完好取决于人与人关系的和谐。人类心理状态和社会状态的完好,有赖于人与人之间关系的协调,包括区际关系的协调和代际关系的协调。在区际关系方面,频繁的种族冲突、地区冲突是人类的大敌,它们造成社会环境的破坏,导致人类健康的损伤,给人类心灵带来创伤,不同程度地损害人类健康乃至整个人类社会的可持续发展。为人类提供一个和平、安宁、美好的生产、生活、生存的社会环境,是促进人类健康和社会进步的必由之路。在代际关系方面,如果不顾后代的健康发展,对有限资源滥用、对环境污染置若罔闻,最终会将后代推向无法在地球上安身立命的深渊。

三、 人类健康可持续发展的特性

(一) 人类健康的公平性

健康是人的天赋权利,在健康资源的可获得性和医疗保健的可进入性面前,应该体现公平性,任何国家和地区、群体和个人都应该在公平原则下共享有限的健康资源。联合国《21 世纪议程》将“保护易受害的群体”作为保护和增进人类健康的基本方案之一,就是这种公平性的体现。[②] 健康可持续发展要求人类保证公平地分配有限的健康资源,但现实世界是,城市贫民、妇女、儿童、残疾人、老年人、土著人等社会弱势群体的健康需求常常因为贫穷、缺乏教育、家庭暴力、工作境遇差、待遇不公等原因而得不到满足。[③]

---

① Commission on Sustainable Development. Agenda 21. http://www. un. org/esa/sustdev/documents/agenda21/english/agenda21chapter6.html, 1992.

② Commission on Sustainable Development. Agenda 21. http://www. un. org/esa/sustdev/documents/agenda21/english/agenda21chapter6.html, 1992.

③ 张妤,覃毅译.城市卫生危机——面对快速都市化、实现人人享有卫生保健的策略［M］.北京:人民卫生出版社,1996:14－17.

（二） 人类健康的协调性

健康可持续发展既要满足优势群体的健康需求，又要满足弱势群体的健康需求，这就要求协调代内关系；既要满足当代人的健康需求，又不能损害后代人满足其健康需求的能力，这就要求协调代际关系。人类能否获得自然环境所能提供给人体必需的常量元素和微量元素，最终取决于人类对资源的永续利用和环境的有效保护，这就要求协调人与自然的关系。没有人与自然关系的协调，就不可能有人生理的完好；没有人与人关系的协调，也不可能有人心理和社会的完好；只有人与自然、人与人关系都处于协调状态，人类社会才会有可持续的健康。

（三） 人类健康的可持续性

当代人在满足自身健康需求的同时，应该考虑资源消耗、生态破坏、环境污染以及科技进步副作用对后代健康带来的不利影响，保护和加强赖以维持生命的支持系统，最大限度地避免“破坏我们的孩子享有健康和提高生活环境的基本权利”，[①]不让后代承担饥饿、营养不良以及贫穷的风险，使其免遭畸形、智障或其他疾病带来的痛苦。

（四） 人类健康的区域性

不同的区域其健康影响因子、人群健康水平、潜在健康风险和已有健康危害不同，因此应建立不同的健康可持续发展目标，选择不同的健康可持续发展道路。健康可持续发展要求特别重视生物因子（病毒、细菌、寄生虫）、化学因子（微量元素、污染物质）、社会因子（贫穷、失业、习俗、宗教）、政策因子（市场引导、政府管理）等对健康影响的空间差异性。

---

① 世界环境与发展委员会.我们共同的未来［M］.长春：吉林人民出版社，1997：55－136.

（五）人类健康的共同性

尽管人类生活在不同的区域和不同的社会制度下，以不同的措施和手段来满足自己的健康需求，但“人类面临的危机是共同的，迎接的挑战是共同的，维护的利益是共同的，必须采取共同的行动，承担共同的责任”。[①] 世界各国应共同致力于有益于人类健康的人居环境的建设，从实现人类健康可持续发展的战略思想来迎接人类健康面临的新挑战。

四、建立公平健康的城市实现可持续发展

2016年3月31日，世界卫生组织（WHO）和联合国人居署（UN-HABITAT）联合发布全球城市卫生报告——“建立更为公平健康的城市，实现可持续发展”，宣称城市卫生工作的发展不仅依靠完善的卫生体系，还有赖于一个健康的城市环境。报告强调，为了实现可持续发展，消除城市健康的不平等状况迫在眉睫。

2000—2015年，联合国千年发展目标大力强调由公共卫生促进城市发展，其设立的8个千年发展目标中就有3个明确提到了健康问题。在千年发展目标的落实过程中，全球人口健康工作取得重大成就，特别是城市中弱势群体的居住环境得到了普遍且明显的改善。

随着2015年可持续发展目标（SDGs）的启动，一个更加全面的议程获得通过。虽然17项可持续发展目标中分别只有1项具体涉及健康和人居问题，但目标3“确保所有年龄段的人的健康生活和促进福祉”和目标11“建设包容、抵御风险、可持续的城乡与住区”，这两个目标被认为是贯穿各领域的核心，直接包含在169项可持续发展目标中的48项具体目标中，是各城市建设管理者所关注的焦点。

“人”是全社会可持续发展事业的核心，只有创造一个健康、宜居、宜业

---

① 龚胜生.论区域可持续发展系统的三大关系［J］.华中师范大学学报（自然科学版），1999，33（4）：596－604.

的人居环境才是实现城市可持续发展的基础和根本。2016 年 10 月，来自全球、国家和地方政府、社会团体、商界和学术界的约 3.5 万名代表齐聚厄瓜多尔首都基多，参加第三次联合国住房和可持续城市发展大会，并最终通过了新的城市议程，确定了未来 20 年可持续城市化的优先事项。其中，“健康”是未来城市、住区、住宅发展的核心要务之一。

从城市角度来看，目前世界人口的 54%生活在城市地区，预计到 2050 年，这一比例将飙升至 66%，城市人居环境将是地方实现可持续发展的关键。但现实情况是，在全球范围内，可以确保居民健康的城市服务供给远远小于实际需求：92%的人生活在低于空气质量标准要求的城市中，每年估计有 300 万人受此影响；城市居民越来越倾向于采用不健康的饮食消费方式，超出人体健康承受能力的“食谱”正严重影响人们的健康；管理不善的废物和污废滞水增加了人们接触有害要素的风险，为携带传染疾病的各类宿主提供了滋生的场所；等等。

中国在享受城镇化带来的经济增长红利的同时，不可避免地要面对由于城市局部人口密度激增、短时大范围人口流动等导致的环境问题。增强城市和住区规划的包容性和抵御风险能力，建设具有韧性的公共服务保障基础设施体系，加大健康住宅监测、评估、管理的技术研发投入，出台与国际接轨的健康风险监测、评估与应急标准，加强城市管理部门对于紧急情况下社会治理问题应对的能力建设，都是我国城市发展建设需要面对的关键问题。

作为全球城镇化进程中的最主要力量之一，毫不夸张地说，中国对于提升人居环境健康性的探索和努力是对全球可持续发展事业的重大贡献。对于人居环境健康保障的投入绝对不是城市的负担，而是一个城市走向可持续发展的必要前提和深刻内涵。以国家可持续发展议程创新示范区为例，截至 2022 年 7 月 10 日，已有 11 个城市设立示范区，将人居环境的健康性作为协调经济、社会发展和环境保护的连接纽带，致力于通过健康人居环境的打造为城市的可持续发展夯实坚定的基础。如深圳市要求“把健康放在优先发展的战略地位，以提高人民健康水平为核心，以体制机制创新为动力，着力倡导健康生活方式，加大优质健康服务供给、发展健康产业，全方位、全周期保障市民健康”；临沧市要求“打造健康生活目的地，加快发展健康休闲产业，努力培育经济社会发展新增长极”；等等。

我们期待着未来城市建设的管理者可以在全球可持续发展议程、新城市议程框架引领下，积极主动地辨识自身发展的瓶颈问题、寻找人居环境健康影响隐患、制定并落实系统解决方案，使中国的城市能够真正走上一条健康、可持续的发展道路。

从全球视野来看，城市创造的 GDP 占全球的 80%，同时排放的温室气体占全球的 70%。因此，城市也是中国气候行动的主战场之一。到 2025 年，中国城镇化率将接近 65%；到 2050 年，预计将达到 80%。在这个过程中，中国的城市转型，面临着摆脱化石燃料快速增长、向碳中和以及经济高质量发展转变的战略机遇。2030 年左右，中国的城镇化率大概会到 75%左右，刚好是国家碳排放的达峰时间。到那个时候，我们的人均 GDP 大约在 2 万美元，这个过程中中国的经济发展还有很大空间。所以，要将碳达峰、碳中和目标作为绿色城镇化的重要战略抓手，推动城市有序率先实现碳达峰、碳中和，并将城市更新作为绿色城镇化转型的重大契机，避免以传统工业时代的旧思维进行生态文明时代的城市更新，要避免用传统概念和城市视角进行“乡村振兴”，用全生命周期和多维度可持续视角重新考虑城市基础设施和城市建筑的生态环境效应。

推进绿色城镇化战略和数字化策略，需要落实碳达峰、碳中和国际承诺，推进自然环境、人工建成环境和社会人文环境的绿色品质提升，构建一个绿色城乡开发和保护的格局，并且通过绿色资本的投资，促进空间、产业、交通和建筑等领域低碳技术的集成，建设一个绿色的城市。

第一章

构建中国健康城市评价体系的逻辑

习近平总书记在2016年的全国卫生与健康大会上强调,必须全面建立健康影响评估制度,系统评估各项经济社会发展规划和政策、重大工程项目对健康的影响。如果说习近平总书记着重强调的是规划、政策以及项目事前事中对健康的影响,是为了从源头上解决一个城市的健康发展问题,那么,本书则着重从建设健康城市的结果(即事后评估)、健康城市建设所达到的水平,来监测评估健康城市,使其成为健康城市评价制度建设的一个有机组成部分。

为此,课题组通过从2020年和2021年的《中国统计年鉴》《中国城市统计年鉴》中采集的相关数据,将各种不同方面离散的数据,通过"逻辑化"归集,建构中国健康城市指数评价体系,进而运用大数据方法计算2020年和2021年中国健康城市综合指数得分,以及全国27个省会城市、5个计划单列市、108个地级城市的中国健康城市指数的不同水平,进而提出推进健康城市行动的政策建议。

第一节　中国健康城市指数评价体系的结构

1980年创建的国际影响评价协会(International Association of Impact

Assessment，简称“IAIA”）建立了健康评价专业委员会。在20世纪90年代，健康影响评价开始为世界各国关注。1990年英国海外发展管理局（British Overseas Development Administration）发起了“利物浦健康影响计划”（Liverpool Health Impact Programme），该计划融合了环境影响评价，涉及危险辨识以及风险解读和管理。1992年亚洲开发银行（Asian Development Bank）为健康影响评价开发了一个框架。从1993年开始，加拿大不列颠哥伦比亚省要求向政府提交议案时附上健康影响评价报告。1999年世界卫生组织欧洲健康政策中心发布的《戈登堡共同议定书》对健康影响评价作出了定义，认为健康影响评价有四种价值：民主、公平、可持续发展，以及合乎伦理地使用证据。[①] 20多年来，WHO一直在倡导健康影响评价。2012年联合国可持续发展大会将健康影响评价作为连接健康与可持续发展的“绿色经济”和“制度框架”战略的关键方法加以讨论。

本书在分析研究国外30多年来有关健康影响评价定义、方法和工具的基础上，意图构建中国特色的健康影响评价制度，并尝试通过中国健康城市指数评价体系，对中国的省会城市、计划单列市、地级城市健康建设水平进行评估，走出一条通过对健康城市建设绩效评估进而推进中国特色健康评估制度化建设的新路径。中国健康城市指数评价体系，作为健康城市影响评价制度建设的一个重要组成部分，其指数构建亦有相关的原则和方法。

一、筛选中国健康城市指标的原则

科学建构中国健康城市指数评价体系，要遵循以下两大原则：一是评价指标数据可采集、可比较、可跟踪的原则，先是分析初选指标。课题组先是初选了35个评价指标。但是，由于指标数量和评价对象的不一致，这样

---

① Forsyth A, Slotterback C S, Krezek K. Health impact assessment (HIA) for planners: what tools are useful? *Journal of Planning Literature*, 2010, 24(3): 231 – 245.

还不能完全确定筛选指标的结果。为此,还要遵循第二个原则,即相同性原则,以进一步精确筛选指标。相同性原则的要求是:评价指标的口径相同,评价对象相同,评价指标出处相同。

根据上述两大原则,最后筛选出评价全国 27 个省会城市、5 个计划单列市、108 个地级城市在 2020 年和 2021 年的 18 个指标,进而构建了中国健康城市指数评价体系。

二、 中国健康城市指数评价体系结构

世界卫生组织受渥太华宪章(1986 年)的影响提出了健康的公平性、社会参与、健康促进等健康城市的五大行动纲领,并在实施"健康城市计划"的过程中,形成了 32 个指标评价健康城市。评价健康城市的指标主要有"健康指标":总死亡率、各死因统计等;健康服务指标:每位医生服务的人数、居民被医疗保险覆盖的比例等;环境指标:空气质量、污水处理率等;社会指标:流动人口的人数、失业率等。

借鉴世界卫生组织的"健康城市"评估指标,从指标数据可采集、可评价、可跟踪、可比较的角度,提出从"健康服务""健康保障""健康环境"三大维度 18 个指标评价健康城市,构建起对全国 27 个省会城市、5 个计划单列市、108 个地级城市的"中国健康城市指数"评价体系。

以下(图 1－1)评价全国 27 个省会城市、5 个计划单列市、108 个地级城市的中国健康城市指数体系,以习近平总书记关于"没有全民健康就没有全面小康"为价值取向,以引领全国健康城市建设为使命,从"健康服务""健康保障""健康环境"三个维度,计算评价全国 27 个省会城市、5 个计划单列市、108 个地级城市中的健康建设水平。

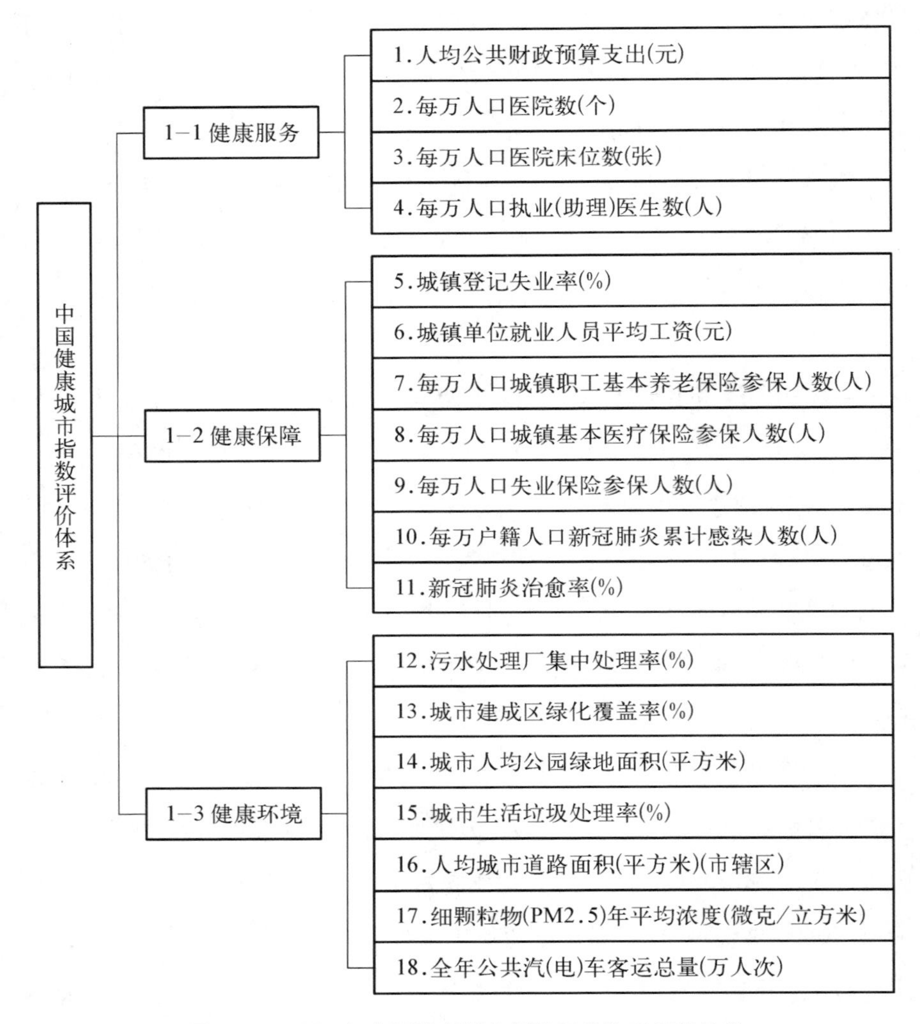

图 1-1　2021 年中国健康城市指数评价体系框架结构

第二节　构建中国健康城市指数评价体系的逻辑

构建中国健康城市指数评价体系，遵循了以下理论逻辑和实践逻辑。

一、构建中国健康城市指数的理论逻辑

理论逻辑主要突出全面系统性和内恰合理性的特征。

（一）全面系统性

三位一体的中国健康城市指数，从逻辑起点——健康服务到逻辑归宿——健康环境，全面系统地反映了中国健康城市指数的内在逻辑关联，涵盖了中国健康城市的内容和要求。

（二）内洽合理性

这种内洽合理性体现在以下两个层面。

一是健康服务与健康保障的内洽一致性。健康服务着重从不同城市健康服务的设施、服务的条件，来反映不同城市健康服务的水平。如每万人口医院数每万人口医院床位数等，客观上反映了不同城市能提供的健康服务能力、健康服务水平。一旦遇到突发医疗卫生事件，能否提供足够的医疗床位数，关系到能否做到应收尽收病人的服务。而健康保障中的不同比重指标，如城市的“污水处理厂集中处理率”“城市建成区绿化覆盖率”“城市登记失业率”“新冠肺炎治愈率”等等，均是结果性指标。在这个意义上说，服务过程的绩效要由结果性的指标来衡量，所以，健康服务与健康保障具有严密的内洽逻辑一致性。

二是健康保障与健康环境的内洽一致性。健康保障直接反映了为人民健康提供医保、养老保险、失业保险的水平，而健康环境则是一个城市的人民所享受的环境保障、健康环境水平。世卫组织早在20世纪90年代就得出结论，影响健康的自然和社会环境对人民的健康产生决定性意义。所以，健康环境在人民生存和发展的层面影响人民健康，决定健康城市乃至健康中国的建设水平。

从健康服务到健康环境，是中国健康城市建设的逻辑归宿，即中国健康城市建设的重要目标就是为人民能健康幸福地生活于健康城市之中，不断提高城市健康环境的水平。城市健康环境水平的不断提高，客观上反映了不同城市健康环境治理的能力与水平，反映了人民健康与城市自然社会生态环境是否和谐健康的水平。

二、 构建中国健康城市指数的实践逻辑

中国健康城市指数的实践逻辑，某种意义上说是一种转化为中国健康城市行动的实践逻辑。所以，对指数评价指标的筛选要具备一强三可的特性，即每一评价指标，要具有解释力度强，数据可采集、可比较、可跟踪的特性。即使有的指标设想再好、再理想，由于不可采集，也就不具有可比性，不具有可持续推进中国健康城市行动的功能。

据此，课题组从 2019—2020 年的《中国统计年鉴》《中国城市统计年鉴》中选取的 18 个评价指标，都经过课题组专家一强三可的反复评价、审核，最终确认每一指标均能实现对全国 27 个省会城市、5 个计划单列市、108 个地级城市健康建设水平的评价，进而按照中国健康城市指数理论逻辑与实践逻辑相统一的要求，构建起从健康服务、健康保障、健康环境三大维度来评价全国 27 个省会城市、5 个计划单列市、108 个地级城市健康城市建设的指数体系。

构建中国健康城市指数评价体系的实践逻辑，既是针对当今全国不同城市实施健康城市战略，推进健康城市专项行动的现状，以及未来较长时间内引导推进健康城市行动的需要，也是确保实现中国健康城市指数、理论逻辑的价值，能转化为实践价值的需要。正因为如此，强调筛选评价中国健康城市指数的指标，架构中国健康城市指数的理论和实践相统一的逻辑，具有科学合理性，评价结果具有信度高、可比性强、指导性好的功能。

第三节　科学评价和计算中国健康城市指数

一、形成科学评价中国健康城市指数的方法

课题组运用主成分数学建模方法，对中国健康城市指数的十万多个数据，开展计算、分析和评价，进而测算出省会城市、计划单列市、地级城市的“健康指数”评分和排名。

（一）为什么要选择主成分分析方法?

在工业、农业、生物、医学、气象、地质、经济、管理、社会、政治等诸多领域中，我们常常会需要面对对多个指标同时观测、研究、处理的问题。例如，在经济管理中，要衡量一个地区的经济发展水平，需要同时观测多个指标：总产值、利润、效益、劳动生产率、万元生产值耗能、固定资产、流动资金周转率、物价、信贷、税收、等等。怎样根据这些数据，来衡量经济发展水平的高低，是一个多变量的复杂问题。又例如，一个人做一次健康体检，最后得到一份体检报告，其中有人体的多项生理指标：血压、心率、血糖、血脂、胆固醇、血小板、甲胎蛋白、等等。怎样根据这些数据，判断一个人是否健康，健康状况处于什么水平，也是一个多变量的复杂问题。

在数学上，我们把这些需要分析研究的指标称为变量(Variable)。如何对多个变量的观测数据进行有效的分析和研究？当然，我们可以对各个变量分别研究，但是，变量之间往往有相关性，分开处理不仅会丢失很多信息，也不容易取得很好的研究成果。更好的办法是同时对多个变量的观测数据进行分析，研究变量之间的相互关系，揭示这些变量内在的变

化规律。

多元统计分析（Multivariate Statistical Analysis）方法，就是对多个变量之间的相互依赖关系以及内在统计规律进行研究的一门统计学科。主成分分析（Principal Component Analysis）是多元统计分析中主要的，也是常用的一种统计分析方法。

（二） 什么是主成分分析？

主成分分析的基本思想是：对原来多个变量进行适当的组合，组合成一些综合指标，用较少的综合指标来近似代替原来的多个变量。这种由原来多个变量组合而成的综合指标，就称为主成分（Principal Component）。

主成分选取的原则是：① 主成分是原变量的线性组合，就是说，主成分是原来各个变量乘以一些系数以后加起来得到的一个综合指数；② 各个主成分之间互不相关；③ 如果原来有 m 个变量，则最多可以取到 m 个主成分。这 m 个主成分的变化，可以完全反映原来全部 m 个变量的变化；如果选取的主成分少于 m 个，那么，这些较少的主成分的变化，应该尽可能多地反映原来全部 m 个变量的变化。

（三） 主成分贡献率、主成分载荷（权重）和主成分得分

一个主成分所反映的变化，在全部原变量变化中所占的百分比，称为贡献率（Percentage of Contribution）。通常主成分按照贡献率的大小，从大到小排列，即第一主成分贡献率最大、第二主成分贡献率次之、第三主成分贡献率又次之。用原变量表示主成分时的系数，也就是将原变量综合成主成分时，每个原变量所乘的系数，称为主成分载荷（Principal Component Loading），也就是权重（Weight）。对每一次观测得到的观测数据，可以求出与这次观测对应的主成分的值，称为主成分得分（Principal Component Score）。

（四）用主成分评价中国健康城市指数的方法

要形成中国健康城市指数，就要把与健康城市有关的健康服务、健康保障、健康环境各维度的多项指标综合起来，得到中国健康城市的综合指数，以及中国健康城市各领域指数，并对全国 27 个省会城市、5 个计划单列市、108 个地级城市建设水平做排序。

为了达到这一目的，主成分分析显然是一种有效的方法。因为第一个主成分的贡献率最大，占了最大的百分比，说明第一个主成分尽可能多地集中了原来多个与中国健康城市有关的变量的信息，所以，我们就可以把这个第一主成分作为一个综合指数，即中国健康城市指数。第一主成分的载荷，就是各个原变量在中国健康城市指数中的系数（即权重）。第一主成分的得分，就是与全国各个城市（即各次观测）对应的中国健康城市指数的得分，可以根据全国各个城市的这个指数得分值的大小，来进行排序。

二、科学计算中国健康城市指数

具体来说，计算中国健康城市指数得分，可以分为以下五个步骤：

第一步：收集和整理数据。

要运用主成分分析计算，必须有完整的数据，哪怕只缺少一个数据，计算也不能进行。所以，我们选择纳入计算的中国健康城市指标，它们的数据必须基本完整。那些数据不完整、有较多残缺的指标，只能删除。有些指标，数据基本完整，但有个别地区数据残缺，如果因此删除这个指标，又很难实现对全国 27 个省会城市、5 个计划单列市、108 个地级城市的评价计算。我们就对个别城市的数据，采取估计的办法，用相近地区的数据代替。

第二步：将总量数据都化为人均数据和百分比数据。

在各个指标的数据中，有些是人均数据和百分比数据，有些是总量数据。如果不考虑人均因素，直接用总量数据来纳入计算，就显得很不公平。例如，2020年的医院数，如果直接比较总量的话，成都市的总量数据是892，乌鲁木齐市的总量数据是130，成都市的医院数比乌鲁木齐市多，但这显然是不公平的，因为还要考虑人口因素，成都市的人口比乌鲁木齐市的人口多。所以，公平合理的做法，应该将总量数据除以人口总数，化为人均数据和百分比数据。按照除以人口总数得到的每万人口医院数的数据来看，成都市是0.6，乌鲁木齐市是0.59，这才显得公平合理。

第三步：对各变量的观测数据作中心化标准化处理。

在实际进行主成分分析计算时，由于各个变量的实际意义不同，各个变量的量纲单位不一样，各个变量观测值的数量级也可能相差很大，所以，在进行主成分分析计算之前，我们还要对各变量的观测数据进行中心化标准化处理。

所谓"中心化标准化"，就是对每个变量的每个数据，都减去这个变量的样本均值，再除以这个变量的样本标准差。做这样的中心化标准化处理以后，各个变量都变成了无量纲单位的变量，样本均值都等于0，样本标准差都等于1，就不会发生数量级相差悬殊的情况了。我们的主成分分析计算，实际上是对中心化标准化以后的变量数据来进行的运用。

第四步：计算各个变量在健康中国指数中的权重系数。

因为中国健康城市指数就是主成分分析算出的第一个主成分，所以下面的计算工作，就是通过主成分分析，算出第一个主成分的载荷（即权重）。算出第一个主成分载荷后，我们再将它们除以各个变量的样本标准差，这样就得到了未中心化标准化以前的原变量的载荷系数，也就是各个原变量在中国健康城市指数中的不同权重系数。

将与全国各个城市（即各次观测）对应的原变量的数据，乘以这些原变量在中国健康城市指数中的权重系数，再加起来，就得到了与各个城市对应的中国健康城市指数的得分。

为了使得分落在正常区间内，为了避免出现负的得分，有时根据实际情况，需要再加上一个常数。

例如，中国健康城市指数中的一个维度健康服务，是由"人均公共财政预算支出""每万人口医院数""每万人口医院床位数""每万人口执业（助理）医生数"这4个指标组成的。

2021年广州在这4个指标中的数据，以及用主成分分析求出的这四个指标的权重系数为表1-1：

表1-1

广州的数据	30 034.87	0.28	95.32	61.5
权重系数	0.000 044 185 13	4.281 202 981	0.028 747 306	0.054 268 074

所以，2021年广州的健康服务得分，就是：

$$30\,034.87\times0.000\,044\,185\,13+0.28\times4.281\,202\,981+95.32\times0.028\,747\,306+61.5\times0.054\,268\,074=8.603\,511\,229$$

第五步：计算全国27个省会城市、5个计划单列市、108个地级城市健康城市指数的百分制得分。算出了中国健康城市指数得分后，还要化为百分制得分，我们的计算公式是：

$$\text{百分制得分}=\sqrt{(\text{得分}\div\text{百分标准值})}\times100$$

其中，百分标准值是根据实际情况，考虑到百分制得分必须处于一个合理区间内，给出的一个常数值。

例如，2021年广州的健康服务得分是8.603 511 229，健康服务的百分标准值是12.379 087 85，所以，按照上面的公式，广州的健康服务百分制得分就是：

$$\sqrt{(8.603\,511\,229\div12.379\,087\,85)}\times100=83.37$$

最后，根据算出来的全国27个省会城市、5个计划单列市、108个地级城市的健康服务的百分制得分，就可以按照从高到低的次序，对这些城市进行排序。

第四节　中国健康城市指数的评价应用

运用中国健康城市指数对中国省会城市、计划单列市、地级城市的健康水平作出的评估，反映出健康城市指数具有以下四大功能。

一、2020年、2021年全国27个省会城市健康水平监测评价

（一）总体水平有所提升

2020年和2021年，全国27个省会城市的健康总体水平还不高，综合指数得分为77.72分和78.24分，总体水平还未达到80分的水平。但是，2021年比2020年提高了0.52分。

（二）省会城市健康综合水平不平衡

一是2020年只有广州一个城市健康综合指数得分超过90分，为90.21分；其他26个省会城市均低于90分；2021年杭州市、广州市两个城市健康综合指数得分超过90分，其他25个省会城市均低于90分；2021年排名第一的杭州市比排在最后的南宁市高出23.12分。

二是2021年高于80分的只有4个城市：乌鲁木齐市88.45分、南京市84.14分、成都市82.15分、武汉市81.83分；太原市、银川市等18个市的健康综合水平在70.37—79.99分之间。

（三） 若干核心指标的健康水平在提升

2020年，全国27个省会城市的“每万人口医院床位数”的平均值为79.32张；2021年，全国27个省会城市的“每万人口医院床位数”的平均值为80.64张。2021年与2020年相比，增加了1.32张。2020年，全国27个省会城市的“城镇登记失业率”的平均值为2.25%；2021年，全国27个省会城市的“城镇登记失业率”的平均值为1.96%。2021年与2020年相比，下降了0.29%。2020年，全国27个省会城市的“可吸入细颗粒物年平均浓度”的平均值为43微克/立方米；2021年，全国27个省会城市的“可吸入细颗粒物年平均浓度”的平均值为41微克/立方米。2021年与2020年相比，减少了2微克/立方米。

二、 2020年、2021年全国5个计划单列市健康水平监测评价

（一） 总体水平显著提升

2020年，全国5个计划单列市的健康总体水平还不高，综合指数得分为75.70分，还未达到80分的水平；2021年，全国5个计划单列市的健康综合指数得分为82.54分，已超过80分的水平。2021年比2020年提高6.84分，健康总体水平有着显著提升。

（二） 计划单列市健康综合水平不平衡

2020年只有深圳一个城市综合指数得分超过90分，为94.90分；其他4个计划单列市均低于90分。2021年仍只有深圳一个城市健康综合指数得分超过90分，其他4个计划单列市均低于90分。但2021年排名第一的深圳比排在最后的大连高出15.49分。

（三） 若干核心指标水平的健康水平在提升

2020年，全国5个计划单列市的“每万人口医院床位数”的平均值为

69.79 张；2021 年，全国 5 个计划单列市的“每万人口医院床位数”的平均值为 72.14 张。2021 年与 2020 年相比，增加了 2.35 张。

2020 年，全国 5 个计划单列市的“每万人口执业（助理）医师数”的平均值为 51.68 人；2021 年，全国 5 个计划单列市的“每万人口执业（助理）医师数”的平均值为 52.68 人。2021 年与 2020 年相比，增加了 1 人。

2020 年，全国 5 个计划单列市的“城镇登记失业率”的平均值为2.52%；2021 年，全国 27 个计划单列市的“城镇登记失业率”的平均值为 1.18%。2021 年与 2020 年相比，下降了 1.34%。

三、 2020 年、2021 年全国 108 个地级城市健康水平监测评价

（一） 总体水平有所提升

2020 年和 2021 年，全国 108 个地级城市的健康总体水平还不高，综合指数得分为 60.59 分和 63.77 分，总体水平还未达到 70 分的水平。但是，2021 年比 2020 年提高了 3.18 分。

（二） 地级城市健康综合水平不平衡

108 个地级城市的健康水平总体可分为以下五个梯队。

第一梯队：2020 年和 2021 年健康综合指数得分超过 80 分的有珠海市、苏州市、克拉玛依市、鄂尔多斯市 4 个城市。2021 年排名第一的珠海市比排在最后的黄冈市高出 37.22 分。

第二梯队：佛山市、绍兴市等 10 个城市的健康综合水平在 70.48—78.96分之间。

第三梯队：金昌市、唐山市等 16 个城市的健康综合水平在 65.16—69.45分之间。

第四梯队：酒泉市、九江市等 49 个城市的健康综合水平在 60.00—

64.92分之间。

第五梯队：襄阳市、黄冈市等29个城市的健康综合水平在53.99—59.95分之间。

四、2021年东中西部、东北地区地级城市的健康水平监测评价

（一）东部地区地级城市健康水平

2021年，东部地区26个地级城市的健康城市现代化的水平还较低，综合指数得分为67.53分，还未达到70分的水平。

2021年，东部地区只有珠海市一个城市健康综合指数得分超过90分，为91.21分；其他25个地级城市均低于90分。排名第一的珠海市比排在最后的莆田市高出33.48分。

高于80分的只有苏州市1个城市，得分为84.74分。

佛山市、绍兴市等6个城市的健康综合水平在70.48—78.96分之间。

烟台市、连云港市等14个城市的健康综合水平在60.09—69.2分之间。

保定市、莆田市等4个城市的健康综合水平在57.73—59.3分之间。

（二）中部地区地级城市健康水平

2021年，中部地区29个地级城市的健康城市现代化的水平还较低，综合指数得分为60.6分，还未达到70分的水平。

2021年，中部地区只有大同一个城市健康综合指数得分超过65分，为66.48分；其他28个地级城市均低于65分。排名第一的大同市比排在最后的黄冈市高出12.49分。

宜昌市、九江市等15个城市的健康综合水平在60.00—64.85分之间。

襄阳市、荆州市等12个城市的健康综合水平在56.81—59.95分之间。

黄冈市的城市健康综合指数得分为53.99分，排名最后。

（三） 西部地区地级城市健康水平

2021 年,西部地区 41 个地级城市的健康城市现代化的水平还较低,综合指数得分为 64.52 分,还未达到 70 分的水平。

2021 年,西部地区只有克拉玛依市、鄂尔多斯市 2 个城市健康综合指数得分超过 80 分,分别为 82.26 分和 80.52 分;其他 39 个地级城市均低于 80 分。排名第一的克拉玛依市比排在最后的海东市高出 27.21 分。

高于 70 分的有 4 个城市：嘉峪关市（77.78 分）、乌海市（75.46 分）、哈密市（73.55 分）、包头市（73.34 分）。

金昌市、南充市等 25 个市的健康综合水平在 60.14—69.45 分之间。

桂林市、海东市等 10 个市的健康综合水平在 55.05—59.93 分之间。

（四） 东北地区地级城市健康水平

2021 年,东北地区 12 个地级城市的健康城市现代化的水平还较低,综合指数得分为 62.22 分,还未达到 70 分的水平。

2021 年,东北地区只有吉林 1 个城市健康综合指数得分超过 65 分,为 65.95 分;其他 11 个地级城市均低于 65 分。排名第一的吉林市比排在最后的齐齐哈尔市高出 8.25 分。

鞍山市、四平市等 9 个市的健康综合水平在 60.11—64.54 分之间。

铁岭市和齐齐哈尔市的健康综合指数得分分别为 59.19 分和 57.7 分。

第五节 不断完善健康城市评价制度的建设

中国健康城市指数评价体系,是健康影响评价制度的一个重要组成部分,它将随着健康城市的建设而不断完善。因为,健康城市监测评价具有复杂性、多维性。评价指标体系不是指标的简单堆积，它是一个具有多目标、多功能、多层次、多要素的复杂系统，具有时效性、可行性和可操作性。因为健康本身就是一个动态概念，相应的健康城市评价指标体系也应是不断发展的。

中国健康城市评价指标体系既要符合中国国情、突出应对影响中国的健康问题，具有中国特色，又要与国际接轨，向世界看齐，借鉴世界各国最新的健康评价，将健康融入所有政策的经验。

一、 健康城市评价要融入各项政策

（一） 借鉴国外健康融入政策的经验

1. 2007年欧盟《健康融入所有政策宣言》

2007年12月，芬兰在欧盟提出健康融入所有政策的第二年，以“健康融入所有政策：成就和挑战”为主题的欧盟会议在意大利罗马召开，欧盟27个成员的卫生部长级代表团参加了这次会议。会议发表了《健康融入所有政策宣言》。宣言强调了欧盟各国在欧盟、国家以及地方层次上加强多部门合作的方法和路径，以求健康评估可以有效地纳入所有公共政策之中。

2. 世界卫生组织的认同：《2010阿德莱德声明》

2010年4月，在南澳大利亚阿德莱德，由世界卫生组织和南澳政府共同主办的“健康融入所有政策”的国际会议上，来自不同国家各个部门的约百位资深专家，共同讨论实施健康融入各项政策的方案，并发表了《2010阿德莱德声明》。该声明旨在联合地方、区域、国家和国际不同管辖层次的领导者与决策者共同参与“健康融入所有政策”的实践之中。声明概述了一个新的管理框架，该框架是对在所有部门间建立新的社会契约，以促进人类的发展与可持续性、公平性，以及提高健康产出需要的回应。提出了将健康融入所有政策的方法，包括：明晰的授权，让政府提供领导、授权、激励、预算承诺和可持续机制，支持不同的政府部门协同合作，以找到综合的解决方案；考虑跨部门间的影响和各种利益间的调解，要有问责制、透明度和分担机制，非政府的利益相关者的参与，以及有效的跨部门激励以求建立合作关系与信任。

同时，为了更好地把健康融合于各项政策，卫生部门必须学习与其他部门合作，共同开展政策创新、探索新方法、新机制和更好的管理结构。为此，需要一个具有必要知识、技能和授权的外向型卫生部门，同时也需要提高卫生部门内部协调和处理问题的能力。①

3. 健康融入政策成为第八届世界健康促进大会的主题

“将健康融入所有政策”成为2013年6月在芬兰赫尔辛基召开的第八届世界健康促进大会的主题。会议审议通过了《赫尔辛基宣言》和《实施“将健康融入所有政策”的国家行动框架》，呼吁各国重视健康的社会决定因素，为实施“将健康融入所有政策”策略提供组织和技术保障。《赫尔辛基宣言》将“将健康融入所有政策”定义为一种跨部门的公共政策制定方法，它全面地考虑这些公共政策对人群健康和卫生体系的影响，寻求部门间协作，避免政策对健康造成不利影响，目的是促进人群健康和健康公平。②

（二） 健康评价融入中国的国家政策

1. 健康融入国家卫生工作方针

习近平总书记在2016年8月全国卫生与健康大会上强调：“要坚持正确的卫生与健康工作方针，以基层为重点，以改革创新为动力，预防为主，中西医并重，将健康融入所有政策，人民共建共享。”明确提出了“将健康融入所有政策”作为国家新时期与健康工作方针的重要内容。

中国的卫生工作方针自新中国成立以来，根据国家社会经济发展的不同阶段，经历了数次变革：从1952年的“面向工农兵，预防为主，团结中西

---

① World Health Organization, Government of South Australia. The Adelaide statement on health in all policies: Moving towards a shared governance for health and well-being. Health Promotion International, 2010, 25(2): 258－260.

② Leppp K, Ollia E, Pena S, et al. Health in all policies: Seizing opportunities, imliementing policies. Helsinki: Ministry of Social Affairs and Health, Finland, 2013.

医，卫生工作与群众运动相结合”，到1991年修改为“贯彻以预防为主，依靠科技进步，动员全社会参与，中西医并重，为人民健康服务”，再到1997年的“以农村为重点，预防为主，中西医并重，依靠科技和教育，动员全社会参与，为人民健康服务，为社会主义现代化建设服务”。2016年新的卫生和健康工作方针将人群健康保障工作从单纯的医疗卫生领域扩展为“大卫生”“大健康”“健康融入所有政策”理念，医疗卫生体制改革、环境保护、食品安全、住房、体育等多行业协调发展，促进人群健康。

2. 融入环境健康影响评价

2002年颁布、2003年实施的《中华人民共和国环境影响评价法》界定了环境影响评价（以下简称“环评”）：对规划和建设项目实施后可能造成的环境影响进行分析、预测和评估，提出预防或者减轻不良环境影响的对策和措施，进行跟踪监测的方法与制度。该法提高了区域环评的法律地位，[①]同时将我国环评制度从建设项目延伸到规划，确立了我国规划环评制度。进入21世纪，我国工业化、城镇化进程加快，如何实现经济、社会、环境三者的有机统一成为我国社会经济发展及环境保护工作的重点。[②]

近些年随着环评改革继续深化，生态文明建设和环境保护的战略地位不断提高，现行环保管理体制有了一些重大调整。2016年修订的《中华人民共和国环境影响评价法》规定环评审批不再作为项目核准的前置条件。另外，2017年修订的《建设项目环境保护管理条例》删除了对环评单位的资质管理规定，将环境影响登记表从审评制改为备案制，将环境影响评价和工商登记脱钩，落实“证照分离”的要求，取消环境部门对建设项目环境保护设施竣工验收的审批，改为建设单位依照规定自主验收。[③] 应该说，修订前

① 丁玉洁，刘秋妹，吕建华，等.我国环境影响评价制度化与法治化的思考.生态经济，2010,(6)：156－159.

② 中国环境保护产业协会环境影响评价行业分会.环境影响评价行业2016年发展综述.行业综述，2017，(6)：22－27.

③ 国务院.国务院关于修改《建设项目环境保护管理条例》的决定.http://www.gov.cn/zhengce/content/2017－08/01/content_5215255.htm[2017－10－24].

的环评制度强调事前预防，而现在主抓事中和事后，如果一个企业已经造成了污染，事中和事后的评价无法弥补已经有的损失。

我国环境影响评价制度是一个不断完善的过程，随着经济结构的不断转型，环境影响评价也从最初的建设项目环境影响评价扩张到规划环境影响评价。颁布的一系列政策法规更加强调宏观性和战略性，使环境影响评价更能成为影响重大决策的重要工具，促进经济发展与生态平衡的协调统一。① 让环境影响评价更好地服务社会，为环境保护提供更有效、更科学的指导。

二、 完善健康影响评价的法规

（一） 推动健康影响评价的地方性法规

通过地方性法规对健康影响评价作出规定。目前，国家可持续发展示范区的建立为健康影响评价的地方性法规提供了契机。国务院于 2016 年 12 月印发了《中国落实 2030 年可持续发展议程创新示范区建设方案》。2018 年 3 月国务院批复同意了深圳、太原、桂林三个城市创建国家可持续发展议程创新示范区，深圳市同时提出了“健康深圳建设”工程。2019 年 5 月 14 日，国务院又分别批复同意湖南省郴州市、云南省临沧市、河北省承德市建设国家可持续发展议程创新区。由于可持续发展议程创新示范区的建设要在新发展理念的指导下，推行政策先行先试、体制机制创新等，可以考虑以行政法规的形式制定本区在项目、规划或政策实施中要进行健康影响评价的条款，同时由地方疾病预防控制中心牵头制定技术规范，并建立健康影响评价专家库，在条件成熟后再向更大范围甚至全国推广。

---

① 薛继斌.中国环境影响评价立法与战略环境评价制度.学术研究，2007,(9)：105－110.

（二） 健康影响明显的重点行业、有重大影响项目的评价立法

选取一些对人群健康影响明显的重点行业如火电、钢铁等先做起。对于评估的行业，需分步实施，不宜全面推开。另外，对于已经发生健康异常的地区，已经发生重大危害的项目、规划或政策进行事后健康影响评价。对于已经发生群体社会事件的项目、规划或政策进行前瞻性健康影响评价。

健康影响评价的国际实践和理论探讨对研究建立我国的健康影响评价制度提供了积极有益的参考。例如，健康影响评价改进了一些公共决策、规划和项目的制定，将人群健康置于更为重要的位置，健康优先成为一种价值导向和价值判断标准。目前我国对健康影响的评价普遍缺失，健康预测与评估机制不完善，许多政策、建设项目和规划的健康风险没有被准确评估，这在很大程度上成为导致健康损害事件频发的原因之一。因此，健康影响评价制度建设应及早提上议事日程，以避免更多健康损害的发生。

|第二章|

中国省会城市健康指数

中国省会城市健康指数是对中国27个省会城市健康水平的总体评价。省会城市健康综合指数综合了健康服务、健康保障、健康环境三个分指数，从三个不同的方面反映27个省会城市健康水平的进步程度。同时，运用大数据方法计算出2020年和2021年27个省会城市的综合指数得分，进而分析研判27个省会城市的健康水平，针对不同城市健康建设的问题提出推进健康城市行动的建议和举措。

第一节　省会城市健康综合指数

一、省会城市健康综合指数分析

（一）省会城市健康指数总体水平

2020年，全国27个省会城市的健康水平还较低，综合指数得分为77.72分，还未达到80分的水平。2021年，全国27个省会城市的健康综合指数得分为78.24分，仍未达到80分的水平。2021年比2020年提高0.52分。

（二） 省会城市健康城市总体水平分析

2020 年只有广州一个城市的健康综合指数得分超过 90 分，为 90.21 分；其他 26 个省会城市均低于 90 分，其中石家庄、哈尔滨、南宁三个城市都不到 70 分，最低的南宁市只有 67.37 分，比第一名的广州市低 22.84 分，从而总体上拉低了省会城市健康指数的整体水平。

2021 年杭州市、广州市两个城市的健康综合指数得分超过 90 分，其他 25 个省会城市健康综合指数得分均低于 90 分。杭州市的得分为 91.06 分，广州市的得分为 91.03 分，杭州市以 0.03 分的优势超过广州市，排在首位。健康综合指数得分低于 70 分的省会城市有 3 个，分别是哈尔滨市、石家庄市和南宁市。其中，南宁市的得分为 67.94 分，在 27 个省会城市中排在最后。

2021 年，杭州市有 4 项指标排在榜首，分别是“每万人口城镇职工基本养老保险参保人数”“每万人口城镇基本医疗保险参保人数”“新冠肺炎治愈率”“生活垃圾无害化处理率”。其中：“每万人口城镇职工基本养老保险参保人数”为 8 864.03 人，最后一名的拉萨市为 1 465.29 人，杭州市比拉萨市多 7 398.74 人；“每万人口城镇基本医疗保险参保人数”为 8 441.79 人，最后一名南宁为 1 465.81 人，杭州市比南宁市多 6 975.98 人；“生活垃圾无害化处理率”为 100%，最后一名长春为96.17%，杭州比长春高 3.83 个百分点。

二、 省会城市健康综合指数得分

（一） 省会城市健康综合指数得分和排名

2021 年，全国 27 个省会城市的健康综合指数得分排名如下。（见表 2－1、图 2－1）

表 2－1　2021 年全国 27 个省会城市健康综合指数得分和排名

排名	省会城市	省会城市健康城市综合各维度的百分制得分			省会城市健康综合指数百分制得分
		健康服务	健康保障	健康环境	
1	杭州市	86.02	97.68	87.26	91.06
2	广州市	83.37	97.19	90.49	91.03
3	乌鲁木齐市	96.15	83.06	87.95	88.45
4	南京市	77.46	87.32	86.58	84.14
5	成都市	76.45	82.09	87.93	82.15
6	武汉市	81.00	78.42	87.19	81.83
7	太原市	83.94	71.49	87.37	79.99
8	银川市	77.89	74.32	87.28	79.28
9	拉萨市	88.29	68.20	84.38	79.08
10	贵阳市	77.63	73.01	86.97	78.58
11	海口市	78.16	72.44	87.18	78.58
12	郑州市	79.42	70.37	88.35	78.48
13	昆明市	84.01	67.82	87.15	78.48
14	济南市	74.34	75.05	87.12	78.46
15	长沙市	75.89	73.63	87.13	78.36
16	沈阳市	75.06	73.81	87.02	78.15
17	呼和浩特市	76.50	68.34	88.25	76.76
18	西安市	71.93	72.80	86.62	76.69
19	兰州市	75.22	66.92	87.00	75.43
20	合肥市	67.26	68.79	87.67	74.00
21	西宁市	78.41	58.97	85.76	72.84
22	南昌市	64.60	65.71	86.77	71.70

续 表

排名	省会城市	省会城市健康城市综合各维度的百分制得分			省会城市健康综合指数百分制得分
		健康服务	健康保障	健康环境	
23	福州市	61.34	65.52	87.47	70.85
24	长春市	65.85	63.26	85.58	70.73
25	哈尔滨市	69.57	59.30	83.21	69.55
26	石家庄市	63.52	58.19	87.05	68.45
27	南宁市	60.95	59.31	86.42	67.94
	平均值	76.39	73.03	87.02	78.24

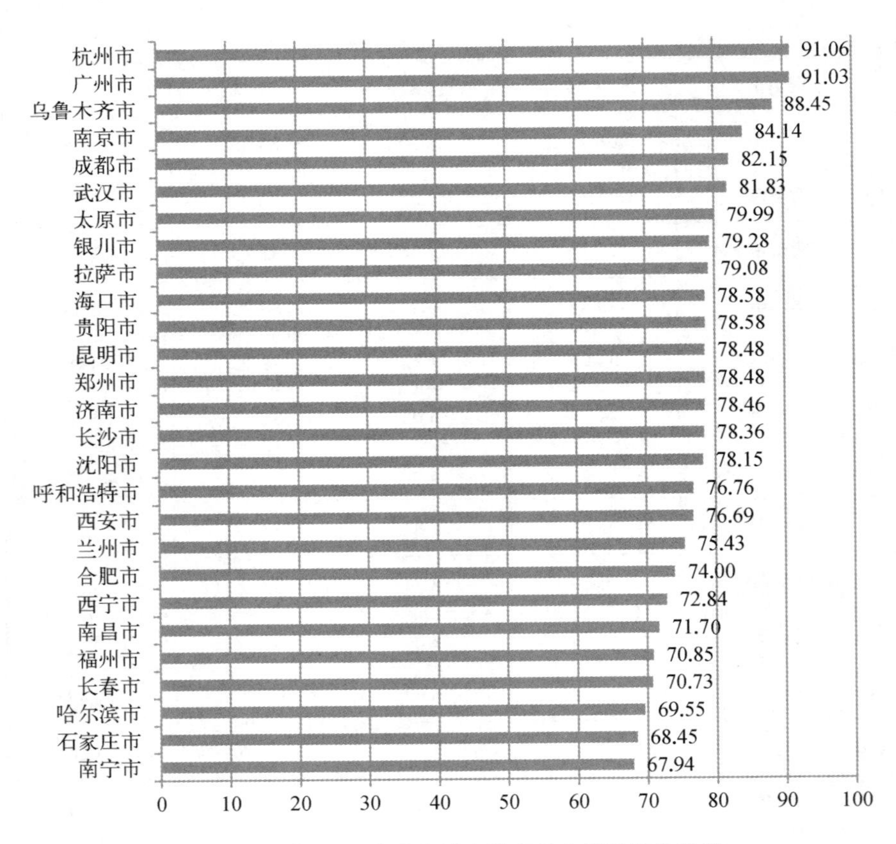

图 2－1 全国 27 个省会城市健康综合指数得分排序

（二）省会城市健康指数水平分析

1. 2021 年与 2020 年省会城市健康水平比较

（1）排在首位的省会健康城市发生了变化。杭州市从 2020 年的第 2 名上升为 2021 年的第 1 名，健康综合指数得分由 89.92 分上升至 91.06 分，虽然升幅仅有 1.14 分，但是突破了 90 分的关卡；广州市从第 1 名落到第 2 名，得分虽然由 90.21 分上升至 91.03 分，提升了 0.82 分，但是仍以 0.03 分的微弱劣势排在杭州市后。

杭州市进步较大的原因可从两方面进行分析：一是指标具体数据的进步。杭州共有 10 项指标的具体数值取得进步，其中包括 2021 年的“人均公共财政预算支出”比 2020 年多 2 379.65 元，“每万人口医院床位数”比 2020 年多 3.43 张，“城镇单位就业人员平均工资”比 2020 年提高了 13 599 元；二是指标排名的进步。杭州市共有 6 项指标的排名取得进步，其中包括“每万人口医院数”进步了 4 位，“每万人口城镇基本医疗保险参保人数”进步了 1 位，“人均城市公园绿地面积（辖区）”进步了 1 位。

（2）80 分以上的省会健康城市数量变化。从 2020 年的 6 个减少到 2021 年的 4 个，减少的两个城市分别是杭州市和沈阳市。其中杭州市提高到 90 分以上，沈阳市则是因为健康综合指数得分下跌幅度较大而离开 80 分以上省会健康城市行列。

沈阳市的健康综合指数得分从 81.31 分跌至 78.15，下降了 3.16 分，从 2020 年的第 6 名下跌到第 16 名，其原因主要是沈阳市的健康保障指数得分由 2020 年的 82.25 分下降至 73.81 分，下降了 8.44 分。其中“每万人口城镇基本医疗保险参保人数”这一指标由 2020 年的 45 191.45 人锐减至 2021 年的 4 575.59 人，减少了 40 615.86 人。如此大的下降幅度，必然影响沈阳总体的健康城市水平。

（3）健康综合指数得分进步幅度较大的省会城市。一是从综合指数得分来看，有两个省会城市的分数提高超过 2 分，分别是南京市和西安市。南京 2021 年的健康综合指数得分为 84.14 分，比 2020 年的 81.97 分提高了 2.17 分。由于提高比重较大，所以南京市从 2020 年的第 5 名，升至第 3 名；西安市由 74.17 分提升至 76.69 分，提高了 2.52 分，名次由第 19 名上升至第 18 名。二是从名次来看，进步幅度较大的省会城市为海口市，海口市由 76.9 分提升至 78.58 分，分数虽然只提高了 1.68 分，但是排名由第 16 名提升至第 10 名，提高了 6 名。

此外，还有 20 个省会城市的健康综合指数得分皆有所提高。如 2020 年排名第 3 的乌鲁木齐市，2021 年仍排在第 3 位，但是健康综合指数得分从 87.66 分升至 88.45 分，提高了 0.79 分。就是 2020 年和 2021 年均排在最后一名的南宁，由 67.37 分升至 67.94 分，也提高了 0.57 分。

2. 2021 年省会城市健康综合指数的不同梯队

2021 年省会城市健康水平分为以下四个梯队：

（1）第一梯队：高于等于 90 分。全国 27 个省会城市的健康城市指数得分 90 分以上的只有杭州市和广州市，得分分别为 91.06 分和 90.03 分。

（2）第二梯队：80 分到 90 分之间。全国 27 个省会城市的健康城市指数得分 80 分到 90 分之间的有以下 4 个城市：乌鲁木齐市（88.45 分）、南京市（84.14 分）、成都市（82.15 分）、武汉市（81.83 分）。（见图 2－2）

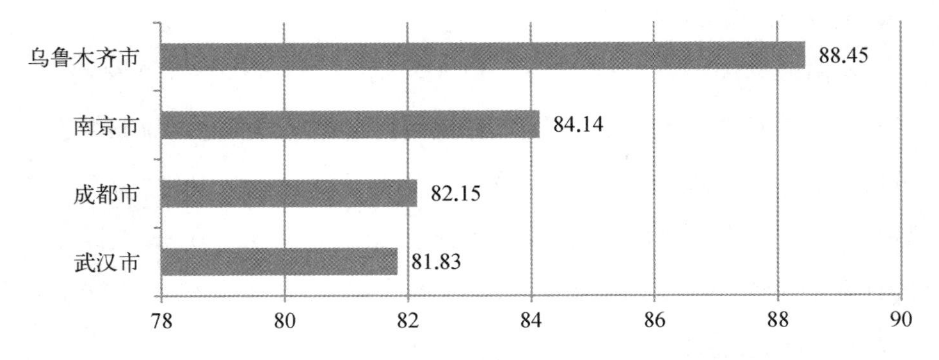

图 2－2　全国 27 个省会城市健康城市指数第二梯队城市得分排序

（3）第三梯队：70 分到 80 分之间。全国 27 个省会城市的健康城市指数得分70分到80分之间的有18个城市：太原市(79.99分)、银川市(79.28分)、拉萨市(79.08分)、海口市(78.58分)、贵阳市(78.58分)、昆明市(78.48分)、郑州市(78.48分)、济南市(78.46分)、长沙市(78.36分)等。(见图2-3)

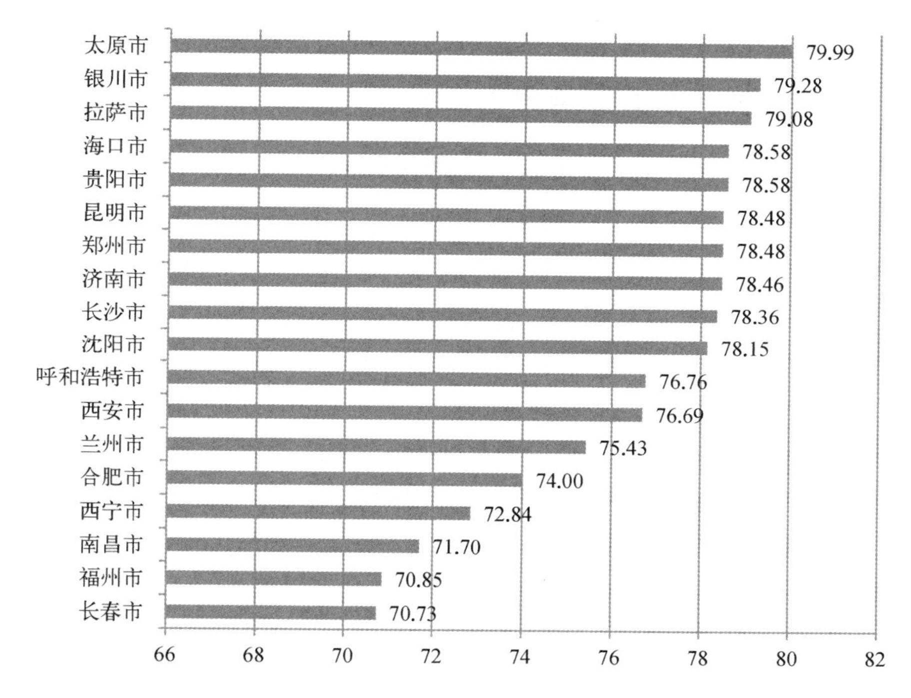

图2-3　全国27个省会城市健康综合指数第三梯队城市得分排序

(4) 第四梯队：低于70分。全国27个省会城市的健康综合指数得分低于70分的有以下3个城市：哈尔滨市(69.55分)、石家庄市(68.45分)、南宁市(67.94分)。(见图2-4)

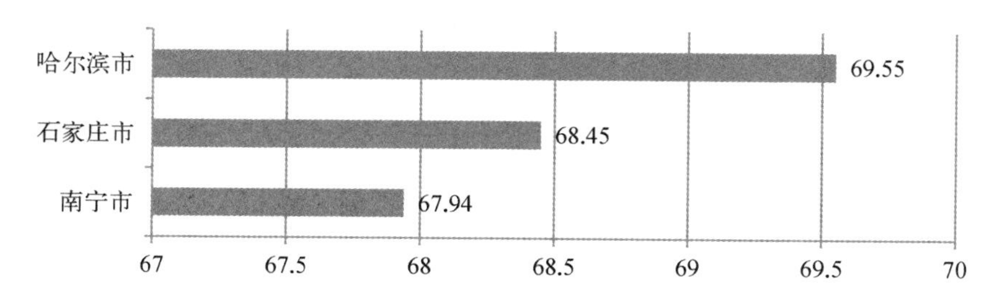

图2-4　全国27个省会城市健康城市指数第四梯队城市得分排序

第二节　省会城市健康服务分指数

一、 省会城市健康服务分指数分析

（一） 省会城市健康服务分指数总体水平

2020年,全国27个省会城市的健康服务的水平还较低,得分为75.19分,还未达到80分的水平。2021年,全国27个省会城市的健康服务分指数得分为76.39分,仍未达到80分的水平。2021年比2020年提高1.20分。

（二） 省会城市健康服务分指数分析

2020年只有乌鲁木齐一个城市健康服务分指数得分超过90分,为95.28分;其他26个省会城市均低于90分,其中福州、南宁2个城市都不到60分,分数最低的南宁市只有58.61分,比第1名的乌鲁木齐市低36.67分,从而总体上拉低了省会城市健康服务分指数的整体水平。

健康服务这一维度下共设置4项指标,2020年乌鲁木齐有2项排在榜首,分别是“每万人口医院床位数”“每万人口执业(助理)医师数”。乌鲁木齐市的另外2项健康服务指标也均排在第2位,从而乌鲁木齐市的健康服务维度分指数得分以95.28分的绝对优势占据榜首,比第2位的拉萨市高8.03分。

南宁市的4项健康服务指标中有2项排在最后一位,另外2项均排在后五位,从而南宁市的健康服务维度分指数得分排在末位。

2021年仍然只有乌鲁木齐市一个城市健康服务分指数得分超过90分,为96.15分,其他26个省会城市健康服务分指数得分均低于90分。

2021年没有省会城市的健康服务分指数得分低于60分,最后一名南宁市的得分为60.95分,但比第1名乌鲁木齐低了35.2分。

2021年,乌鲁木齐市的4项健康服务中有3项排在第一,其中包括:“每万人口医院数”为0.6个,最后一名南宁市为0.18个,乌鲁木齐市比南宁市多0.42个;“每万人口医院床位数”为129.52张,最后一名福州市为46.93张,乌鲁木齐比福州市多82.59张;“每万人口执业(助理)医师数”为72.69人,最后一名哈尔滨市为29.41人,乌鲁木齐市比哈尔滨市多43.28人。此外,乌鲁木齐市的“人均公共财政预算支出”这一项指标也排在第3位。

2021年,南宁市的4项指标有1项排在最后,该指标是“每万人口医院数”。南宁市的另外3项指标均排在后五位,因此,南宁市的“健康服务”分指数得分连续两年排在末位。

二、 省会城市健康服务分指数得分

(一) 省会城市健康服务分指数得分和排名

2021年,全国27个省会城市“健康服务”分指数得分排名如下:(见表2-2、图2-5)

表2-2　2021年全国27个省会城市健康服务分指数得分和排名

排名	省会城市	省会城市健康服务指数得分	省会城市健康服务指数百分制得分
1	乌鲁木齐市	11.444 180 05	96.15
2	拉萨市	9.649 042 276	88.29
3	杭州市	9.159 776 452	86.02
4	昆明市	8.736 320 882	84.01
5	太原市	8.722 254 907	83.94

续 表

排名	省会城市	省会城市健康服务指数得分	省会城市健康服务指数百分制得分
6	广州市	8.603 511 229	83.37
7	武汉市	8.121 096 265	81.00
8	郑州市	7.808 852 740	79.42
9	西宁市	7.610 714 266	78.41
10	海口市	7.561 571 887	78.16
11	银川市	7.510 961 745	77.89
12	贵阳市	7.459 742 471	77.63
13	南京市	7.427 702 474	77.46
14	呼和浩特市	7.244 600 136	76.50
15	成都市	7.235 851 661	76.45
16	长沙市	7.129 744 117	75.89
17	兰州市	7.004 739 404	75.22
18	沈阳市	6.973 684 142	75.06
19	济南市	6.841 711 435	74.34
20	西安市	6.403 971 996	71.93
21	哈尔滨市	5.990 642 706	69.57
22	合肥市	5.599 435 042	67.26
23	长春市	5.367 057 933	65.85
24	南昌市	5.166 355 062	64.60
25	石家庄市	4.994 447 386	63.52
26	福州市	4.658 349 793	61.34

续　表

排名	省会城市	省会城市健康服务指数得分	省会城市健康服务指数百分制得分
27	南宁市	4.599 102 557	60.95
	平均值	7.223 163 741	76.39
	百分标准值	12.379 087 85	100

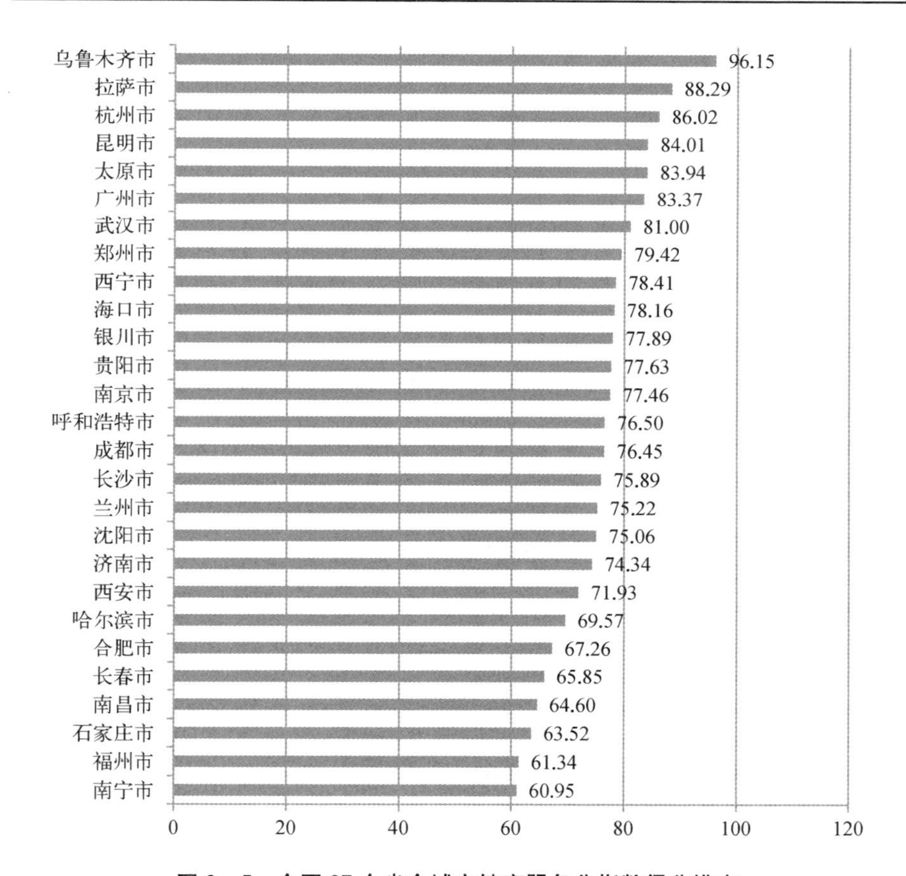

图 2－5　全国 27 个省会城市健康服务分指数得分排序

（二）省会城市健康服务分指数水平分析

1. 2021 年与 2020 年省会城市健康服务水平比较

一是健康服务水平进步的省会城市。一些省会城市的得分和排名明显提升：海口市从74.09分升至78.16分，提高了4.07分，名次由第19名升至第10名；南京市从74.32分升至77.46分，提高了3.14分，名次从第18名上升至第13名。此外，还有20个省会城市的得分取得了进步。西安市的得分从67.96分升至71.93分，提高了3.97分，虽然两年的排名均为第20名，但是得分突破了70分。

二是健康服务水平有所下降的省会城市。济南市得分由75.79下降至74.34分，虽然分数只减少了1.45分，但是排名却从第12名落到第19名；银川市由79.98分降低至77.89分，减少了2.10分，名次由第9名降到第11名，掉出了前10名。

三是80分以上的省会健康城市数量减少，从7个减少到6个。跌下80分的省会城市为成都市，成都市下跌幅度较大，从原第8名下跌到第15名，得分由80.52分降至76.45分，下降了4.07分。

四是2020年60分以下的省会健康城市均在2021年突破60分。2020年有2个省会城市得分在60分以下，2021年已经没有省会城市得分低于60分。这2个省会城市分别是福州市和南宁市，福州市由59.71分上升至61.34分，提高了1.63分；南宁市由58.61分上升至60.95分，提高了2.34分。南宁市的健康服务分指数得分提高的原因是4项指标均有提升，其中"人均公共财政预算支出"这一指标由2020年的9 052.99元上升至2021年的10 092.05元，提高了1 039.06元，排名由第27名上升至第26名。

2. 2021年省会城市健康服务分指数的不同梯队

2021年省会城市健康服务分指数分为以下四个梯队：

（1）第一梯队：高于等于90分。全国27个省会城市的健康服务分指数得分90分以上的只有乌鲁木齐市，得分为96.15分。

（2）第二梯队：80分到90分之间。全国27个省会城市的健康服务分指数得分80分到90分之间的有以下6个城市：拉萨市（88.29分）、杭州市（86.02分）、昆明市（84.01分）、太原市（83.94分）、广州市（83.37分）、武汉

市(81.00分)。(见图2-6)

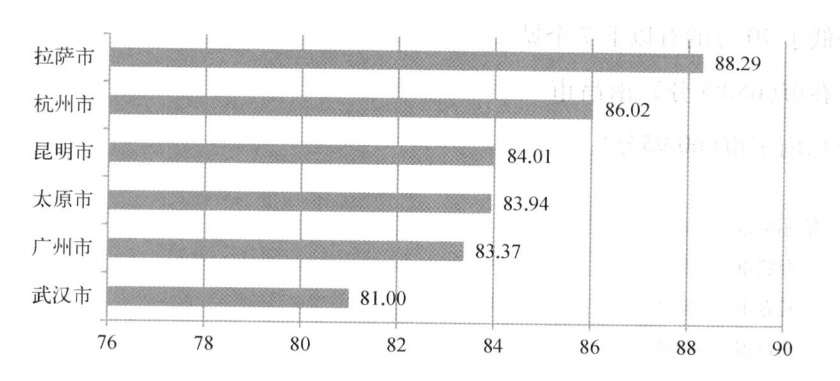

图2-6　全国27个省会城市健康服务分指数第二梯队城市得分排序

(3)第三梯队:70分到80分之间。全国27个省会城市的健康服务分指数得分70分到80分之间的有以下13个城市:郑州市(79.42分)、西宁市(78.41分)、海口市(78.16分)、银川市(77.89分)、贵阳市(77.63分)、南京市(77.46分)、呼和浩特市(76.50分)、成都市(76.45分)、长沙市(75.89分)、兰州市(75.22分)、沈阳市(75.06分)、济南市(74.34分)、西安市(71.93分)。(见图2-7)

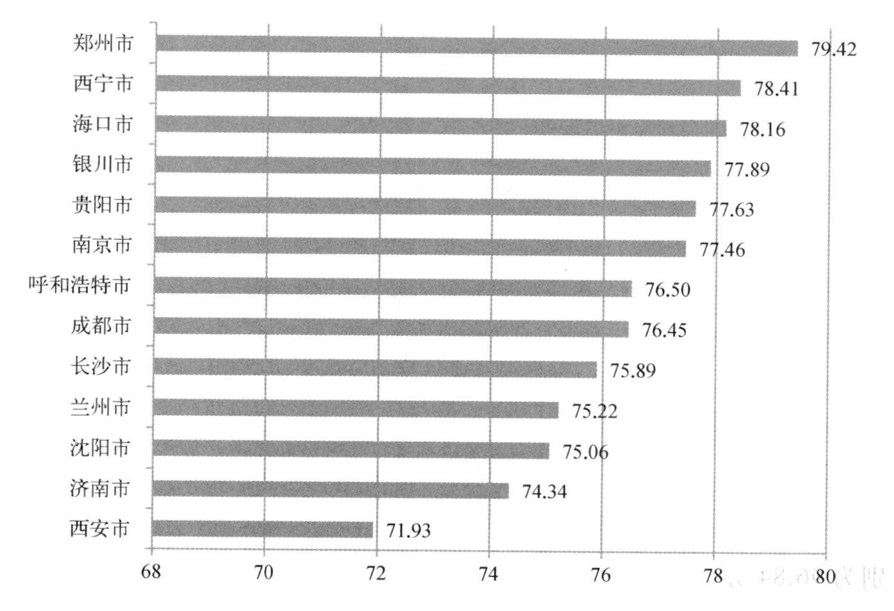

图2-7　全国27个省会城市健康服务分指数第三梯队城市得分排序

（4）第四梯队：低于 70 分。全国 27 个省会城市的健康服务分指数得分低于 70 分的有以下 7 个城市：哈尔滨市（69.57 分）、合肥市（67.26 分）、长春市（65.85 分）、南昌市（64.6 分）、石家庄市（63.52 分）、福州市（61.34 分）、南宁市（60.95分）。（见图 2－8）

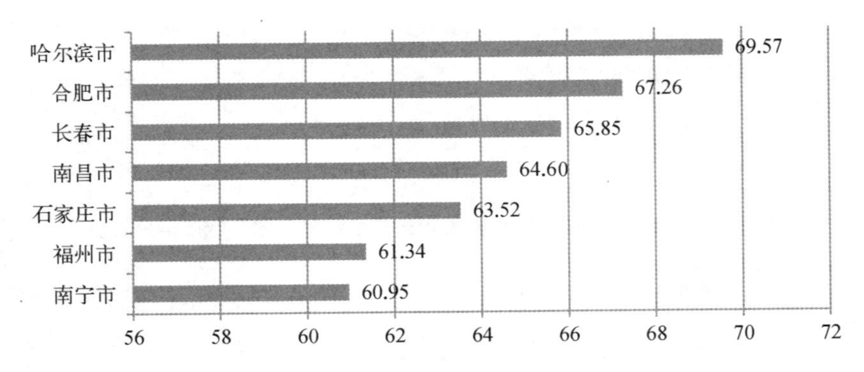

图 2－8　全国 27 个省会城市健康服务分指数第四梯队城市得分排序

第三节　省会城市健康保障分指数

一、省会城市健康保障分指数分析

（一）省会城市健康保障分指数总体水平

2020 年,全国 27 个省会城市的健康保障的水平还较低,得分为72.87分,还未达到 80 分的水平。2021 年,全国 27 个省会城市的健康保障分指数得分为 73.03 分,仍未达到 80 分的水平。2021 年比 2020 年提高 0.16 分。

（二）省会城市健康保障分指数分析

2020 年只有广州和杭州 2 个城市健康保障分指数得分超过 90 分,分别为 96.84 分和 96.22 分;其他 25 个省会城市均低于 90 分,其中西宁、哈尔滨 2 个城市不到 60 分,最低的哈尔滨市只有 57.71 分,比第 1 名的广州市低 39.13 分，从而总体上拉低了省会城市健康保障分指数的整体水平。

2021 年仍然只有广州和杭州 2 个城市健康保障分指数得分超过 90 分，分别为 97.19 分和 97.68 分，其他 25 个省会城市健康服务分指数得分均低于 90 分。但是，大多数省会城市的健康保障分指数得分均有所提高。如 2020 年排名第 3 的南京市，2021 年仍排在第三位，但是健康保障分指数得分从 84.29 分升至 87.32 分，提高了 3.03 分；西安市从 2020 年的 69.53 分提升至 2021 年的 72.8 分，提高了 3.27 分。由于提高比重较大，所以西安市从 2020 年的第 16 名，跃居第 12 名。2021 年有 4 个省会城市的健康保障指数得分低于 60 分，分别是南宁市、哈尔滨市、西宁市和石家庄市。其中最低分为石家庄市，得分为 58.19 分。

2021 年，杭州市有 2 项指标排在榜首，分别是“每万人口城镇职工基本养老保险参保人数”“每万人口城镇基本医疗保险参保人数”。杭州市的“每万人口城镇职工基本养老保险参保人数”为 8 864.03 人，最后一位拉萨市为 1 465.29 人，杭州市比拉萨市多 7 398.74 人。

杭州市的“每万人口城镇基本医疗保险参保人数”为 8 441.79 人，最后一位南宁市为 1 465.81 人，杭州市比南宁市多 6 975.98 人。

二、 省会城市健康保障分指数得分

（一） 省会城市健康保障分指数得分和排名

2021 年，全国 27 个省会城市健康保障分指数得分排名如下。（见表 2－3、图 2－9）

表 2－3　2020 年全国 27 个省会城市健康保障分指数得分和排名

排名	省会城市	省会城市健康保障指数得分	省会城市健康保障指数百分制得分
1	杭州市	10.559 988 05	97.68
2	广州市	10.454 742 22	97.19

续 表

排名	省会城市	省会城市健康保障指数得分	省会城市健康保障指数百分制得分
3	南京市	8.437 854 851	87.32
4	乌鲁木齐市	7.635 526 984	83.06
5	成都市	7.457 912 298	82.09
6	武汉市	6.805 534 903	78.42
7	济南市	6.234 007 503	75.05
8	银川市	6.112 138 330	74.32
9	沈阳市	6.028 714 871	73.81
10	长沙市	5.999 388 674	73.63
11	贵阳市	5.899 150 930	73.01
12	西安市	5.865 166 670	72.80
13	海口市	5.808 381 734	72.44
14	太原市	5.656 939 744	71.49
15	郑州市	5.479 667 409	70.37
16	合肥市	5.236 721 654	68.79
17	呼和浩特市	5.169 094 981	68.34
18	拉萨市	5.147 199 281	68.20
19	昆明市	5.090 670 254	67.82
20	兰州市	4.955 526 748	66.92
21	南昌市	4.778 699 218	65.71
22	福州市	4.751 222 586	65.52
23	长春市	4.428 904 408	63.26
24	南宁市	3.892 653 120	59.31

续　表

排名	省会城市	省会城市健康保障指数得分	省会城市健康保障指数百分制得分
25	哈尔滨市	3.891 561 752	59.30
26	西宁市	3.849 044 541	58.97
27	石家庄市	3.747 360 976	58.19
	平均值	5.902 732 396	73.03
	百分标准值	11.067 220 48	100

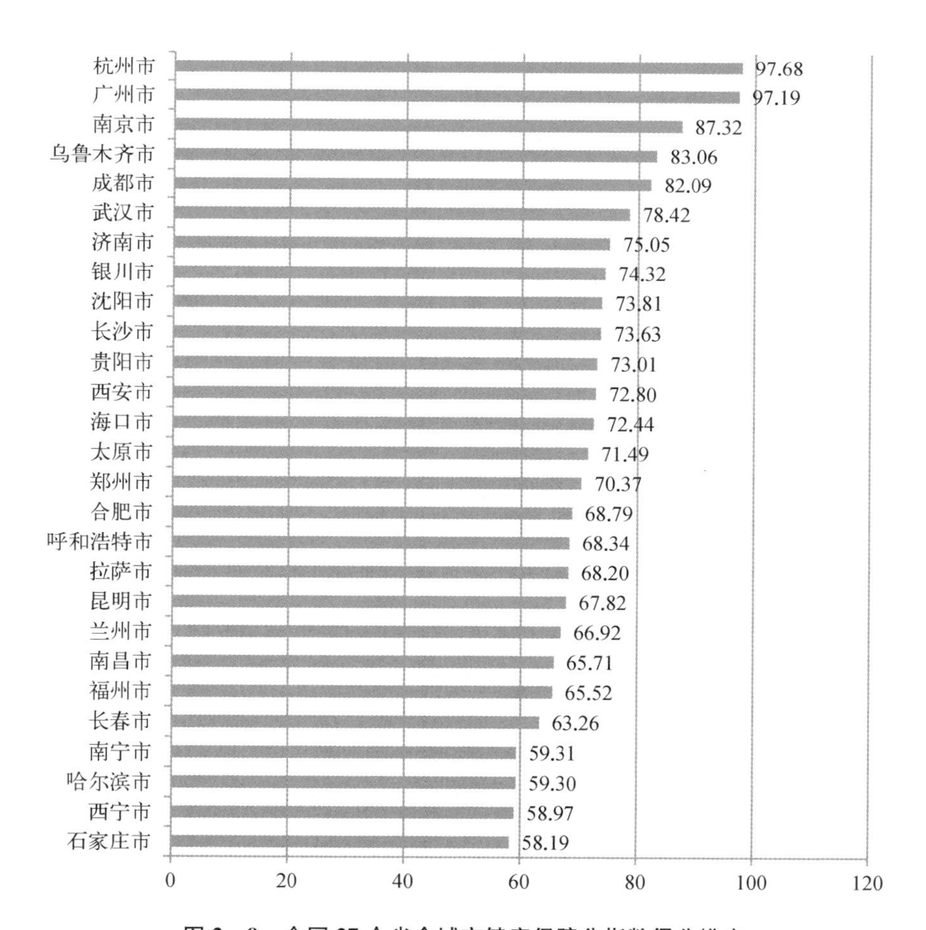

图 2－9　全国 27 个省会城市健康保障分指数得分排序

（二） 省会城市健康保障分指数水平分析

1. 2021 年与 2020 年省会城市健康保障水平比较

一是健康保障得分 90 分以上的省会城市排名发生了变化。例如杭州从 2020 年的第 2 名，上升为 2021 年的第 1 名，分数由 96.22 分上升至97.68 分，提高了 1.46 分；广州市虽然名次从第 1 名跌到第 2 名，但是分数仍有提升，从 96.22 分上升至 97.68 分，提高了 0.35 分。

二是健康保障水平进步较大的省会城市。西安市的得分提高了3.27 分，由 69.53 分上升至 72.80 分，突破了 70 分，排名由第 16 名上升至第 12 名；南京市的排名虽然连续两年均为第 3，但是分数由 84.29 分上升至 87.32 分，提高了 3.03 分。

三是下降幅度较大的省会城市。沈阳市下跌幅度较大，从原第 4 名下跌到第 9 名，得分从 82.25 分跌至 73.81 分，下降了 8.44 分；郑州市从第 11 名下跌至第 15 名，得分从 72.08 分跌至 70.37 分，下降了 1.71 分；福州市从第 18 名下跌至第 22 名，得分从 72.08 分跌至 70.37 分，下降了 1.71 分。

四是健康保障得分低于 60 分省会城市数量有所增加。2020 年低于 60 分的省会城市有 2 个，分别是哈尔滨市和西宁市。这 2 个城市虽然 2021 年仍低于 60 分，但是分数有提升：哈尔滨市从 57.71 分升至 59.30 分，提高了 1.59 分，名次由第 27 名升至第 25 名；西宁市从 58.56 分升至 58.97 分，提高了 0.41 分。增加的两个 60 分以下省会城市为南宁市、石家庄市。南宁市从 60.42 分跌至 59.31 分，降低了 1.11 分；石家庄市从 60.17 分跌至 58.19 分，降低了 1.98 分，排名由第 25 名跌至第 27 名。

2. 2021 年省会城市健康保障分指数的不同梯队

2021 年省会城市健康保障分指数为以下四个梯队：

（1）第一梯队：高于等于 90 分。全国 27 个省会城市的健康保障分指数得分 90 分以上的只有杭州市、广州市，得分分别为 97.68 分、97.19 分。

（2）第二梯队：80 分到 90 分之间。全国 27 个省会城市的健康保障分指数得分80分到90分之间的有以下3个城市：南京市(87.32分)、乌鲁木齐市(83.06分)、成都市(82.09分)。(见图2-10)

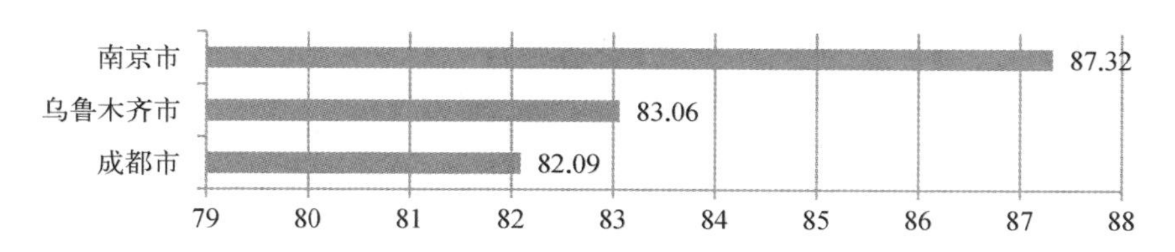

图2-10 全国27个省会城市健康保障分指数第二梯队城市得分排序

(3) 第三梯队：70分到80分之间。全国27个省会城市的健康保障分指数得分70分到80分之间的有以下10个城市：武汉市(78.42分)、济南市(75.05分)、银川市(74.32分)、沈阳市(73.81分)、长沙市(73.63分)、贵阳市(73.01分)、西安市(72.80分)、海口市(72.44分)、太原市(71.49分)、郑州市(70.37分)。(见图2-11)

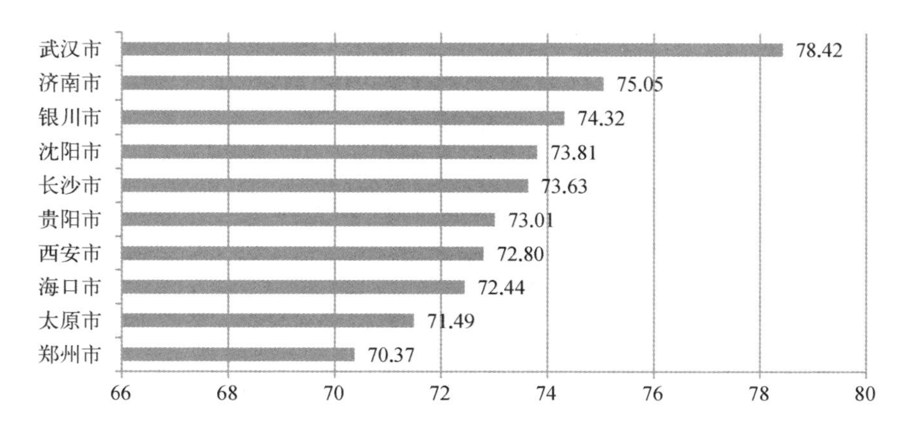

图2-11 全国27个省会城市健康保障分指数第三梯队城市得分排序

(4) 第四梯队：低于70分。全国27个省会城市的健康保障分指数得分低于70分的有以下12个城市：合肥市(68.79分)、呼和浩特市(68.34分)、拉萨市(68.2分)、昆明市(67.82分)、兰州市(66.92分)、南昌市(65.71分)、福州市(65.52分)、长春市(63.26分)、南宁市(59.31分)、哈尔滨市(59.3分)、西宁市(58.97分)、石家庄市(58.19分)。(见图2-12)

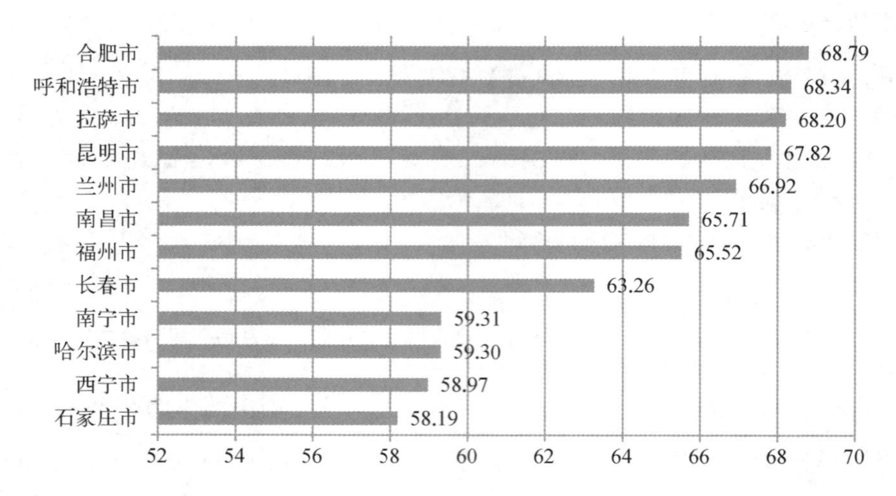

图 2-12 全国 27 个省会城市健康保障分指数第四梯队城市得分排序

第四节 省会城市健康环境分指数

一、 省会城市健康环境分指数分析

（一） 省会城市健康环境分指数总体水平

2020 年，全国 27 个省会城市的健康环境的水平较高，得分为86.70分，已超过 80 分的水平。2021 年，全国 27 个省会城市的健康保障分指数得分为 87.02 分，仍超过 80 分的水平。2021 年比 2020 年提高 0.32 分。

（二） 省会城市健康环境分指数分析

2020 年只有广州市 1 个城市健康环境分指数得分超过 90 分，为 90.29 分；其他 26 个省会城市得分均在 80 分到 90 分之间，其中最低的拉萨市为 80.46 分，比第 1 名的广州市只低了 9.83 分，从而总体上省会城市健康保障分指数的整体水平较高。

2021年仍然只有广州1个城市健康环境分指数得分超过90分，其他26个省会城市得分仍在80分到90分之间，且所有城市相对2020年分数变化都很小，说明省会城市的健康环境水平保持在较高的稳定水准。

2021年，广州市共有3项指标排第一，分别是“人均城市公园绿地面积（辖区）”“生活垃圾无害化处理率（辖区）”和“全年公共汽（电）车客运总量”。其中：“人均城市公园绿地面积（辖区）”，广州市为33.63平方米，排在最后一位的西安市为7.75平方米，广州市比西安市多25.88平方米；“生活垃圾无害化处理率（辖区）”，广州市为100%，排在最后一位的长春市为96.17%，广州市比长春市高3.83个百分点；“全年公共汽（电）车客运总量”，广州市为224 090万人次，排在最后一位的拉萨市为8 553万人次，广州市比拉萨市多215 537万人次。

此外，广州市还有2项指标排在前十位。

2021年仍排在末位的拉萨市有1项指标排在最后，该指标为“全年公共汽（电）车客运总量”。此外，还有“生活垃圾无害化处理率（辖区）”这1项指标排在后五位。

二、 省会城市健康环境分指数得分

（一） 省会城市健康环境分指数得分和排名

2021年，全国27个省会城市健康环境分指数得分排名如下。（见表2－4、图2－13）

表2－4 2020年全国27个省会城市健康环境分指数得分和排名

排名	省会城市	省会城市健康环境指数得分	省会城市健康环境指数百分制得分
1	广州市	36.530 742 03	90.49
2	郑州市	34.823 849 68	88.35

续 表

排名	省会城市	省会城市健康环境指数得分	省会城市健康环境指数百分制得分
3	呼和浩特市	34.747 448 31	88.25
4	乌鲁木齐市	34.507 459 45	87.95
5	成都市	34.498 521 37	87.93
6	合肥市	34.290 853 47	87.67
7	福州市	34.138 606 40	87.47
8	太原市	34.058 631 13	87.37
9	银川市	33.986 527 16	87.28
10	杭州市	33.969 848 67	87.26
11	武汉市	33.918 148 86	87.19
12	海口市	33.912 095 65	87.18
13	昆明市	33.888 092 03	87.15
14	长沙市	33.873 730 30	87.13
15	济南市	33.861 353 63	87.12
16	石家庄市	33.810 849 88	87.05
17	沈阳市	33.786 445 15	87.02
18	兰州市	33.771 456 36	87.00
19	贵阳市	33.744 713 27	86.97
20	南昌市	33.587 965 21	86.77
21	西安市	33.473 811 03	86.62
22	南京市	33.445 091 39	86.58
23	南宁市	33.322 933 85	86.42
24	西宁市	32.813 030 43	85.76
25	长春市	32.676 906 39	85.58

续　表

排名	省会城市	省会城市健康环境指数得分	省会城市健康环境指数百分制得分
26	拉萨市	31.766 487 88	84.38
27	哈尔滨市	30.891 229 40	83.21
	平均值	33.781 364 01	87.02
	百分标准值	44.615 575 39	100

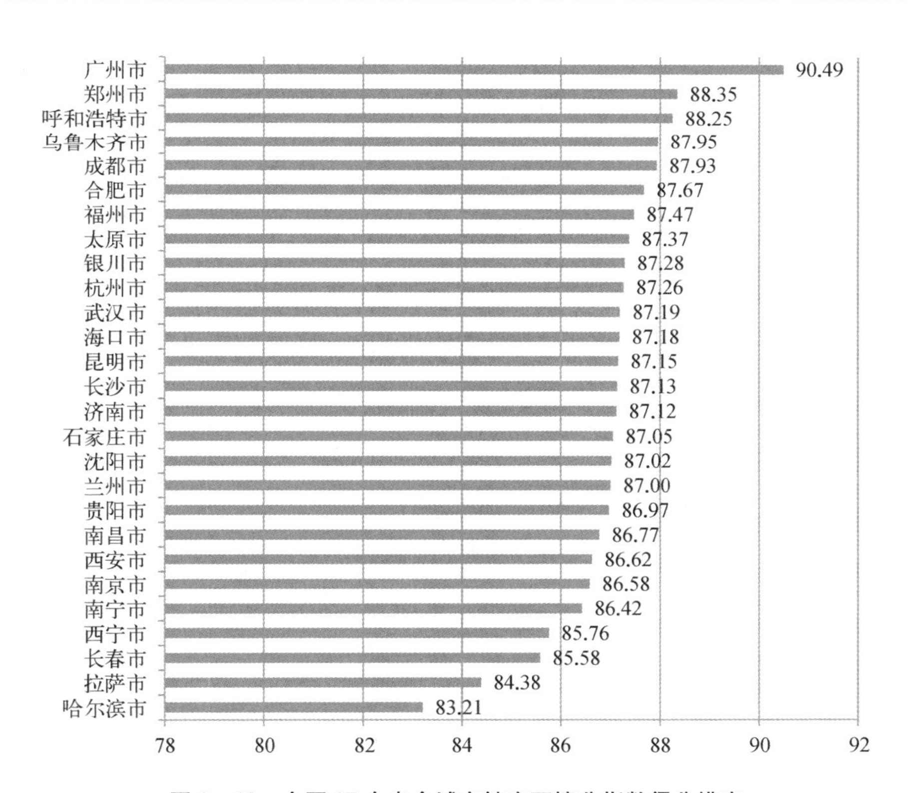

图 2－13　全国 27 个省会城市健康环境分指数得分排序

（二）省会城市健康环境分指数水平分析

1. 2021 年与 2020 年省会城市健康环境水平比较

一是健康环境水平上升幅度较大的省会城市。例如拉萨市，拉萨市的得分由2020年的80.46分上升至2021年的84.38分，上升了3.92分，排名由第27名上升至第26名；太原市的得分虽然仅提高了0.4分，但是名次由第14名上升至第6名；海口市的得分也仅提高了0.71分，但是名次由第22名提升至第12名。

二是城市健康环境水平下降幅度较大的省会城市。27个省会城市中有8个城市的分数出现下降，但是分数变化都较为细微，城市环境的水平下降主要体现在城市的排名上。其中排名下降幅度最大的城市是南昌市，南昌市由87.30分下降至86.77分，虽然分数仅减少了0.53分，但是名次却由第9名下降至第20名，下降了11名；其次是杭州市，杭州市由87.71分下降至87.26分，仅减少了0.45分，名次却由第5名下降至第10名，下降了5名。

三是87分以上的省会健康城市，从2020年的11个增加到17个。其中：太原市的得分从86.97分提升至87.37分，提高了0.40分；海口市的得分从86.47分提升至87.18分，提高了0.71分；兰州市的得分由86.58分上升至87分，提高了0.42分。而南昌市的得分则跌到了87分以下，从87.3分降至86.77分，得分下降了0.53分。

2. 2021年省会城市健康环境分指数的不同梯队

2021年省会城市健康环境分指数分为以下四个梯队：

（1）第一梯队：高于等于90分。全国27个省会城市的健康环境分指数得分90分以上的只有广州市，得分为90.49分。

（2）第二梯队：87分到90分之间。全国27个省会城市的健康环境分指数得分87分到90分之间的有以下17个城市：郑州市（88.35分）、呼和浩特市（88.25分）、乌鲁木齐市（87.95分）、成都市（87.93分）、合肥市（87.67分）、福州市（87.47分）、太原市（87.37分）、银川市（87.28分）、杭州市（87.26分）、武汉市（87.19分）、海口市（87.18分）、昆明市（87.15分）、长沙市（87.13分）、济南市（87.12分）、石家庄市（87.05分）、沈阳市（87.02分）、兰州市（87分）。（见图2-14）

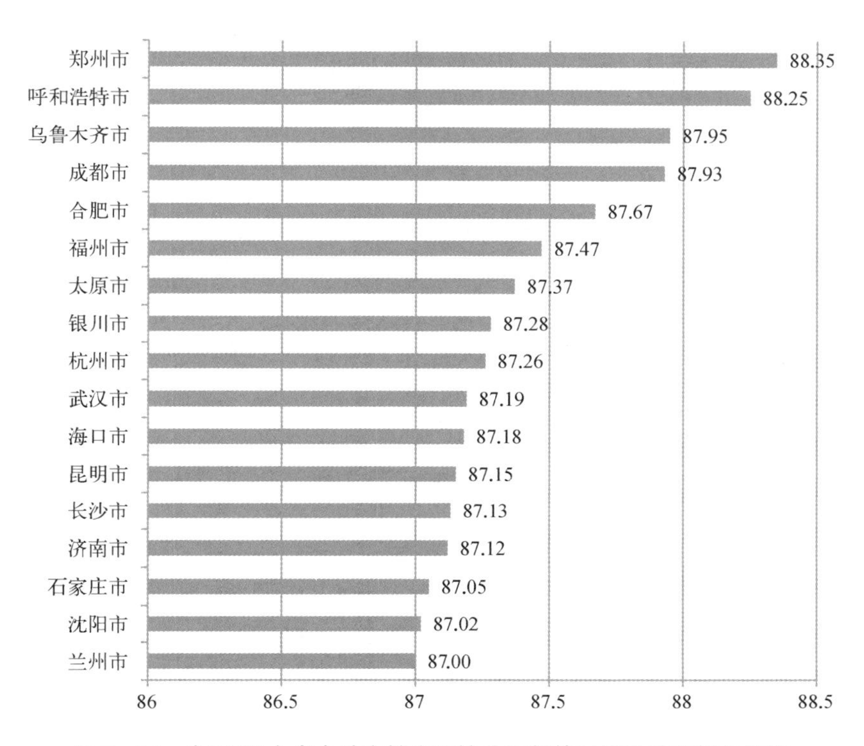

图 2－14　全国 27 个省会城市健康环境分指数第二梯队城市得分排序

（3）第三梯队：86 分到 87 分之间。全国 27 个省会城市的健康环境分指数得分 86 分到 87 分之间的有以下 5 个城市：贵阳市（86.97 分）、南昌市（86.77分）、西安市（86.62 分）、南京市（86.58 分）、南宁市（86.42 分）。（见图 2－15）

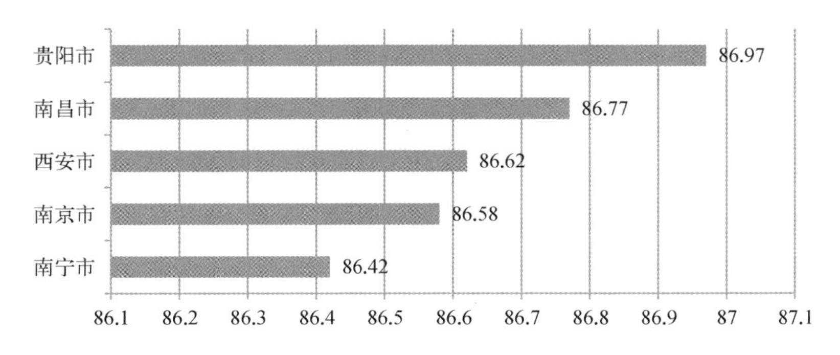

图 2－15　全国 27 个省会城市健康环境分指数第三梯队城市得分排序

（4）第四梯队：低于 86 分。全国 27 个省会城市的健康环境分指数得分低于 86 分的有以下 4 个城市：西宁市（85.76 分）、长春市（85.58 分）、拉萨市（84.38 分）、哈尔滨市（83.21 分）。（见图 2－16）

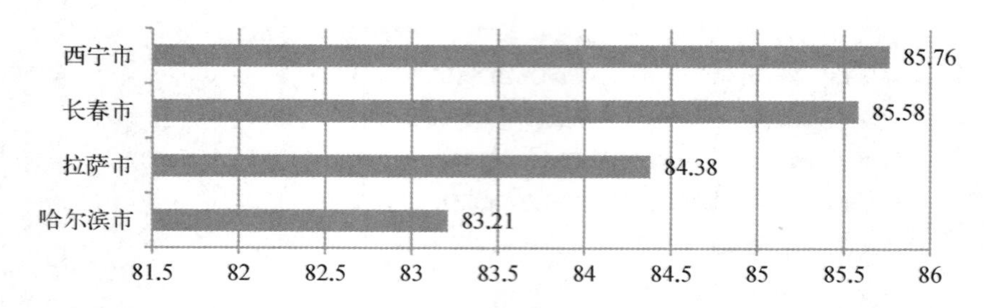

图 2－16　全国 27 个省会城市健康环境分指数第四梯队城市得分排序

第五节　省会城市若干评价指标分析

一、 每万人口医院数

（一） 2021 年与 2020 年指标比较分析

2020 年，全国 27 个省会城市的“每万人口医院数”的平均值为 0.37 个；2021 年，全国 27 个省会城市的“每万人口医院数”的平均值为 0.36 个。2021 年与 2020 年相比，减少了 0.01 个，基本持平。

（二） 排名前五及后五名比较分析

2020 年全国 27 个省会城市每万人口医院数排名前五的为：成都市（0.6个）、乌鲁木齐市（0.59 个）、昆明市（0.56 个）、拉萨市（0.53 个）、贵阳市（0.46 个）。

排名后五的为：长春市（0.25 个）、南昌市和合肥市（均为 0.23 个）、福州市（0.18 个）、南宁市（0.16 个）。（见图 2－17）

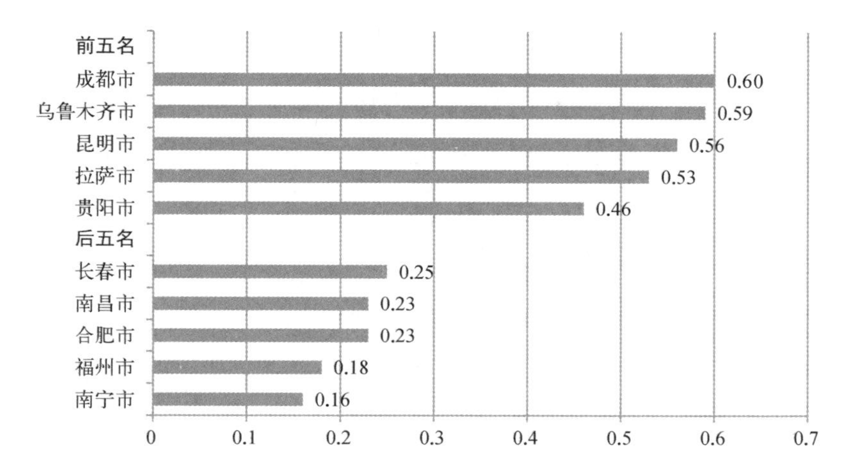

图 2－17　2020 年全国 27 个省会城市每万人口医院数(个)前五名与后五名

2021 年全国 27 个省会城市每万人口医院数排名前五的为：乌鲁木齐市(0.6个)、昆明市(0.54 个)、拉萨市(0.48 个)、武汉市(0.45 个)、贵阳市(0.44 个)。

排名后五的为：合肥市和石家庄市(均为 0.26 个)、长春市(0.25 个)、福州市(0.2 个)、南宁市(0.18 个)。(见图 2－18)

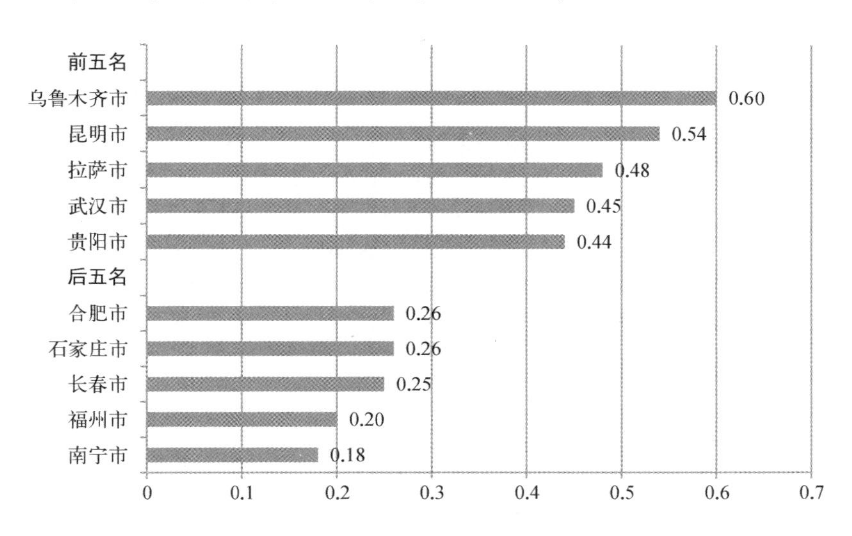

图 2－18　2021 年全国 27 个省会城市每万人口医院数(个)前五名与后五名

2021 年和 2020 年相比，每万人口医院数前五名中，成都市跌出了前五名，由 0.6 个下跌至 0.42 个，武汉市则上升至第 4 名，而乌鲁木齐市、拉萨市、昆明市、贵阳市仍旧保持在前五名的水平；后五名中，南昌市由 0.23 个提升至 0.26 个，排名离开了后五名，石家庄市则下跌至倒数第 4 名，而合肥市、长春市、福州市、南宁市仍旧保持在后五名的水平。

二、 每万人口医院床位数

（一） 2021 年与 2020 年指标比较分析

2020 年，全国 27 个省会城市的“每万人口医院床位数”的平均值为 79.32张；2021 年，全国 27 个省会城市的“每万人口医院床位数”的平均值为 80.64 张。2021 年与 2020 年相比，增加了 1.32 张。

（二） 排名前五及后五名比较分析

2020 年全国 27 个省会城市每万人口医院床位数排名前五的为：乌鲁木齐市（128.25 张）、郑州市（99.71 张）、太原市（98.93 张）、昆明市（97.47 张）、杭州市（97.14 张）。

排名后五的为：合肥市（63.38 张）、南昌市（53.05 张）、南宁市（49.98 张）、石家庄市（49.82 张）、福州市（46.33 张）。（见图 2－19）

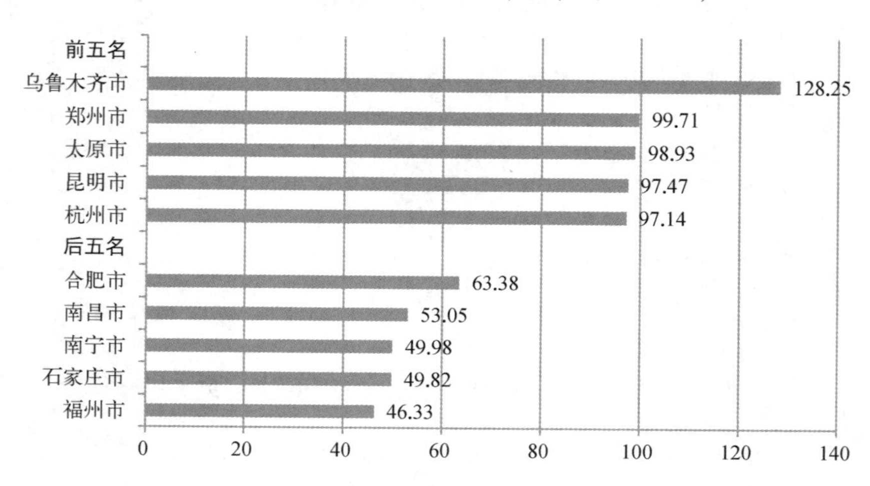

图 2－19 2020 年全国 27 个省会城市每万人口医院床位数（张）前五名与后五名

2021 年全国 27 个省会城市每万人口医院床位数排名前五的为：乌鲁木齐市（129.52 张）、杭州市（100.57 张）、郑州市（99.67 张）、太原市（99.06 张）、昆明市（97.92 张）。

排名后五的为：拉萨市（60.14 张）、南昌市（57.99 张）、南宁市（52.5 张）、石家庄市（48.75 张）、福州市（46.93 张）。（见图 2－20）

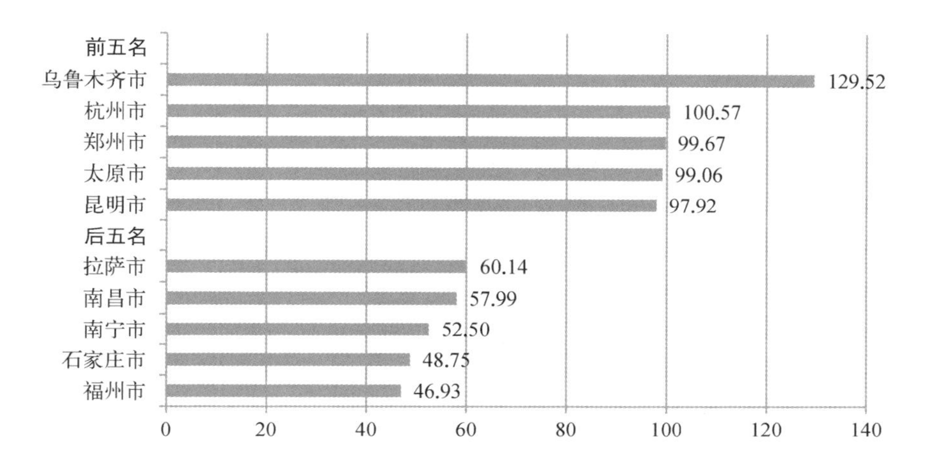

图 2－20　2021 年全国 27 个省会城市每万人口医院床位数（张）前五名与后五名

2021 年和 2020 年相比，每万人口医院床位数前五名中，除了杭州市由第 5 名上升至第 2 名，其余顺位基本无变化；

后五名中，合肥市由 63.38 张提升至 67.90 张，排名离开了后五名，拉萨市则下跌至倒数第 5 名。南昌市、南宁市、石家庄市、福州市仍旧保持在后五名的水平。

三、 每万人口执业（助理）医师数

（一） 2021 年与 2020 年指标比较分析

2020 年，全国 27 个省会城市的“每万人口执业（助理）医师数”的平均值为 43.99 人；2021 年，全国 27 个省会城市的“每万人口执业（助理）医师数”的平均值为 46.56 人。2021 年与 2020 年相比，增加了 2.58 人。

（二） 排名前五及后五名比较分析

2020年全国27个省会城市每万人口执业（助理）医师数排名前五的为：乌鲁木齐市（68.41人）、太原市（61.06人）、广州市（58.33人）、杭州市（58.01人）、拉萨市（52.33人）。

排名后五的为：南宁市和福州市（均为31.88人）、合肥市（29.45人）、哈尔滨市（27.9人）、南昌市（27.81人）。（见图2-21）

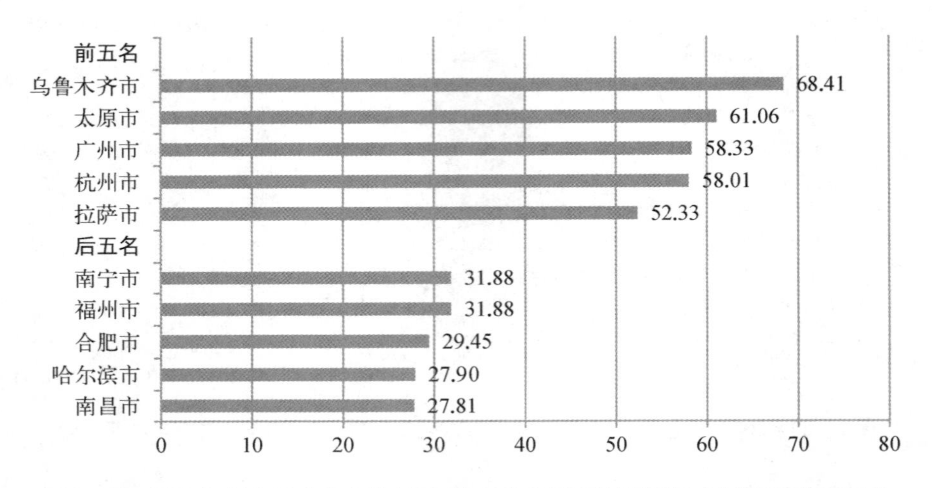

图2-21 2020年全国27个省会城市每万人口执业（助理）医师数（人）前五名与后五名

2021年全国27个省会城市每万人口执业（助理）医师数排名前五的为：乌鲁木齐市（72.69人）、太原市（62.96人）、杭州市（61.59人）、广州市（61.5人）、拉萨市（54.95人）。

排名后五的为：南宁市（34.52人）、福州市（34.31人）、长春市（33.49人）、南昌市（31.3人）、哈尔滨市（29.41人）。（见图2-22）

2021年和2020年相比，每万人口执业（助理）医师数前五名基本无变化；后五名中，合肥市由29.45人提升至34.83人，排名离开了后五名，长春市则下跌至倒数第3名。南宁市、福州市、南昌市、哈尔滨市仍旧保持在后五名的水平。

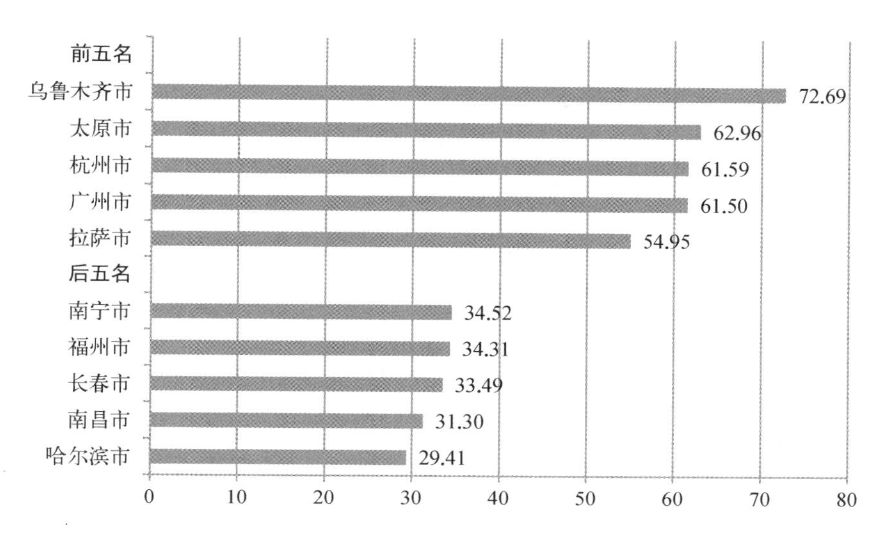

图 2－22　2021 年全国 27 个省会城市每万人口执业(助理)医师数(人)前五名与后五名

四、 城镇登记失业率

(一) 2021 年与 2020 年指标比较分析

2020 年,全国 27 个省会城市的“城镇登记失业率”的平均值为 2.25%;2021 年,全国 27 个省会城市的“城镇登记失业率”的平均值为 1.96%。2021 年与 2020 年相比,下降了 0.29%。

(二) 排名前五及后五名比较分析

2020 年全国 27 个省会城市城镇登记失业率排名前五的为:杭州市(0.59%)、海口市(0.68%)、南京市(0.87%)、济南市(0.89%)、福州市(0.93%)。

排名后五的为:西安市(3.04%)、合肥市(3.21%)、银川市(3.35%)、广州市(4.93%)、哈尔滨市(7.85%)。(见图 2－23)

2021 年全国 22 个省会城市城镇登记失业率(长春、哈尔滨、广州、贵阳、拉萨市暂无数据)排名前五的为:济南市(0.81%)、杭州市(0.83%)、海

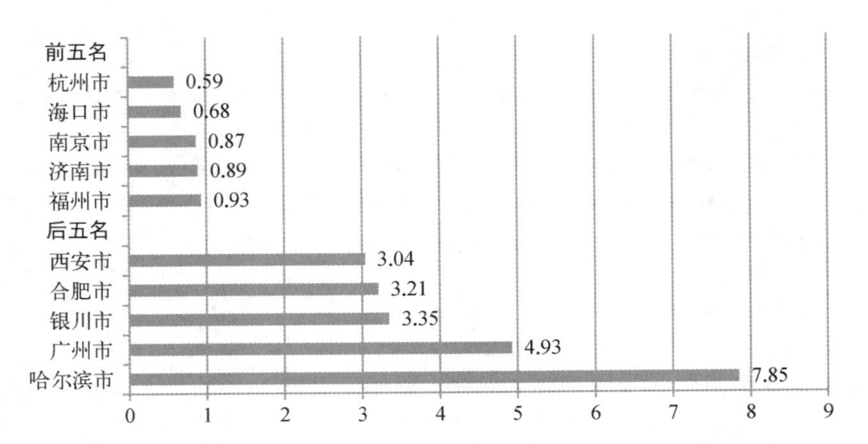

图 2－23　2020 年全国 27 个省会城市城镇登记失业率(%)前五名与后五名

口市(0.84%)、南京市(0.89%)、福州市(0.93%)。

排名后五的为：沈阳市(2.79%)、西安市(2.88%)、合肥市(3.03%)、银川市(3.50%)、西宁市(4.48%)。(见图 2－24)

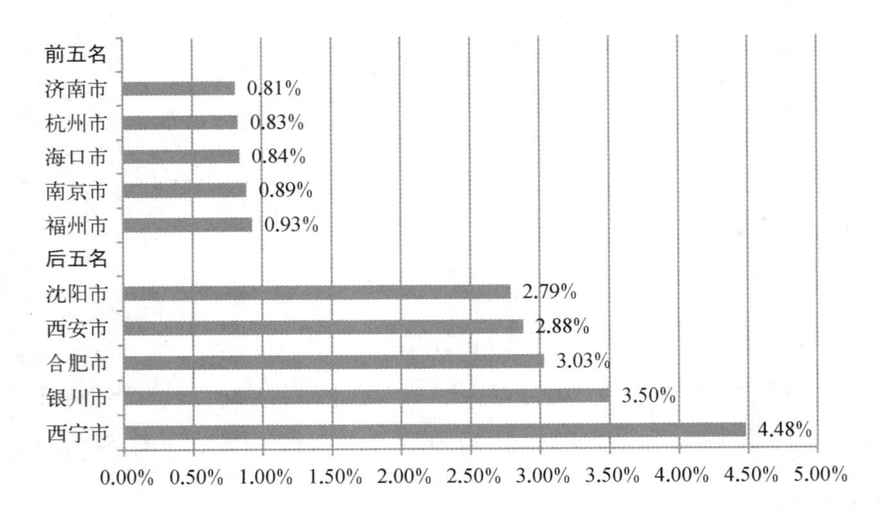

图 2－24　2021 年全国 27 个省会城市城镇登记失业率(%)前五名与后五名

2021 年和 2020 年相比，城镇登记失业率前五名基本无变化；后五名中，由于广州市和哈尔滨市暂无数据，沈阳市和西宁市分别下跌至倒数第 5 名和倒数第 1 名，而西安市、合肥市、银川市仍旧保持在后五名的水平。

五、 每万人口城镇基本养老保险参保人数

（一） 2021 年与 2020 年指标比较分析

2020 年，全国 27 个省会城市的“每万人口城镇基本养老保险参保人数”的平均值为 4 108.85 人；2021 年，全国 27 个省会城市的“每万人口城镇基本养老保险参保人数”的平均值为 4 375.12 人。2021 年与 2020 年相比，增加了 266.28 人。

（二） 排名前五及后五名比较分析

2020 年全国 27 个省会城市每万人口城镇基本养老保险参保人数排名前五的为：杭州市（8 670.16 人）、广州市（8 443.15 人）、乌鲁木齐市（6 016.09 人）、沈阳市（5 701.09 人）、成都市（5 541.40 人）。

排名后五的为：石家庄市（2 546.91 人）、合肥市（2 476.99 人）、南宁市（1 933.86 人）、拉萨市（1 767.91 人）、西宁市（1 332.29 人）。（见图 2－25）

2021 年全国 27 个省会城市每万人口城镇基本养老保险参保人数排名前五的为：杭州市（8 864.03 人）、广州市（8 060.73 人）、乌鲁木齐市（6 741.65 人）、成都市（5 915.7 人）、沈阳市（5 750.51 人）。

排名后五的为：哈尔滨市（2 796.2 人）、石家庄市（2 548.54 人）、西宁市（2 193.98 人）、南宁市（2 002.45 人）、拉萨市（1 465.29 人）。（见图 2－26）

2021 年和 2020 年相比，每万人口城镇基本养老保险参保人数前五名基本无变化；后五名中，合肥市由 2 476.99 人提升至 3 449.77 人，排名离开了后五名，哈尔滨市则下跌至倒数第 5 名。石家庄市、南宁市、西宁市、拉萨市仍旧保持在后五名的水平。

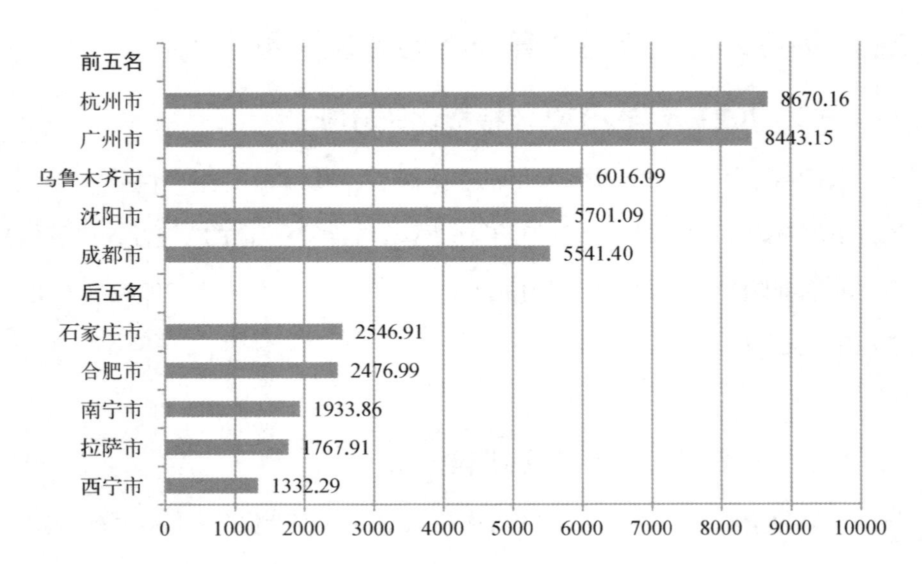

图 2-25　2020 年全国 27 个省会城市城镇单位每万人口城镇基本养老保险参保人数(人)前五名与后五名

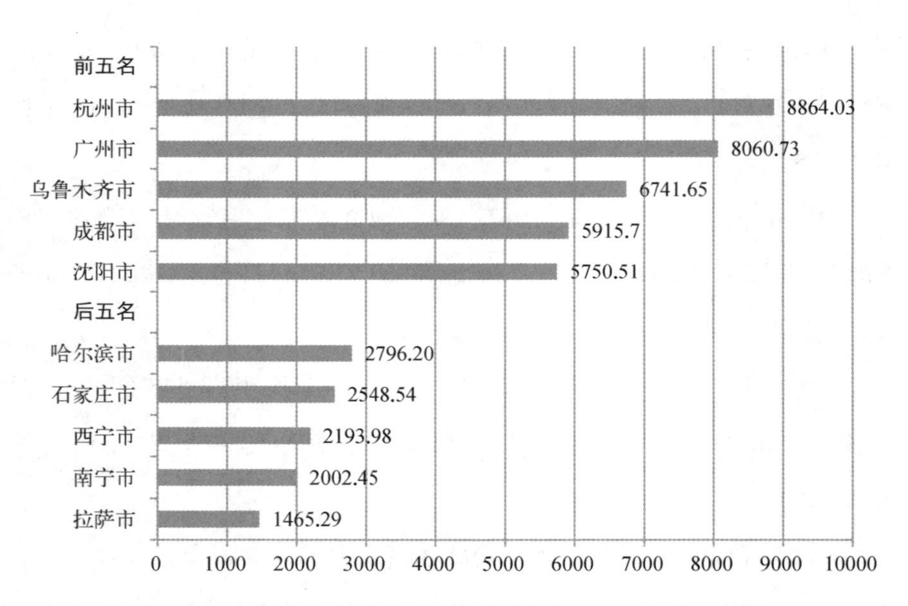

图 2-26　2021 年全国 27 个省会城市城镇单位每万人口城镇基本养老保险参保人数(人)前五名与后五名

六、每万人口失业保险参保人数

（一）2021 年与 2020 年指标比较分析

2020 年,全国 27 个省会城市的“每万人口失业保险参保人数”的平均值为 2 360.04 人;2021 年,全国 27 个省会城市的“每万人口失业保险参保人数”的平均值为 2 503.19 人。2021 年与 2020 年相比,增加了 143.15 人。

（二）排名前五及后五比较分析

2020 年全国 27 个省会城市每万人口城镇基本医疗保险参保人数排名前五的为：广州市（6 559.35 人）、杭州市（5 934.98 人）、南京市（4 148.05 人）、乌鲁木齐市（4 010.95 人）、成都市（3 318.02 人）。

排名后五的为：哈尔滨市（1 042.12 人）、石家庄市（972.76 人）、西宁市（874.40 人）、拉萨市（1 384.84 人）、南宁市（752.42 人）。（见图 2－27）

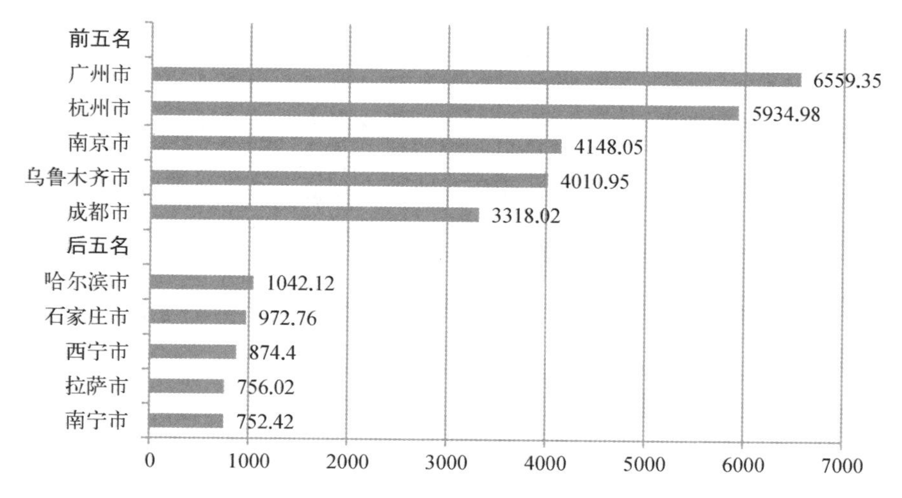

图 2－27　2020 年全国 27 个省会城市每万人口失业保险参保人数（人）前五名与后五名

2021 年全国 27 个省会城市每万人口城镇基本医疗保险参保人数排名前五的为：广州市（6 752.63 人）、杭州市（6 121.38 人）、南京市（4 347.04

人）、乌鲁木齐市（4 214.52 人）、成都市（3 591.13 人）。

排名后五的为：南昌市（1 202.08 人）、哈尔滨市（1 053.73 人）、石家庄市（910.06 人）、西宁市（885.17 人）、南宁市（794.84 人）。（见图 2－28）

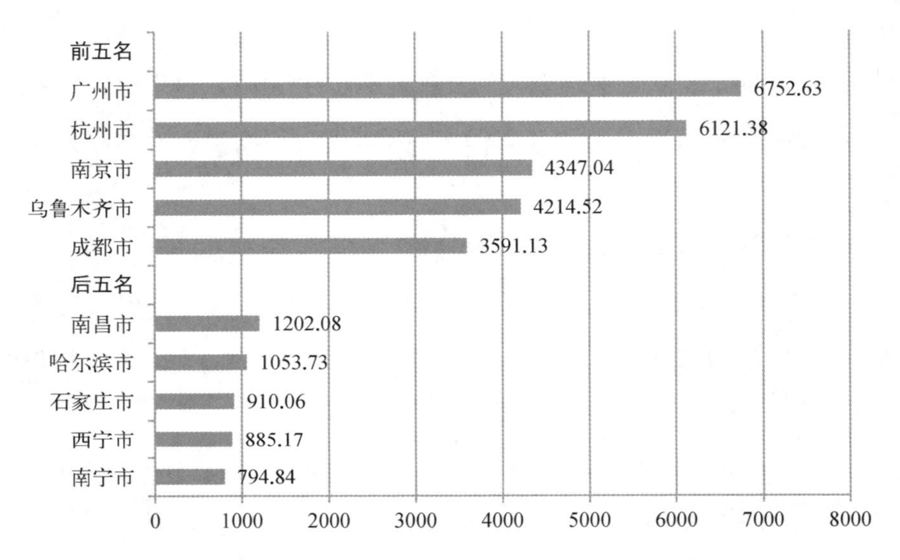

图 2－28　2021 年全国 27 个省会城市每万人口失业保险参保人数（人）前五名与后五名

2021 年和 2020 年相比，每万人口失业保险参保人数前五名基本无变化；后五名中，拉萨市由 756.02 人提升至 1 331.14 人，排名离开了后五名；南昌市则下跌至倒数第五名。哈尔滨市、石家庄市、西宁市、南宁市仍旧保持在后五名的水平。

七、生活垃圾无害化处理率（辖区）

（一）2021 年与 2020 年指标比较分析

2020 年，全国 27 个省会城市的“生活垃圾无害化处理率（辖区）”的平均值为 99.25%；2021 年，全国 27 个省会城市的“生活垃圾无害化处理率（辖区）”的平均值为 99.42%。2021 年与 2020 年相比，增加了 0.17%，基本保持不变。

（二）排名前五及后五比较分析

2020 年全国 24 个省会城市生活垃圾无害化处理率（辖区）（太原市、哈尔滨市以及郑州市没有数据）排名并列第一的：广州市、银川市、海口市、武汉市、济南市、南昌市、福州市、合肥市、杭州市、南京市、沈阳市以及石家庄市，均为 100%。

排名后五的为：南宁市（98.86%）、贵阳市（97.8%）、长春市（96.76%）、拉萨市（95.98%）、西宁市（95.10%）。（见图 2－29）

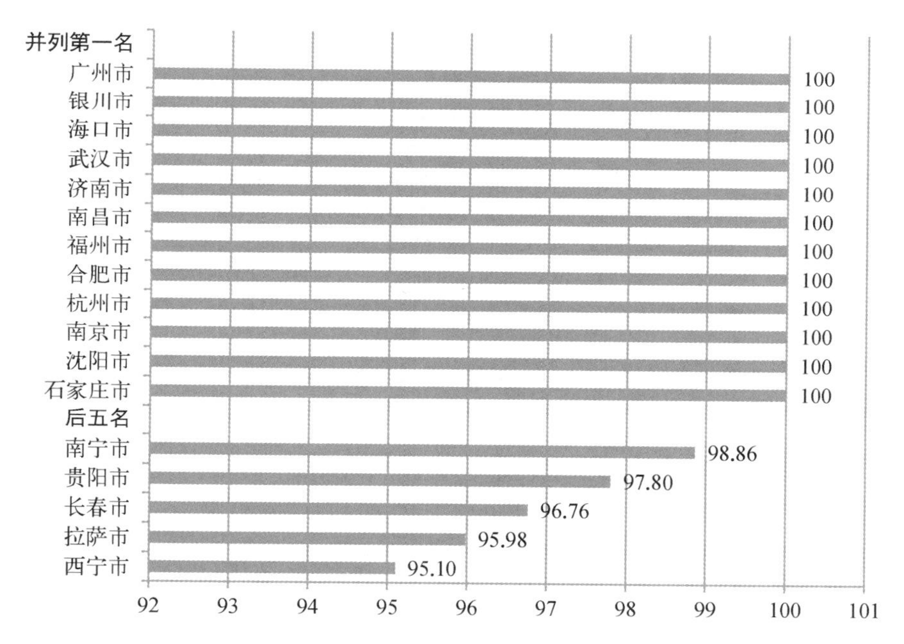

图 2－29 2020 年全国 24 个省会城市生活垃圾无害化处理率（辖区）（%）前五名与后五名

2021 年全国 25 个省会城市生活垃圾无害化处理率（辖区）（太原市、哈尔滨市没有数据）排名并列第一的：广州市、银川市、海口市、武汉市、济南市、南昌市、福州市、合肥市、杭州市、南京市、沈阳市、石家庄市、长沙市、南宁市、成都市、昆明市、乌鲁木齐市以及郑州市，均为 100%。

排名后五的为：西安市（98.87%）、贵阳市（98%）、拉萨市（96.42%）、西

宁市(96.19%)、长春市(96.17%)。(见图2-30)

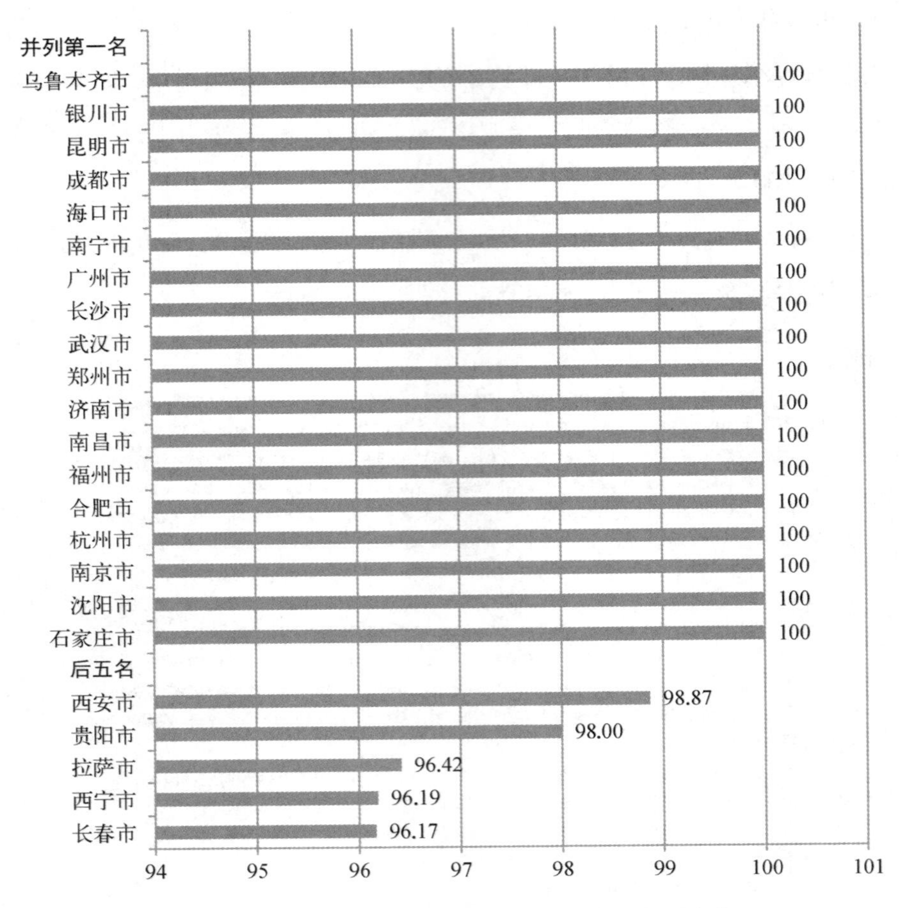

图2-30 2021年全国24个省会城市生活垃圾无害化处理率(辖区)(%)前五名与后五名

2021年和2020年相比,生活垃圾无害化处理率(辖区)由于长沙市、南宁市、成都市、昆明市、乌鲁木齐市均提高至100%,郑州市2020年无数据而2021年新增数据为100%,因此排名并列第一的城市数由2020年的12个上升至2021年的18个;后五名中,南宁市由98.68%提升至100%,排名离开了后五名;西安市则由99.8%下降至98.87%,排名下跌至倒数第5名。贵阳市、长春市、西宁市、拉萨市仍旧保持在后五名的水平。

八、 可吸入细颗粒物年平均浓度

（一） 2021 年与 2020 年指标比较分析

2020 年，全国 27 个省会城市的“可吸入细颗粒物年平均浓度”的平均值为 43 微克/立方米；2021 年，全国 27 个省会城市的“可吸入细颗粒物年平均浓度”的平均值为 41 微克/立方米。2021 年与 2020 年相比，减少了 2 微克/立方米。

（二） 排名前五及后五比较分析

2020 年全国 21 个省会城市可吸入细颗粒物年平均浓度（福州市、合肥市、杭州市、长春市、沈阳市以及太原市没有数据）排名前五的为：海口市（18 微克/立方米）；拉萨市（20 微克/立方米）；昆明市（28 微克/立方米）；南昌市（30 微克/立方米）；贵阳市（32 微克/立方米）。

排名后六的为：济南市和成都市（均为 51 微克/立方米）；乌鲁木齐市（55 微克/立方米）；西安市（61 微克/立方米）；郑州市（63 微克/立方米）；石家庄市（76 微克/立方米）。（见图 2－31）

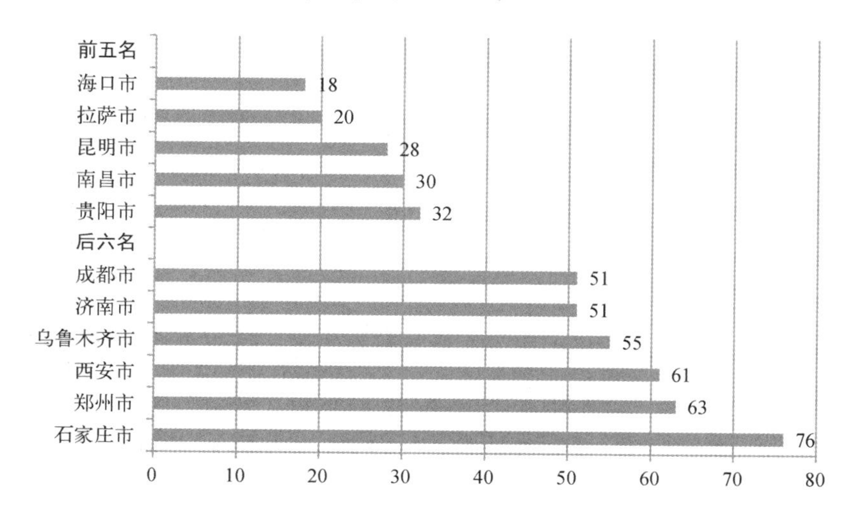

图 2－31　2020 年全国 21 个省会城市可吸入细颗粒物年平均浓度（微克/立方米）前五名与后六名

2021 年全国 22 个省会城市可吸入细颗粒物年平均浓度（呼和浩特市、哈尔滨市、杭州市、长春市以及福州市没有数据）排名前五的为：拉萨市（12 微克/立方米）；海口市（17 微克/立方米）；昆明市（26 微克/立方米）；贵阳市（27 微克/立方米）；广州市（30 微克/立方米）。

排名后五的为：济南市（53 微克/立方米）、太原市（56 微克/立方米）；西安市（57 微克/立方米）、郑州市（58 微克/立方米）、石家庄市（67 微克/立方米）。（见图 2－32）

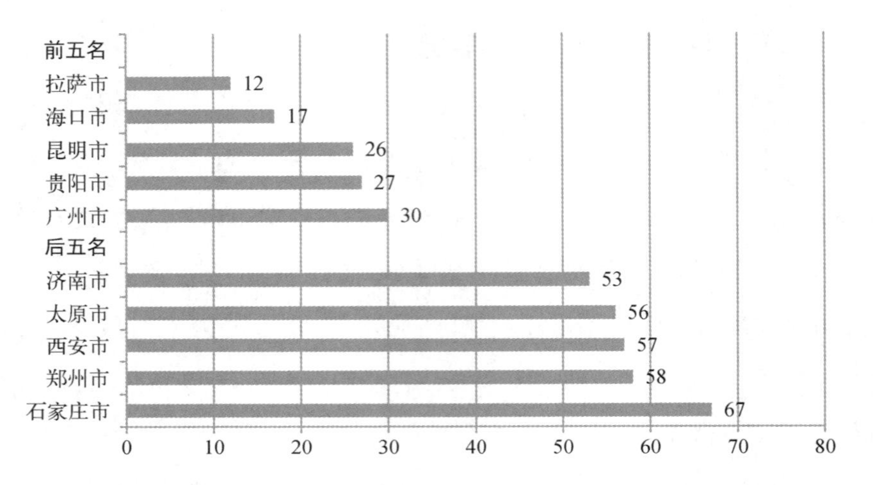

图 2－32　2021 年全国 21 个省会城市可吸入细颗粒物年平均浓度（微克/立方米）

2021 年与 2020 年相比，可吸入细颗粒物年平均浓度前五名中，由于南昌市由 30 微克/立方米上升至 35 微克/立方米，排名跌出前五名，而广州市则上升至第五名，拉萨市、海口市、昆明市、贵阳市仍旧保持在前五名的水平。

2021 年与 2020 年相比，可吸入细颗粒物年平均浓度后五名中，乌鲁木齐市由 55 微克/立方米下降至 50 微克/立方米，排名离开了后五名，而太原市 2020 年无数据，2021 年新增数据为 56 微克/立方米，排名为倒数第四位，石家庄市、郑州市、西安市、济南市仍旧保持在后五名的水平。

第三章

中国计划单列市健康城市指数

中国计划单列市健康指数是对中国 5 个计划单列市健康水平的总体评价。5 个计划单列市分别是：深圳市、厦门市、青岛市、宁波市、大连市。计划单列市的健康城市指数从健康服务、健康保障、健康环境 3 个方面，18 个指标综合反映 5 个计划单列市的健康水平。本章研判 5 个计划单列市健康城市建设中存在的问题，进而提出 5 个计划单列市推进健康城市建设的政策建议。

第一节　计划单列市健康综合指数

一、 计划单列市健康综合指数总体分析

（一） 计划单列市健康指数总体水平

2020 年，全国 5 个计划单列市的健康城市现代化的水平较低，综合指数得分为 75.70 分，未达到 80 分的水平。2021 年，全国 5 个计划单列市的健康综合指数得分为 82.54 分，已超过 80 分的水平。2021 年比 2020 年提高 6.84 分。

（二） 计划单列市健康城市总体水平分析

2020 年只有深圳一个城市的健康城市综合指数得分超过 90 分，为 94.90分。其余 4 个计划单列市均不到 80 分，深圳市比第二名厦门市高 18.20分；排名末位的青岛市只有 66.33 分，深圳市比青岛市高 28.57 分。青岛市总体上拉低了计划单列市健康指数的整体水平。

2021 年仍只有深圳一个城市的健康综合指数得分超过 90 分，得分为 93.05 分。排在第二位的厦门市得分为 83.86 分，比深圳市低 9.19 分。其余 3 个城市的健康综合指数得分均低于 80 分，排在末尾的青岛市得分为77.56 分，比深圳市低 15.49 分。

2021 年，深圳市仍有 12 项指标排首位。其中："人均公共财政预算支出"，深圳市为 82 626.74 元，最后一名大连市为 16 966.36 元，深圳市比大连市高 65 660.38 元；"每万人口执业（助理）医师数"，深圳市为 73.17 人，最后一名大连市为 37.86 人，深圳市比大连市多35.31人；"每万人口失业保险参保人数"，深圳市为 21 173.15 人，最后一名大连市为 2 673.28 人，深圳市比大连市多 18 499.87 人；"全年公共汽（电）车客运总量"，深圳市为 201 668 万人次，最后一位宁波市为 42 376 万人次，深圳市比宁波市多 108 339 万人次。

二、 计划单列市健康城市综合指数得分

这里重点分析 2021 年 5 个计划单列市健康指数的得分及其水平。

（一） 计划单列市健康城市指数得分和排名

2021 年，全国 5 个计划单列市的健康综合指数得分排名如下（见表 3 - 1、图 3 - 1）。

表 3-1　2021 年全国 5 个计划单列市健康综合指数得分和排名

排名	计划单列市	计划单列市健康综合指数各维度的百分制得分			计划单列市健康综合指数百分制得分
		健康服务	健康保障	健康环境	
1	深圳市	89.58	95.57	93.17	93.05
2	厦门市	75.28	88.33	86.48	83.86
3	青岛市	70.35	83.61	79.94	78.53
4	宁波市	70.28	87.47	74.83	78.52
5	大连市	69.36	84.03	77.12	77.56
	平均值	75.35	87.91	82.58	82.54

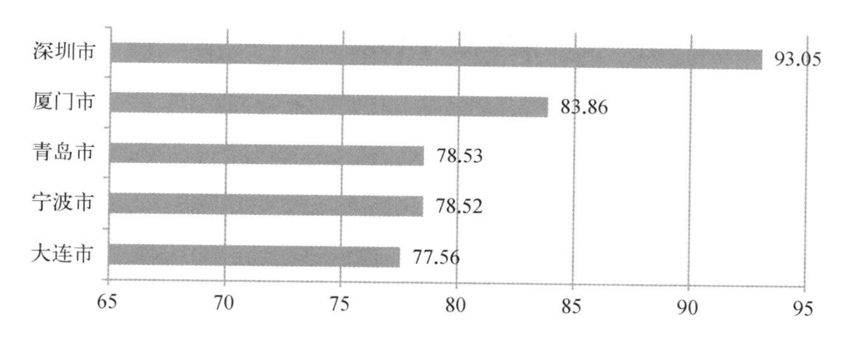

图 3-1　全国 5 个计划单列市健康综合指数得分排序

（二）计划单列市健康城市指数水平变化分析

1. 健康城市指数水平有所进步的计划单列市。青岛市从 2020 年的第五名，上升为 2021 年的第三名，得分从 66.33 分上升至 78.53 分，提高了 12.20分。健康城市指数得分提高超过 10 分的另一个城市是宁波市，虽然宁波市的排名两年均在第四名，但是得分从 68.01 分上升至 78.52 分，提高了 10.51 分。此外，厦门市和大连市的得分均有所提高。

2. 健康城市指数水平和排名略有下降的计划单列市。深圳市虽然连续两年排名均在首位，但是深圳市的得分由 94.9 分下降至 93.05 分，减少了

1.85 分；大连市虽然从得分上看上升了 9.36 分，但是排名从第三位下降至第五位。

3. 部分计划单列市的健康综合指数得分分段发生了变化。2020 年仅有厦门市一个城市得分在 70—80 分之间，2021 年厦门市得分提升到 80—90 分之间；2020 年，大连市、宁波市、青岛市的得分均在 60—70 分之间，2021 年这三个城市均提升至 70—80 分之间。

第二节 计划单列市健康服务分指数

一、 计划单列市健康服务分指数分析

（一） 计划单列市健康服务分指数总体水平

2020 年，全国 5 个计划单列市的健康服务分指数较低，平均得分 74.79 分，还未达到 80 分的水平。2021 年，全国 5 个计划单列市的健康服务分指数平均得分为 75.35 分。2021 年比 2020 年提高 0.56 分，但仍未达到 80 分的水平。

（二） 计划单列市健康服务分指数分析

2020 年只有深圳一个城市健康服务分指数得分超过 90 分，为 94.44 分；其他 4 个计划单列市均不到 80 分，最低的青岛市只有 65.06 分，比第一名的深圳市少 29.38 分，从而总体上拉低了计划单列市健康服务分指数的整体水平。

2021 年，深圳市的健康服务仍排在首位，得分为 89.58 分，是唯一一个健康服务得分超过 80 分的计划单列市；大连市排在最后，得分为 69.36分。

2021 年深圳市仍有 3 项指标排在首位。其中:“人均公共财政预算支出”为 82 626.74 元,最后一位大连市为 16 966.36 元,深圳市比大连市多 65 660.38 元;“每万人口医院床位数”为 85.96 张,最后一位宁波市为 61.44 张,深圳市比宁波市多 24.52 张;“每万人口执业(助理)医师数”为 73.17 人,最后一位大连市为 37.86 人,深圳市比大连市多 35.31 人。

二、 计划单列市健康服务分指数得分

(一) 计划单列市健康服务分指数得分和排名

2021 年,全国 5 个计划单列市健康服务分指数得分排名如下。(见表 3-2、图 3-2)

表 3-2　2021 年全国 5 个计划单列市健康服务分指数得分和排名

排名	计划单列市	计划单列市健康服务指数得分	计划单列市健康服务指数百分制得分
1	深圳市	7.457 852 277	89.58
2	厦门市	5.267 017 625	75.28
3	青岛市	4.600 663 276	70.35
4	宁波市	4.590 283 960	70.28
5	大连市	4.471 869 234	69.36
	平均值	5.277 537 275	75.35
	百分标准值	9.294 651 357	100

(二) 计划单列市健康服务分指数水平分析

1. 健康服务水平取得进步的计划单列市,除深圳市之外的 4 个计划单列市在得分方面均有进步。其中:青岛市从 65.06 分提高至 70.35 分,名次从第五位提高至第三位;宁波市从 67.54 分提高至 70.28 分,虽然名次没有

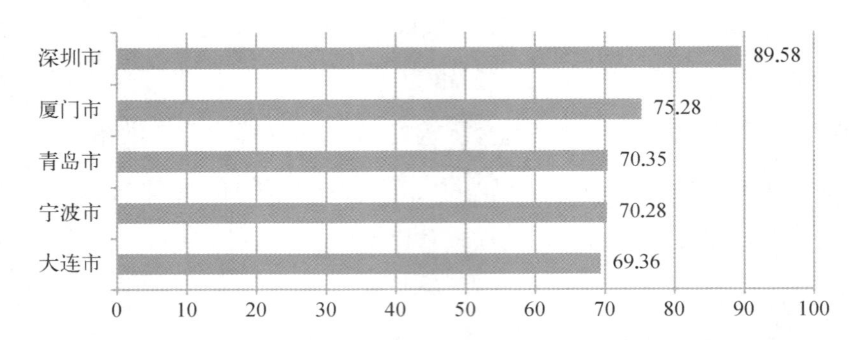

图 3－2　2021 年全国 5 个计划单列市健康服务分指数得分排序

发生变化，但是得分上升了 2.74 分。

2. 健康服务水平略有下降的计划单列市。从得分上看，深圳市从 94.44 分下跌至 89.58 分，虽然排名仍在榜首，但是得分下降了 4.90 分。

3. 计划单列市健康服务分指数得分的所处分段有所改变。90 分以上的计划单列市，从 2020 年的 1 个减少至 0 个，即深圳市下跌至 2021 年的 89.58 分。70—80 分段的城市由 1 个增加至 3 个，除了原本就处在该分段的厦门市外，青岛市由 65.06 分提高至 70.35 分，宁波市由 67.54 分提高至 70.28 分。

总体来说，5 个计划单列市的分数变动均在 6 分以内，因此，2020 年和 2021 年的计划单列市健康服务分指数水平变动不大。

第三节　计划单列市健康保障分指数

一、计划单列市健康保障分指数分析

（一）计划单列市健康保障分指数总体水平

2020 年，全国 5 个计划单列市的健康保障分指数水平还较低，平均得分为70.63分，还未达到 80 分的水平。2021 年，全国 5 个计划单列市的健康保障分指数得分平均为87.91分,已超过80分的水平。2021年比2020年提高17.28分。

(二) 计划单列市健康保障分指数分析

2020年只有深圳市健康保障分指数得分超过90分,为94.71分;其他4个计划单列市均不到80分,最低的青岛市只有56.43分,比第一名的深圳市低38.28分,所以总体上拉低了计划单列市健康保障分指数的整体水平。

2021年,深圳市的健康保障分指数得分仍排在首位,得分为95.57。排在末位的城市依然是青岛市,得分为83.61分。深圳市比青岛市高11.96分。

深圳市2021年的7项健康保障指标中,有5项排在首位。其中"城镇登记失业率"为0.39%,最后一名大连市为2.69%,深圳市比大连市低2.3个百分点;"每万人口城镇职工基本养老保险参保人数"为22 027.06人,最后一位大连市为3 622.35人,深圳市比大连市多18 404.71人;"每万人口城镇基本医疗保险参保人数"为22 496.81人,最后一位青岛市为4 677人,深圳市比青岛市多17 819.81人。

青岛市2021年有2项指标排在最后,分别是"每万人口城镇基本医疗保险参保人数"和"新冠肺炎治愈率",此外3项指标排在后三位,因此青岛市的健康保障水平在5个计划单列市中排最后。

二、计划单列市健康保障分指数得分

(一) 计划单列市健康保障分指数得分和排名

2021年,全国5个计划单列市健康保障分指数得分排名如下。(见表3-3、图3-3)

表 3－3 2021 年全国 5 个计划单列市健康保障分指数得分和排名

排名	计划单列市	计划单列市健康保障指数得分	计划单列市健康保障指数百分制得分
1	深圳市	22.193 090 26	95.57
2	厦门市	18.959 999 61	88.33
3	宁波市	18.592 717 32	87.47
4	大连市	17.158 207 82	84.03
5	青岛市	16.986 629 80	83.61
	平均值	18.778 128 96	87.91
	百分标准值	24.300 759 45	100

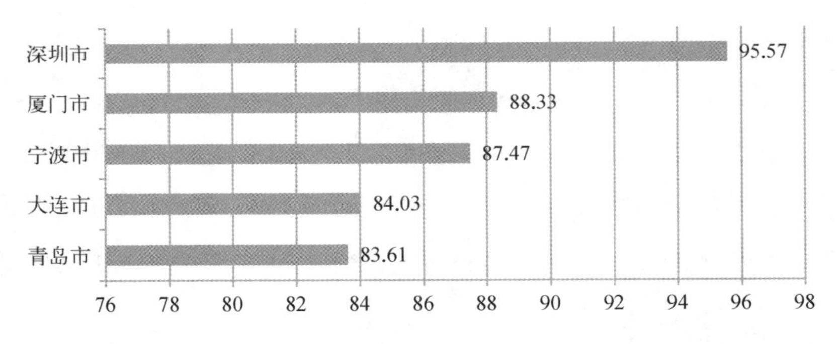

图 3－3 2021 年全国 5 个计划单列市健康保障分指数得分排序

（二） 计划单列市健康保障分指数水平变化分析

1. 5 个计划单列市的健康保障分指数水平均有上升。虽然 5 个城市的排名均未发生变化，但是得分均有上升。其中 3 个城市的得分提升幅度超过了 20 分：宁波市从 64.99 分提高到 87.47 分，提高了 22.48 分；大连市从 59.33 分提高到 84.03 分，提高了 24.70 分；青岛市从 56.43 分提升至 83.61 分，提高了 27.18 分。

2. 4 个计划单列市健康保障分指数得分所处的分段有变化。2020 年，厦门市得分为 71.02 分，处在 70—80 分分段，宁波市处在 60—70 分分段，大连市和青岛市均低于60分。2021年,厦门市、宁波市、大连市、青岛市均突破了80分关卡,处在80—90分分段。

综上所述,5个计划单列市的健康保障分指数水平均有提升。尤其是除深圳市外的4个计划单列市,均有大幅提升。

第四节　计划单列市健康环境分指数

一、计划单列市健康环境分指数分析

（一）计划单列市健康环境分指数总体水平

2020年,全国5个计划单列市的健康环境分指数水平较高,平均得分为83.36分,已超过80分的水平。2021年,全国5个计划单列市的健康环境分指数平均得分为82.58分,仍超过80分的水平。2021年比2020年减少0.78分,基本持平。

（二）计划单列市健康环境分指数分析

2020年只有深圳1个城市健康环境分指数得分超过90分,为95.62分;其他4个计划单列市得分均在90分以下,其中最低的宁波市为72.51分,比第1名的深圳市低了23.11分,总体上计划单列市健康环境分指数的整体水平较高。

2021年仍旧只有深圳1个城市健康环境分指数得分超过90分,为93.17分;其他4个计划单列市得分均在90分以下,其中最低的宁波市为74.83分,比第一名的深圳市低了18.34分。

深圳市2021年仍有4项指标排在榜首,尤其是:“人均城市公园绿地面积”为36.44平方米,最后一位大连市为10.17平方米,深圳市比大连市多

26.27 平方米。而“可吸入细颗粒物年平均浓度”深圳市为 24 微克/立方米，最后一位青岛市为 37 微克/立方米，深圳市比青岛市少 13 微克/立方米。

宁波市则有 2 项指标排在最后，分别是“污水处理厂集中处理率”和“全年公共汽（电）车客运总量”。此外还有 3 项指标排在倒数第二位，因此，宁波市的“健康环境”指数得分排最后。

二、 计划单列市健康环境分指数得分

（一） 计划单列市健康环境分指数得分和排名

2021 年，全国 5 个计划单列市健康环境分指数得分排名如下。（见表 3－4、图 3－4）

表 3－4 2021 年全国 5 个计划单列市健康环境分指数得分和排名

排名	计划单列市	计划单列市健康环境分指数得分	计划单列市健康环境分指数百分制得分
1	深圳市	12.815 791 05	93.17
2	厦门市	11.040 344 24	86.48
3	青岛市	9.434 107 640	79.94
4	大连市	8.780 925 303	77.12
5	宁波市	8.266 611 546	74.83
	平均值	10.067 555 96	82.58
	百分标准值	14.763 686 36	100

（二） 计划单列市健康环境分指数水平分析

1. 健康环境分指数水平略有进步的城市。5 个计划单列市的健康环境分指数排名均未变化，但是宁波市的指数得分略有进步，从 2020 年的 72.51

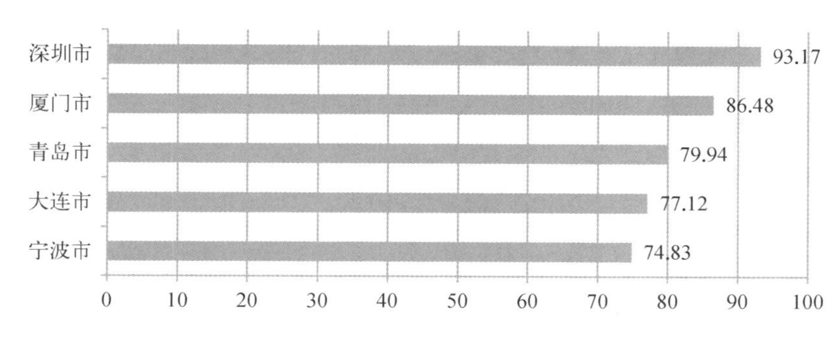

图 3－4　全国 5 个计划单列市健康环境分指数得分排序

分提高至 74.83 分，提升了 2.32 分。

2. 健康环境分指数水平略有退步的城市。除宁波市外，其余 4 个城市的指数得分均有下降。其中深圳市、大连市的分数变化相对较大：深圳市从 95.62 分降至 93.17 分，降低了 2.45 分；大连市从 79.23 分降至 77.12 分，降低了 2.11 分。厦门市和青岛市的得分降低幅度均在 1 分以内。

3. 80—90 分段的城市数量变化，从 2020 年的 2 个减少为 2021 年的 1 个。青岛市从 80.79 分降低至 79.94 分，虽然分值减少 0.85 分，但是却从 80—90 分段跌至 70—80 分段。

从排名来看，5 个计划单列市的健康环境水平维持不变；从得分来看，计划单列市的健康环境分指数有 4 个城市出现下降，但是变化幅度较小，总体水平保持平稳。

第五节　计划单列市若干评价指标分析

一、每万人口医院数

（一）2021 年与 2020 年指标比较分析

2020 年，全国 5 个计划单列市的“每万人口医院数”的平均值为 0.32

个;2021 年,全国 5 个计划单列市的“每万人口医院数”的平均值为 0.33 个。2021 年与 2020 年相比,增加了 0.01 个,基本持平。

（二） 2021 年与 2020 年排名比较

2020 年的“每万人口医院数”中,全国 5 个计划单列市差距较大。排名第一的青岛市和排名第五的厦门市相差 0.29 个。(见图 3－5)

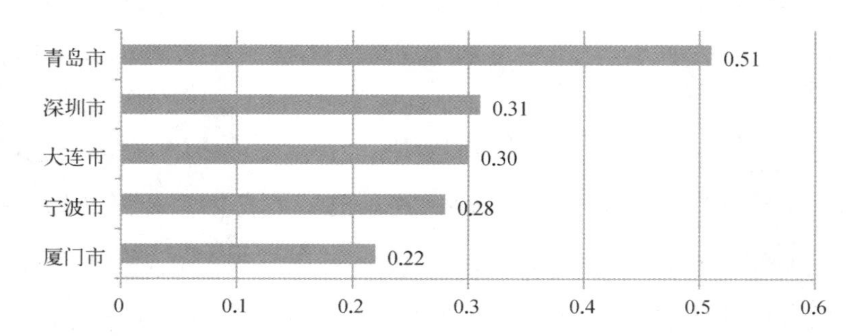

图 3－5 2020 年全国 5 个计划单列市每万人口医院数(个)排名

2021 年的“每万人口医院数”中,全国 5 个计划单列市差距较大。排名第一的青岛市和排名第五的厦门市相差 0.27 个。(见图 3－6)

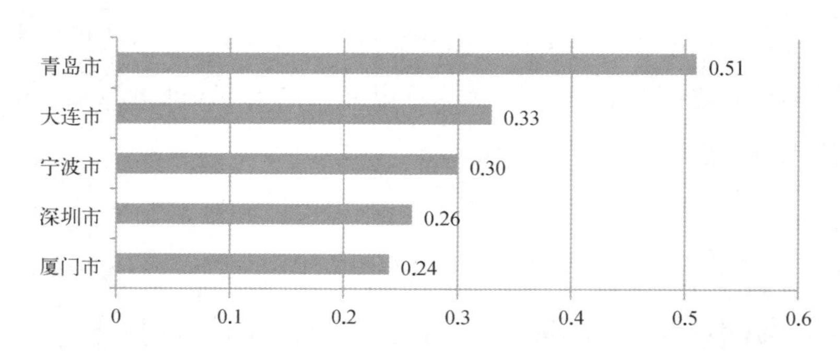

图 3－6 2021 年全国 5 个计划单列市每万人口医院数(个)排名

二、 每万人口医院床位数

（一） 2021 年与 2020 年指标比较分析

2020 年,全国 5 个计划单列市的“每万人口医院床位数”的平均值为

69.79 张;2021 年,全国 5 个计划单列市的“每万人口医院床位数”的平均值为 72.14 张。2021 年与 2020 年相比,增加了 2.35 张。

(二) 2021 年与 2020 年排名比较

2020 年的“每万人口医院床位数”中,全国 5 个计划单列市的差距较小。排名第一的深圳市和排名第五的青岛市相差 40.58 张。(见图 3-7)

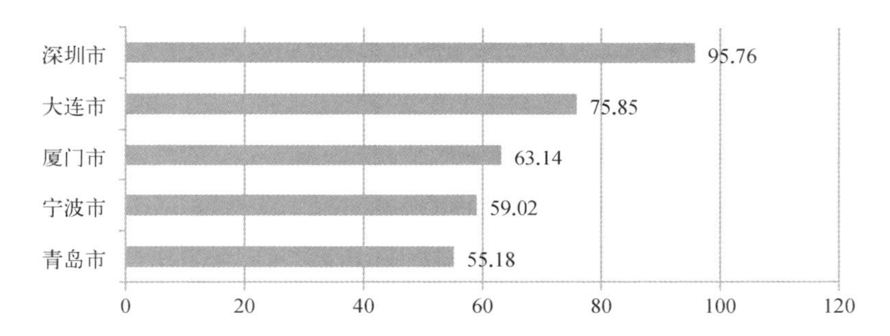

图 3-7　2020 年全国 5 个计划单列市每万人口医院床位数(张)排名

2021 年的“每万人口医院床位数”中,全国 5 个计划单列市的差距较小。排名第一的深圳市和排名第五的青岛市相差 24.52 张。(见图 3-8)

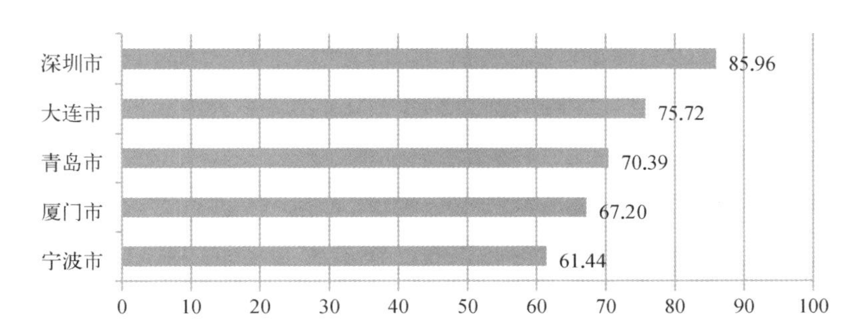

图 3-8　2021 年全国 5 个计划单列市每万人口医院床位数(张)排名

三、每万人口执业(助理)医师数

(一) 2021 年与 2020 年指标比较分析

2020 年,全国 5 个计划单列市的“每万人口执业(助理)医师数”的平均值为 51.68 人；2021 年，全国 5 个计划单列市的“每万人口执业（助理）医师数”的平均值为 52.68 人。2021 年与 2020 年相比，增加了 1 人。

（二） 2021 年与 2020 年排名比较

2020 年的“每万人口执业（助理）医师数”中，全国 5 个计划单列市差距较大。排名第一的深圳市和排名第五的大连市相差 43.32 人。（见图 3－9）

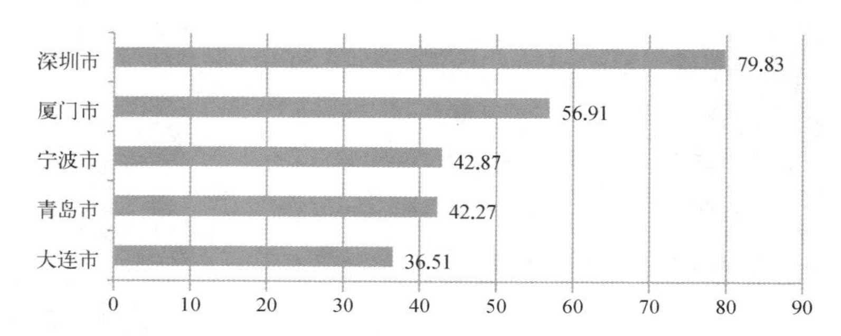

图 3－9 2020 年全国 5 个计划单列市每万人口执业（助理）医师数（人）

2021 年的“每万人口执业（助理）医师数”中，全国 5 个计划单列市差距较大。排名第一的深圳市和排名第五的大连市相差 35.31 人。（见图 3－10）

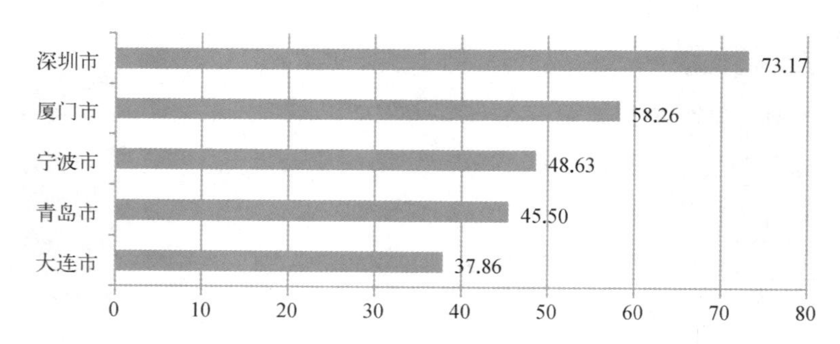

图 3－10 2021 年全国 5 个计划单列市每万人口执业（助理）医师数（人）

四、 城镇登记失业率

（一） 2021 年与 2020 年指标比较分析

2020 年，全国 5 个计划单列市的“城镇登记失业率”的平均值为2.52%；

2021 年，全国 5 个计划单列市的“城镇登记失业率”的平均值为 1.18%。2021 年与 2020 年相比，下降了 1.34%，下降幅度较为明显。

（二） 2021 年与 2020 年排名比较

2020 年的“城镇登记失业率”中，全国 5 个计划单列市差距较大。排名第一的深圳市和排名第五的青岛市相差 4.43%。（见图 3 - 11）

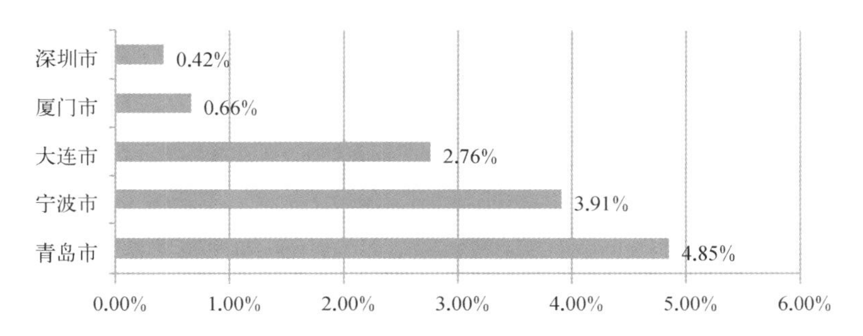

图 3 - 11　2020 年全国 5 个计划单列市城镇登记失业率（%）

2021 年的城镇登记失业率中，全国 4 个计划单列市（青岛市无数据）差距很大。排名第一的深圳市和排名第四的大连市相差 2.3%。（见图 3 - 12）

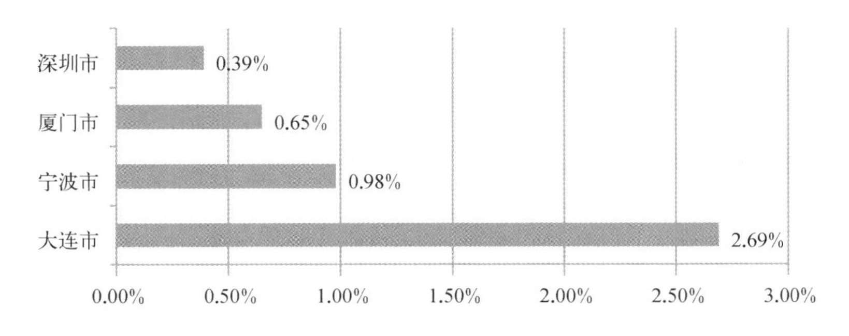

图 3 - 12　2021 年全国 4 个计划单列市城镇登记失业率（%）

五、 每万人口城镇基本养老保险参保人数

（一） 2021 年与 2020 年指标比较分析

2020 年，全国 5 个计划单列市的“每万人口城镇基本养老保险参保人

数”的平均值为 10 592.57 人；2021 年，全国 5 个计划单列市的“每万人口城镇基本养老保险参保人数”的平均值为 10 013.98 人。2021 年与 2020 年相比，减少了 578.59 人。

（二） 2021 年与 2020 年排名比较

2020 年的“每万人口城镇基本养老保险参保人数”中，全国 5 个计划单列市差距很大。排名第一的深圳市和排名第五的大连市相差 21 891.64 人。（见图 3－13）

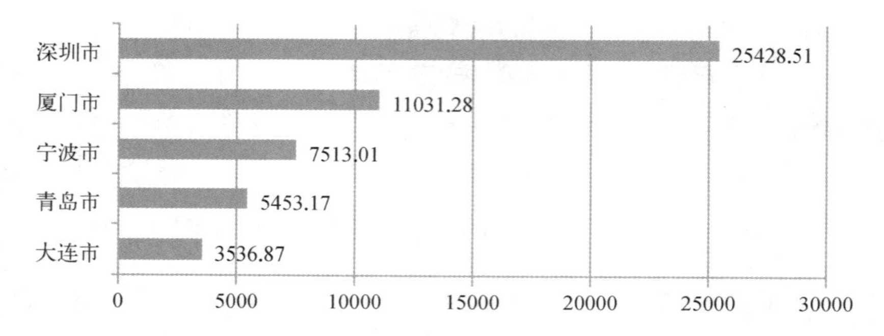

图 3－13 2020 年全国 5 个计划单列市每万人口城镇基本养老保险参保人数（人）

2021 年的“每万人口城镇基本养老保险参保人数”中，全国 5 个计划单列市差距很大。排名第一的深圳市和排名第五的大连市相差 18 404.71 人。（见图 3－14）

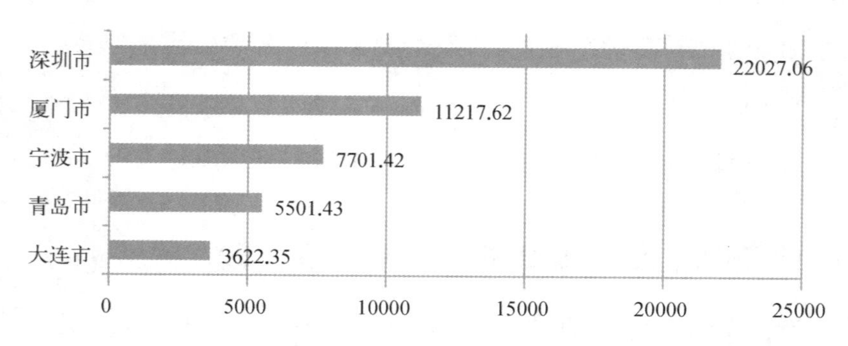

图 3－14 2021 年全国 5 个计划单列市每万人口城镇基本养老保险参保人数（人）

六、 每万人口失业保险参保人数

（一） 2021 年与 2020 年指标比较分析

2020 年,全国 5 个计划单列市的“每万人口失业保险参保人数”的平均值为 8 807.77 人;2021 年,全国 5 个计划单列市的“每万人口失业保险参保人数”的平均值为 8 167.12 人。2021 年与 2020 年相比,减少了 640.65 人。

（二） 2021 年与 2020 年排名比较

2020 年的“每万人口失业保险参保人数”中,全国 5 个计划单列市差距很大。排名第一的深圳市和排名第五的大连市相差 22 162.16 人。(见图 3 - 15)

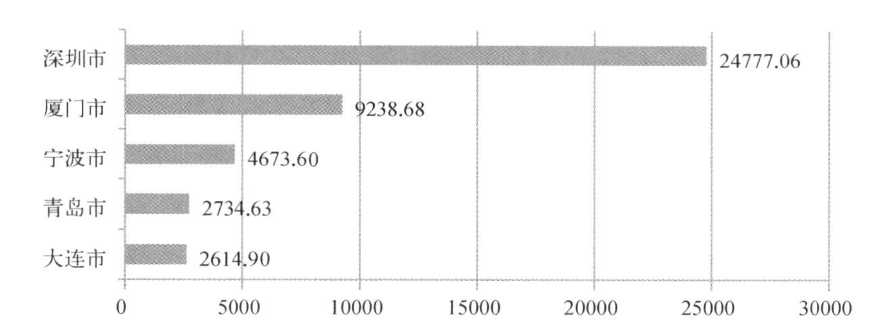

图 3 - 15　2020 年全国 5 个计划单列市每万人口失业保险参保人数(人)

2021 年的“每万人口失业保险参保人数”中,全国 5 个计划单列市差距很大。排名第一的深圳市和排名第五的大连市相差 18 499.87 人。(见图 3 - 16)

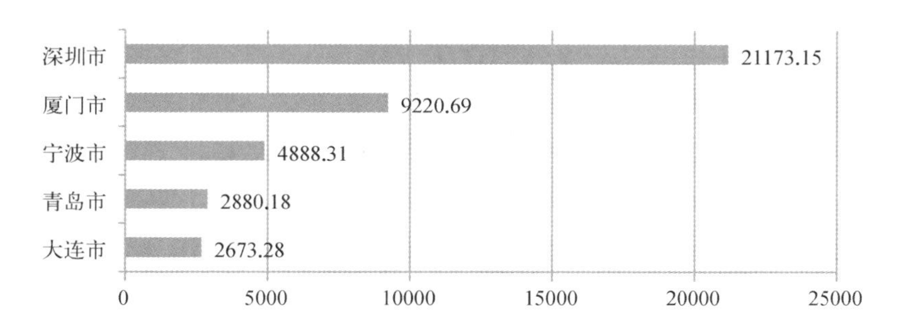

图 3 - 16　2021 年全国 5 个计划单列市每万人口失业保险参保人数(人)

七、 生活垃圾无害化处理率（辖区）

（一） 2021 年与 2020 年指标比较分析

2020 年与 2021 年，全国 5 个计划单列市的“生活垃圾无害化处理率（辖区）”的平均值均为 100%，保持不变。

（二） 2021 年与 2020 年排名比较

2021 年，“生活垃圾无害化处理率（辖区）”中，全国 5 个计划单列市均为 100%。与 2020 年相比，没有变化。

八、 可吸入细颗粒物年平均浓度

（一） 2021 年与 2020 年指标比较分析

2020 年，全国 5 个计划单列市的“可吸入细颗粒物年平均浓度”的平均值为 29 微克/立方米；2021 年，全国 5 个计划单列市的“可吸入细颗粒物年平均浓度”的平均值为 30 微克/立方米。2021 年与 2020 年相比，增加了 1 微克/立方米。

（二） 2021 年与 2020 年排名比较

2020 年的可吸入细颗粒物年平均浓度中，全国 5 个计划单列市差距较小。排名第一的厦门市和排名第五的青岛市相差 9 微克/立方米。（见图 3－17）

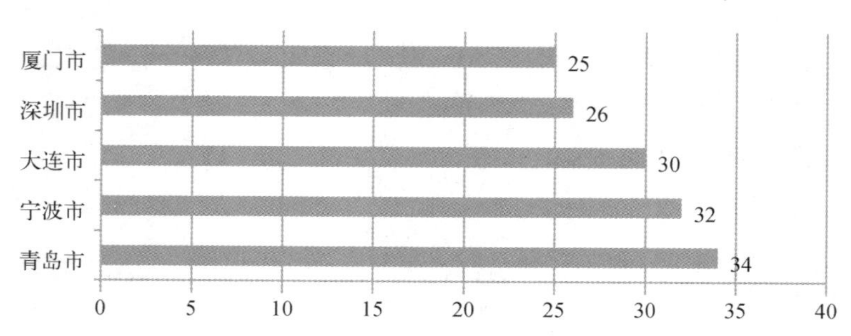

图 3－17 2020 年全国 5 个计划单列市可吸入细颗粒物年平均浓度（微克/立方米）

2021 年的可吸入细颗粒物年平均浓度排名中，全国 5 个计划单列市差距较小。排名第一的深圳市和厦门市与排名第五的青岛市相差 13 微克/立方米。（见图 3－18）

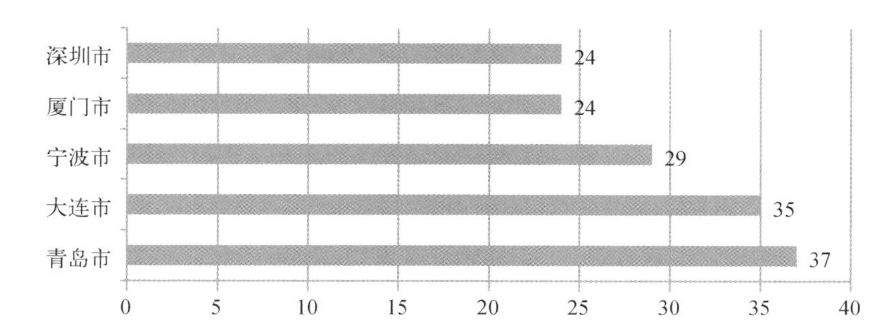

图 3－18　2021 年全国 5 个计划单列市可吸入细颗粒物年平均浓度（微克/立方米）

第四章

中国地级城市健康指数

中国地级城市健康指数是对中国 108 个地级城市健康水平的总体评价。通过对地级城市的健康服务、健康保障、健康环境三个方面，18 项指标，6 万多条数据的计算分析，反映 108 个地级城市的健康水平，并针对地级城市的不同问题提出推进健康城市建设的建议和举措。

第一节　地级城市健康综合指数

一、地级城市健康综合指数分析

（一）地级城市健康指数总体水平

2020 年，全国 108 个地级城市的健康综合指数还较低，综合指数平均得分为 60.59 分，未达到 70 分的水平。2021 年，全国 108 个地级城市的健康综合指数得分为 63.77 分，仍未达到 70 分的水平。2021 年与 2020 年相比，提高 3.18 分。

（二）地级城市健康指数总体水平分析

2020 年，只有珠海一个城市健康综合指数得分超过 90 分，为 90.69 分。

其他 107 个地级城市均低于 90 分，其中低于 60 分的地级城市多达 65 个，最低的黄冈市只有 48.98 分，比第一名的珠海市低 41.71 分，从而总体上拉低了地级城市健康指数的整体水平。

2021 年仍然只有珠海一个城市健康综合指数得分超过 90 分，得分为 90.69 分。其他 107 个地级城市健康综合指数得分均低于 90 分。黄冈市的城市健康综合指数得分在 2021 年仍排在最后一位，得分为 53.99 分。

2021 年，珠海市有 4 项指标排在首位。其中："人均公共财政预算支出"为 46 295.98 元，最后一名安阳市为 6 431.17 元，珠海市比安阳市高 39 864.81 元；"每万人口城镇职工基本养老保险参保人数"为 10 153.5 人，最后一名毕节市为 585.07 人，珠海市比毕节市多9 568.43 人；"每万人口失业保险参保人数"为 8 166.75 人，最后一位海东市为 274.02 人，珠海市比海东市多 7 892.73 人。

此外，珠海市还有 9 项指标排在前十位，因此珠海市 2021 年的健康综合指数得分依然排在首位。

二、 地级城市健康综合指数得分

（一） 地级城市健康综合指数得分和排名

由于地级城市的数量较多，所以，将 2021 年 108 个地级城市的得分排名分为以下五个梯队。

（1）第一梯队：高于等于 80 分。全国 108 个地级城市的健康综合指数得分 80 分以上的有 4 个城市。（见图 4－1）

（2）第二梯队：70 分到 80 分之间。全国 108 个地级城市的健康综合指数得分 70 分到 80 分之间的有 10 个城市。（见图 4－2）

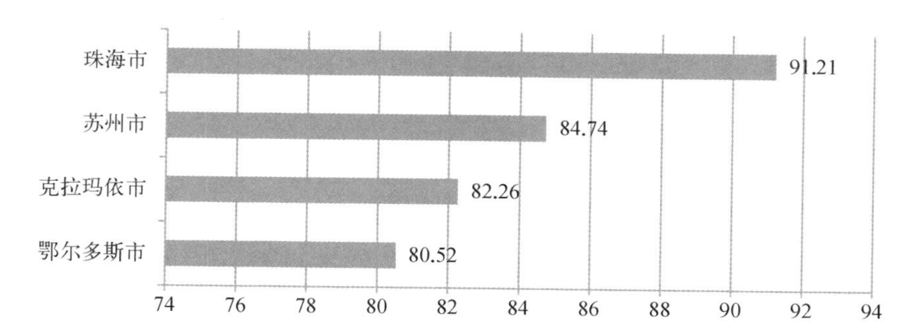

图 4－1　全国 108 个地级城市健康综合指数第一梯队城市得分排序

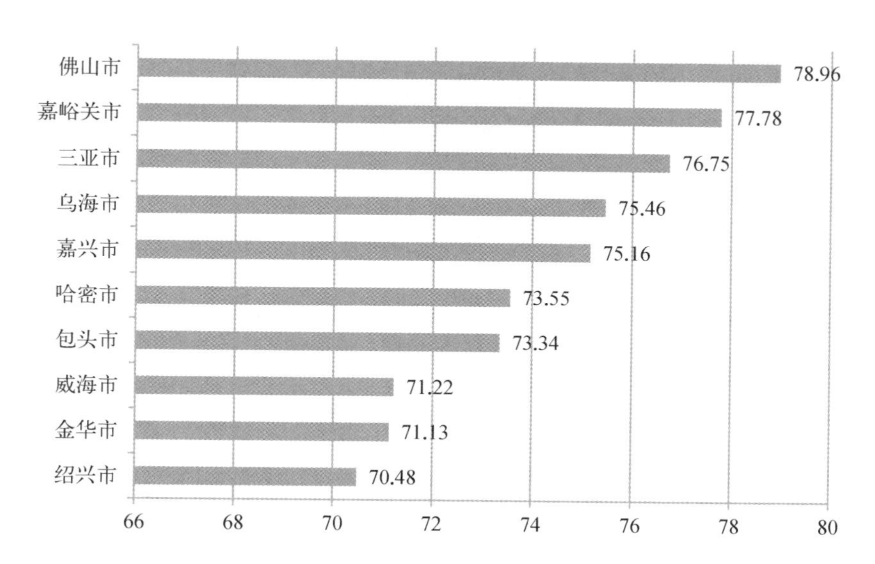

图 4－2　全国 108 个地级城市健康综合指数第二梯队城市得分排序

（3）第三梯队：65 分到 70 分之间。全国 108 个地级城市的健康综合指数得分 65 分到 70 分之间的有 16 个城市。（见图 4－3）

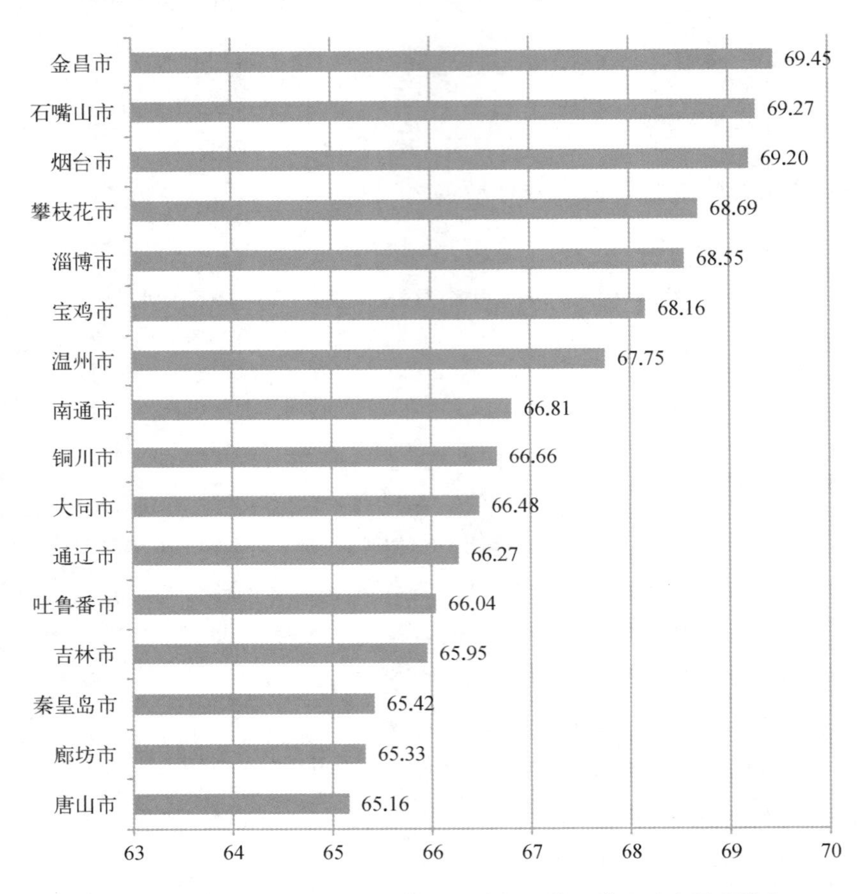

图 4－3　全国 108 个地级城市健康综合指数第三梯队城市得分排序

（4）第四梯队：60 分到 65 分之间。全国 108 个地级城市的健康综合指数得分 60 分到 65 分之间的有 49 个城市。（见图 4－4）

（5）第五梯队：低于 60 分。全国 108 个地级城市的健康综合指数得分低于 60 分的有 29 个城市。（见图 4－5）

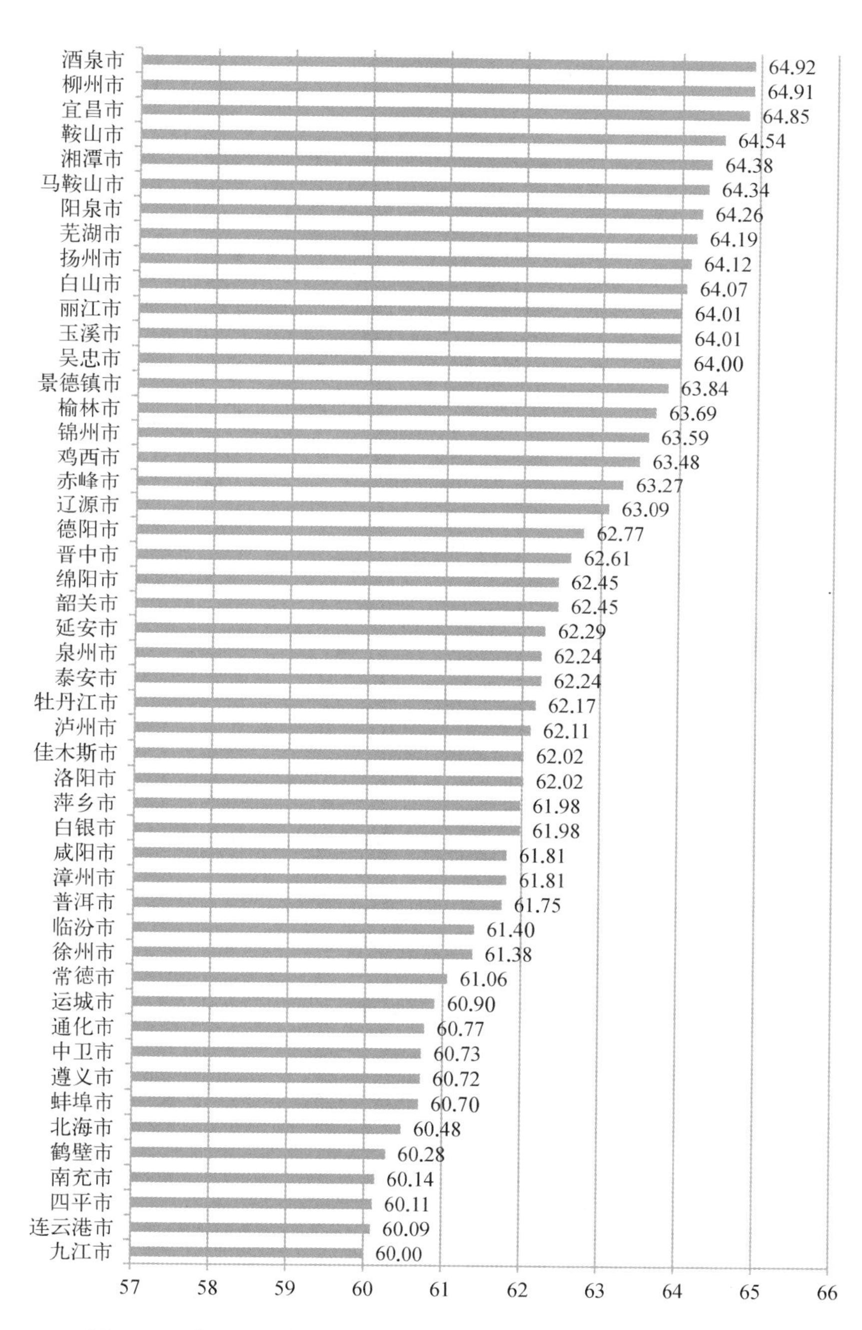

图4－4　全国108个地级城市健康综合指数第四梯队城市得分排序

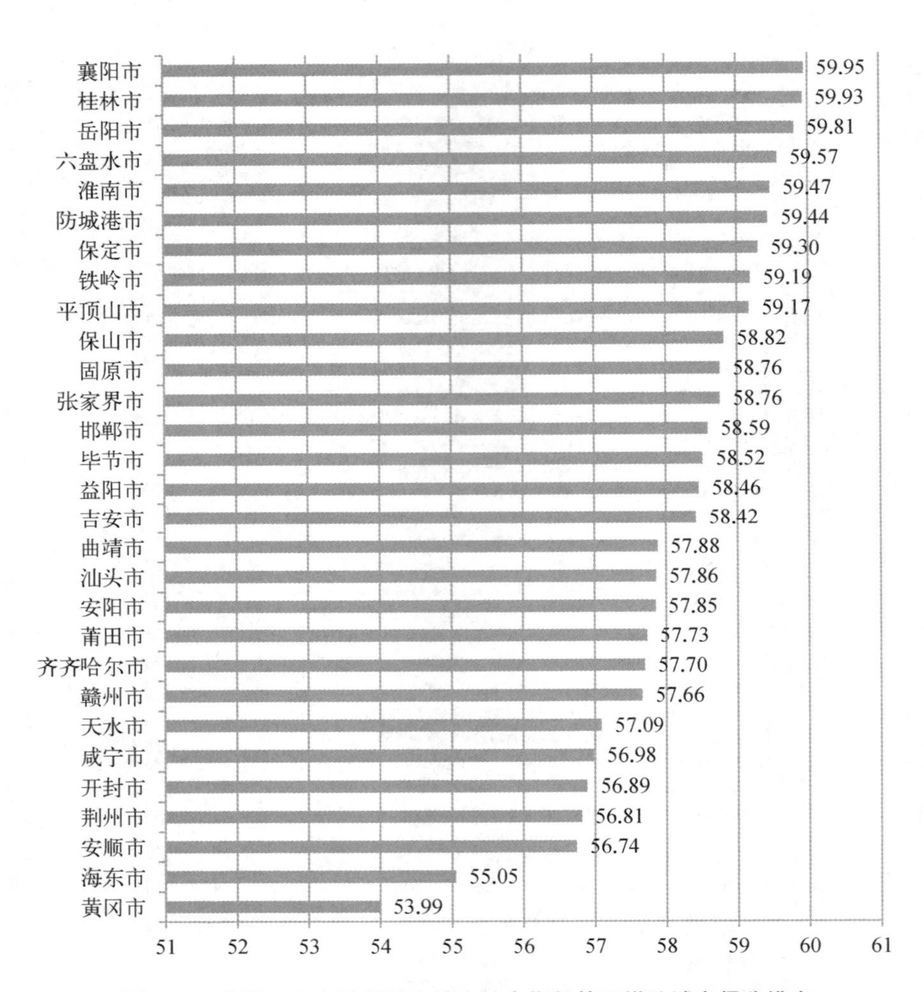

图 4－5　全国 108 个地级城市健康综合指数第五梯队城市得分排序

（二）地级城市健康综合指数排名分析

1. 排名前后十位的地级健康城市

全国 108 个地级城市的健康综合指数排在前十位的分别为：珠海市（91.21 分）、苏州市（84.74 分）、克拉玛依市（82.26 分）、鄂尔多斯市（80.52 分）、佛山市（78.96 分）、嘉峪关市（77.78 分）、三亚市（76.75 分）、乌海市（75.46 分）、嘉兴市（75.16 分）、哈密市（73.55 分）。

排在后十位的为：莆田市（57.73 分）、齐齐哈尔市（57.7 分）、赣州市（57.66 分）、天水市（57.09 分）、咸宁市（56.98 分）、开封市（56.89 分）、荆州市（56.81 分）、安顺市（56.74 分）、海东市（55.05 分）、黄冈市（53.99 分）。（见图 4－6）

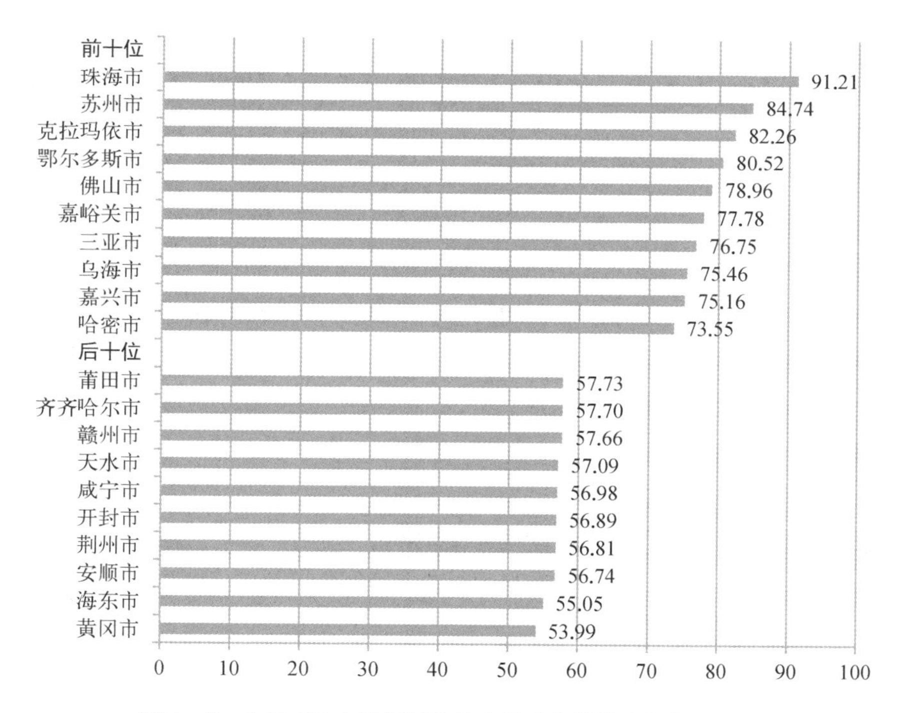

图 4－6　全国 108 个地级城市健康综合指数前十位与后十位

2. 地级城市健康指数排名分析

比较 2020 年和 2021 年 108 个地级城市健康指数得分排名，可得出以下结论：

（1）前十位地级城市的排名变化。珠海市、苏州市等10个城市仍排名在前十位，每个城市的健康指数得分均有不同程度的提高。如珠海市提高了0.51分，苏州市提高了1.95分；三亚市从原第八名上升为第七名；包头市从原第十名下降1名，哈密市则上升为第十名。

（2）后十位地级城市的排名变化。最后一名仍是黄冈市，没有变化，但是健康指数得分提高了5.01分；天水市从原第102名下跌到第107名，汕头市从原第97名下跌到第106名，曲靖市从原第96名下跌到第105名等等。

（3）排名前二十地级城市的健康指数得分排名也有变化。如金昌市从原第18名上升到第15名；攀枝花市从原第16名下跌至第21名。每个地级城市健康综合指数得分排名的变化，反映了不同地级城市健康的投入、健康服务和健康保障水平的提升。

总体来说，每个地级城市的健康综合指数得分均有所提高。如2020年排名第三的克拉玛依市，2021年仍排在第三位，但是健康综合指数得分提高了1.98分。宝鸡市2021年比2020年提高了9.88分。由于提高比重较大，所以宝鸡市从2020年的第52名，跃居第20名。

第二节 地级城市健康服务分指数

一、地级城市健康服务分指数分析

（一）地级城市健康服务分指数总体水平

2020年，全国108个地级城市的健康服务分指数水平还较低，综合指数得分为65.09分，还未达到70分的水平。2021年，全国108个地级城市的健康综合指数得分为66.91分，仍未达到70分的水平。2021年与2020年相比，提高了1.82分。

（二）地级城市健康服务分指数总体水平分析

2020年只有珠海市和克拉玛依市2个城市健康服务分指数得分超过90分，分别为92.99分和91.93分；其他106个地级城市均低于90分，其中低于60分的地级城市多达40个，最低的汕头市只有48.99分，比第一名的珠海市低44分，从而总体上拉低了地级城市健康服务分指数的整体水平。

2021年仍然只有珠海市和克拉玛依市2个城市健康服务分指数得分超过90分，分别为93.61分和92.92分，其他106个地级城市健康服务分指数得分均低于90分。2021年健康服务分指数的最后一位为黄冈市，得分为49.89分。珠海市比黄冈市高43.72分。

珠海市在2021年仅有1项指标排在首位，该指标是“人均公共财政预算支出”，为46 295.98元。“人均公共财政预算支出”的最后一位为安阳市，为6 431.17元，珠海市比安阳市多39 864.81元。此外，珠海市还有两项指标排在前十，分别为“每万人口医院床位数”“每万人口执业（助理）医师数”。黄冈市的4项指标均排在后十位，因此黄冈市的健康服务分指数得分排在末位。

二、地级城市健康服务分指数得分

（一）地级城市健康服务分指数得分和排名

地级城市的数量较多，故将2021年108个地级城市的得分排名分为以下五个梯队。

（1）第一梯队：高于等于80分。全国108个地级城市的健康服务分指数得分80分以上的有以下11个城市。（见图4－7）

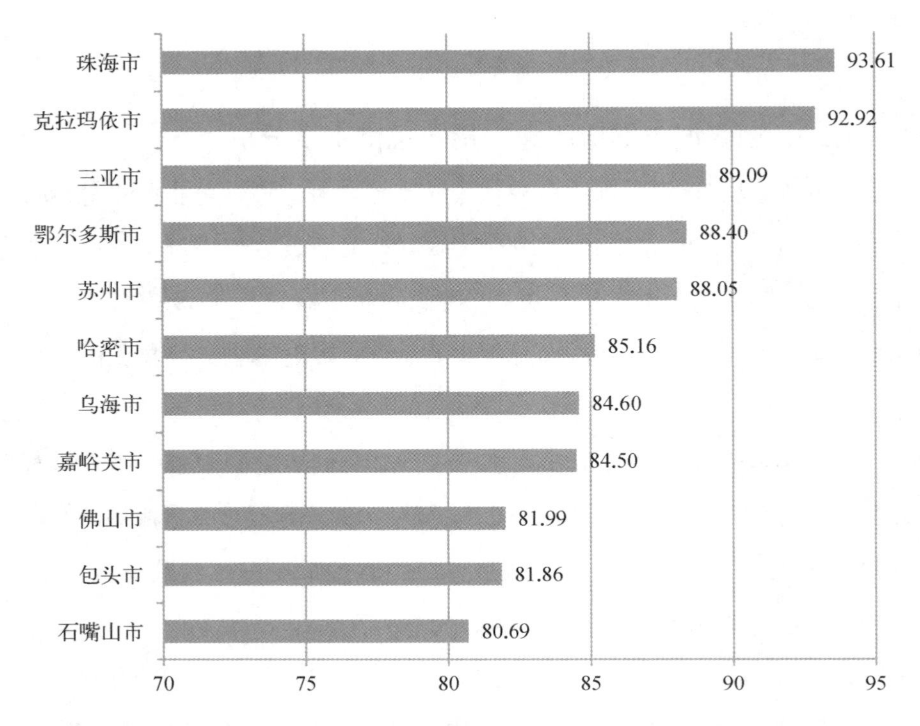

图 4－7　全国 108 个地级城市健康服务分指数第一梯队城市得分排序

（2）第二梯队：70 分到 80 分之间。全国 108 个地级城市的健康服务分指数得分 70 分到 80 分之间的有以下 15 个城市。（见图 4－8）

（3）第三梯队：65 分到 70 分之间。全国 108 个地级城市的健康服务分指数得分 65 分到 70 分之间的有以下 25 个城市。（见图 4－9）

（4）第四梯队：60 分到 65 分之间。全国 108 个地级城市的健康服务分指数得分 60 分到 65 分之间的有以下 29 个城市。（见图 4－10）

（5）第五梯队：低于 60 分。全国 108 个地级城市的健康服务分指数得分低于 60 分的有以下 28 个城市。（见图 4－11）

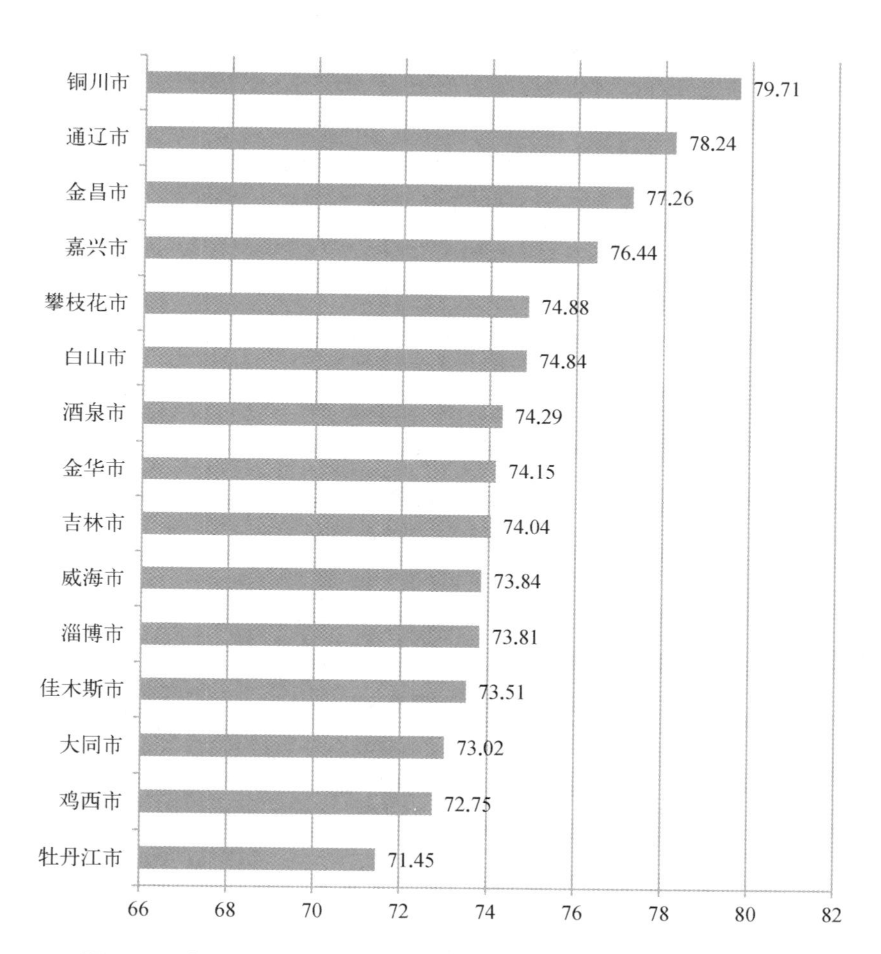

图 4－8　全国 108 个地级城市健康服务分指数第二梯队城市得分排序

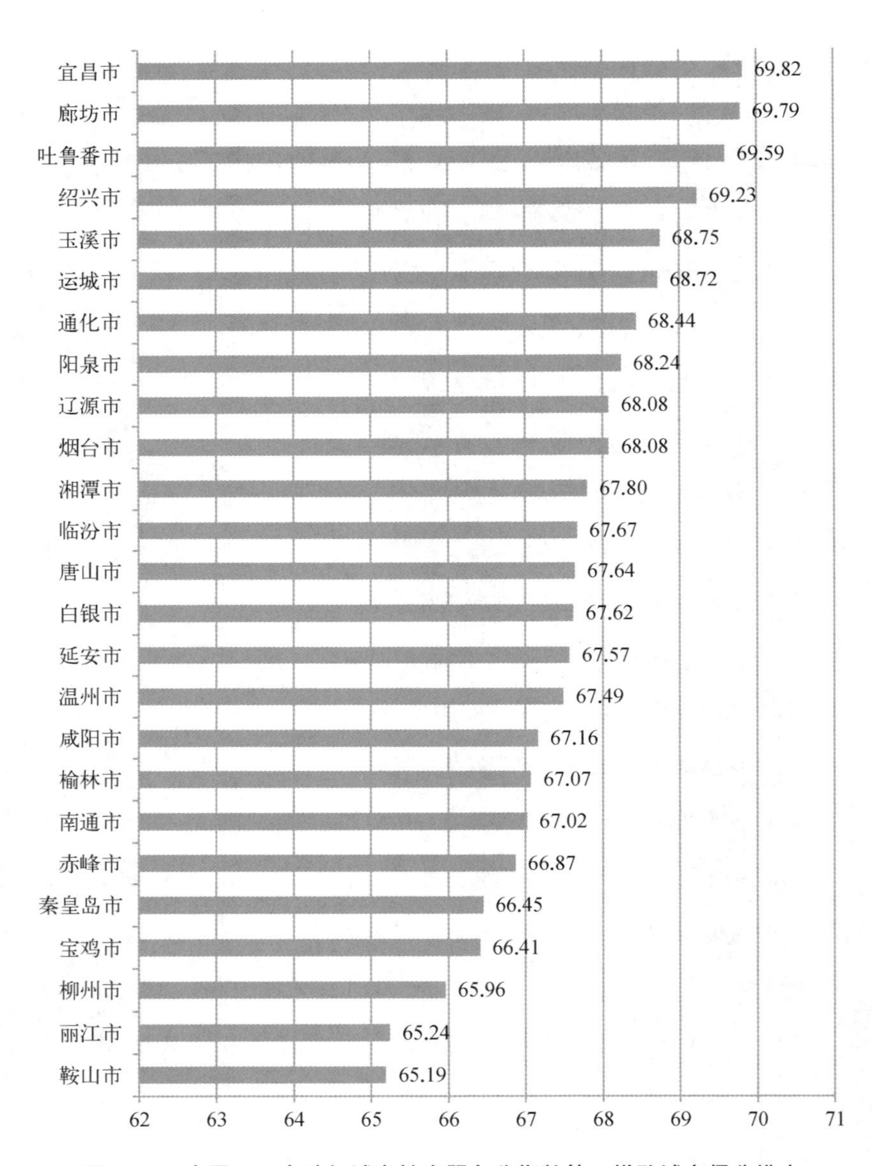

图 4－9　全国 108 个地级城市健康服务分指数第三梯队城市得分排序

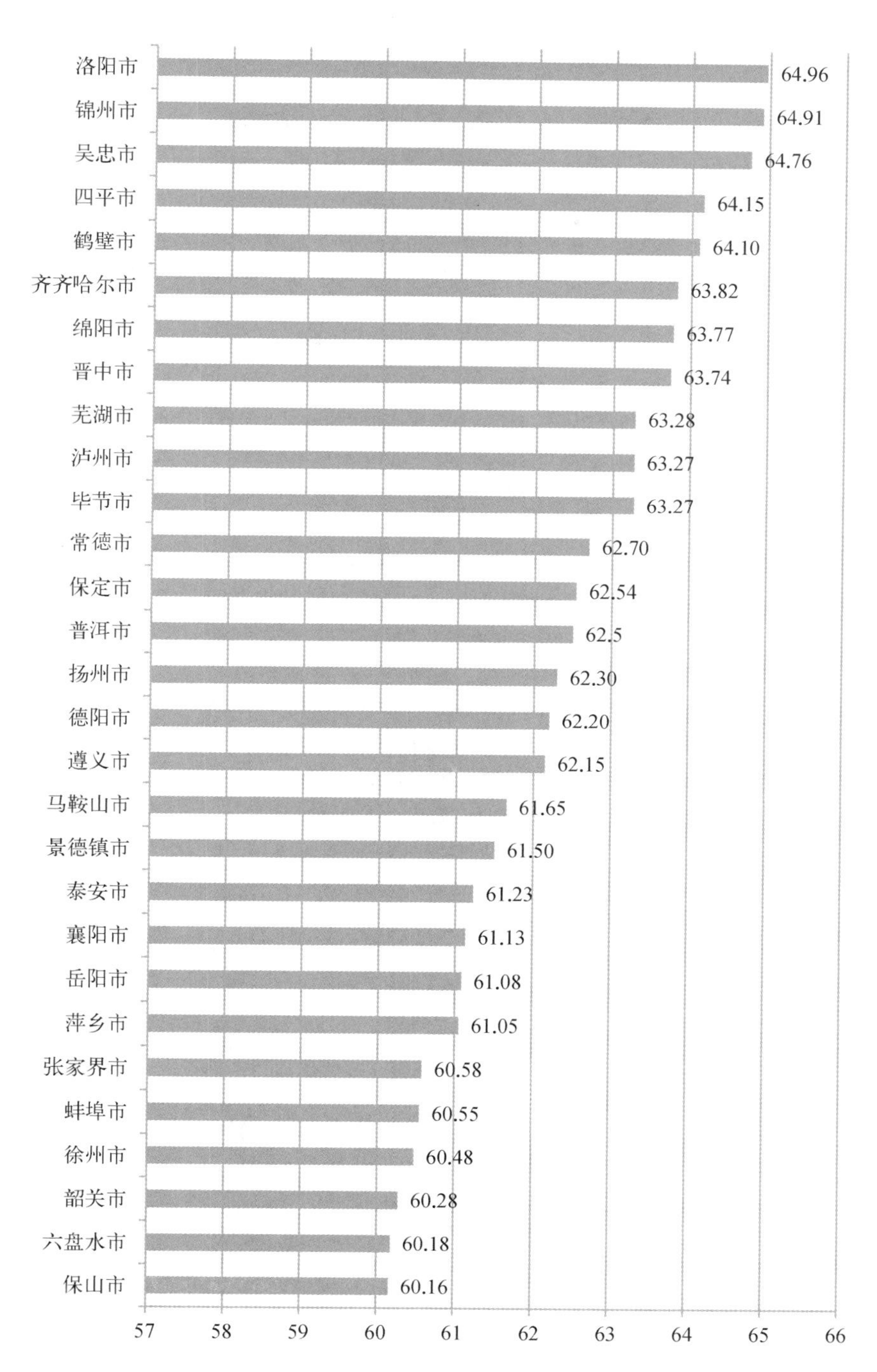

图 4-10 全国 108 个地级城市健康服务分指数第四梯队城市得分排序

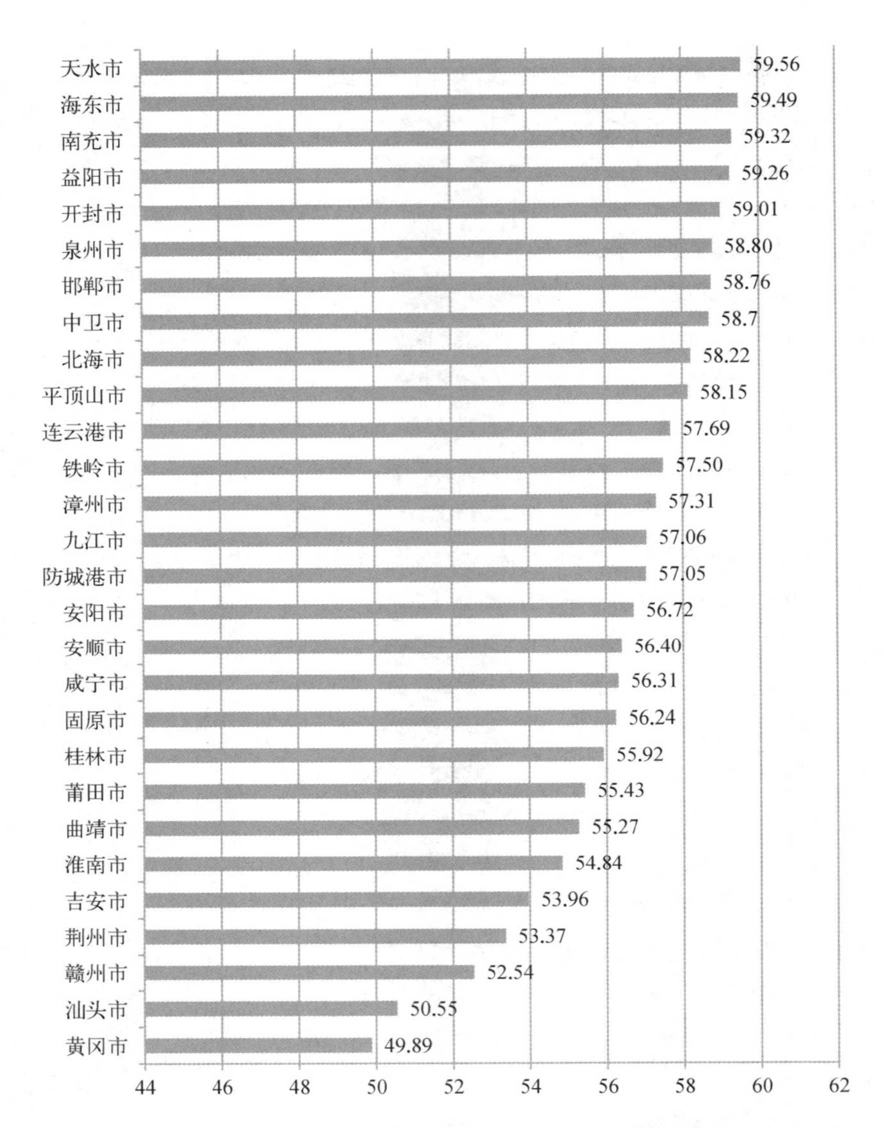

图 4－11 全国 108 个地级城市健康服务分指数第五梯队城市得分排序

（二） 地级城市健康服务分指数排名分析

1. 排名前后十位的地级健康城市

全国 108 个地级城市的健康服务分指数排在前十位的分别为：珠海市（93.61 分）、克拉玛依市（92.92 分）、三亚市（89.09 分）、鄂尔多斯市（88.4

分）、苏州市（88.05 分）、哈密市（85.16 分）、乌海市（84.6 分）、嘉峪关市（84.5 分）、佛山市（81.99 分）、包头市（81.86 分）。

排在后十位的为：固原市（56.24 分）、桂林市（55.92 分）、莆田市（55.43 分）、曲靖市（55.27 分）、淮南市（54.84 分）、吉安市（53.96 分）、荆州市（53.37 分）、赣州市（52.54 分）、汕头市（50.55 分）、黄冈市（49.89 分）。（见图 4－12）

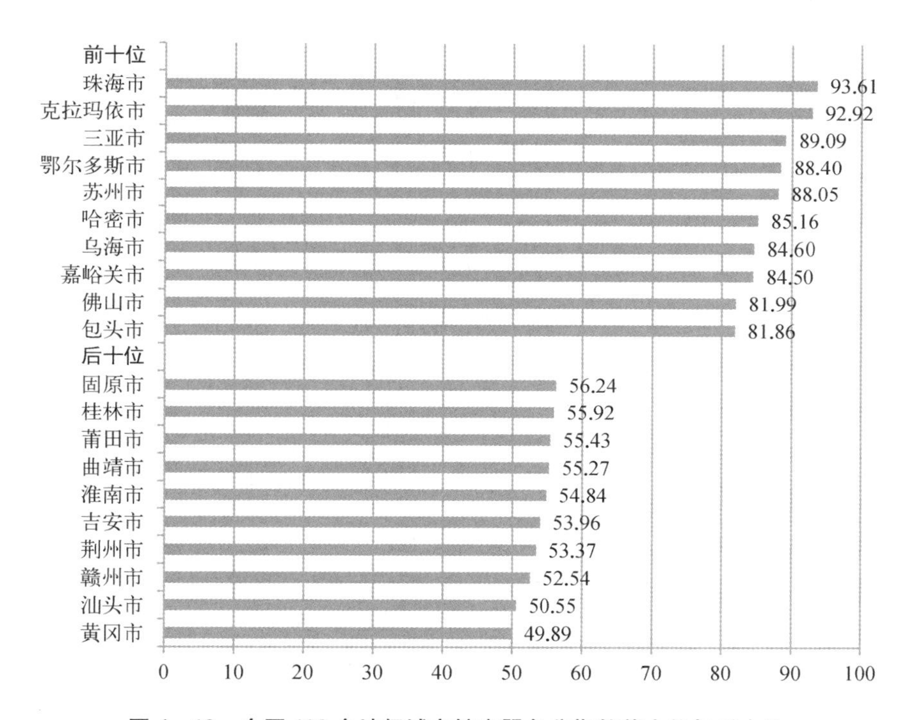

图 4－12　全国 108 个地级城市健康服务分指数前十位与后十位

2. 地级城市健康服务分指数排名分析

比较 2020 年和 2021 年 108 个地级城市健康服务分指数得分排名，可得出以下结论：

（1）健康服务分指数排在前十位地级城市的得分和排名出现变化。珠海市、苏州市等 10 个城市仍排名在前十位，且健康服务分指数得分均有不同程度提高。如珠海市提高了 0.62 分，苏州市提高了 1.94 分；三亚市从原第 7 名上升为第 3 名；包头市从原第 9 名下降 1 名，佛山市则上升为第 9 名。

（2）健康服务分指数排在后十位地级城市的得分和排名出现变化。最后一名的汕头市上升 1 名，并且健康服务分指数得分提高了 1.56 分；曲靖市从原第 101 名下跌到第 102 名，淮南市从原第 100 名下跌到第 103 名，桂林市从原第 98 名下跌到第 100 名，等等。

（3）排名前二十的地级城市健康服务分指数得分排名也有变化。如金昌市从原第 19 名上升到第 14 名；佳木斯市从原第 18 名下跌至第 23 名。每个地级城市健康服务分指数得分排名的变化，反映了不同地级城市健康服务水平的提升。

综合来看，大部分地级城市的健康服务分指数得分均有所提高。如 2020 年排名第 2 的克拉玛依市，2021 年仍排在第 2 名，但是健康服务分指数得分提高了 0.99 分。三亚市 2021 年比 2020 年提高了 6.59 分。由于提高比重较大，所以三亚市从 2020 年的第 7 名，跃居第 3 名。就是 2020 年排在最后一名的汕头市，排名也提升了一名，分数提高了 1.56 分。

第三节　地级城市健康保障分指数

一、 地级城市健康保障分指数分析

（一） 地级城市健康保障分指数总体水平

2020 年，全国 108 个地级城市的健康保障分指数水平较低，综合指数得分为50.78分，未达到 60 分的水平。2021 年，全国 108 个地级城市的健康综合指数得分为 58.72 分，仍未达到 60 分的水平。2021 年与 2020 年相比，提高 7.94 分。

（二） 地级城市健康保障分指数总体水平分析

2020 年只有珠海市 1 个城市健康保障分指数得分超过 90 分，分别为 96.35 分；其他 107 个地级城市均低于 90 分，其中低于 60 分的地级城市多达 97 个，最低的黄冈市只有 36.18 分，比第一位的珠海市低 60.17 分，从而总体上拉低了地级城市健康保障分指数的整体水平。

2020 年，珠海市有 2 项指标排在首位，分别是“每万人口城镇基本医疗保险参保人数”“每万人口失业保险参保人数”；此外还有 2 项指标排在前十，从而珠海市的健康保障分指数得分在 108 个地级城市中排第一。

2021 年，珠海市、苏州市的健康保障分指数得分超过了 90 分，分别为 94.16 和 91.23 分。其他 106 个地级城市健康保障分指数得分均低于 90 分。黄冈市依然排在末位，得分为 44.49 分。珠海市比黄冈市高49.67分。

2021 年，珠海市的健康保障指标有 2 项排在首位，分别是“每万人口城镇基本养老保险参保人数”和“每万人口失业保险参保人数”。其中：“每万人口城镇基本养老保险参保人数”为 10 153.5 人，最后一名毕节市为 585.07 人，珠海市比毕节市多 9 568.43 人；“每万人口失业保险参保人数”为 8 166.75 人，最后一名海东市为 274.02 人，珠海市比海东市多7 892.73 人。此外，珠海市还有 3 项指标排在前十名，因此珠海市的健康保障分指数得分排在首位。

二、 地级城市健康保障分指数得分

这里重点分析 2021 年地级城市健康保障分指数的得分及其水平。

（一） 地级城市健康保障分指数得分和排名

地级城市的数量较多，故将 2021 年 108 个地级城市的得分排名分为以下五个梯队。

（1）第一梯队：高于等于 70 分。全国 108 个地级城市的健康保障分指数得分 70 分以上的有以下 9 个城市。（见图 4－13）

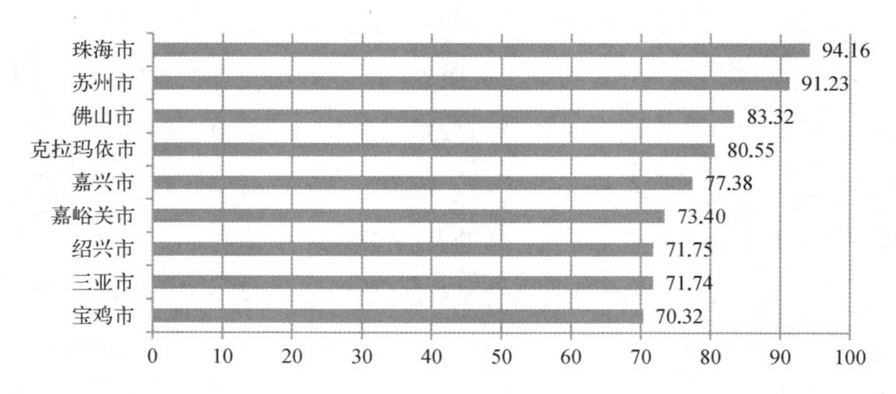

图 4－13 全国 108 个地级城市健康保障分指数第一梯队城市得分排序

（2）第二梯队：60 分到 70 分之间。全国 108 个地级城市的健康保障分指数得分 60 分到 70 分之间的有以下 21 个城市。（见图 4－14）

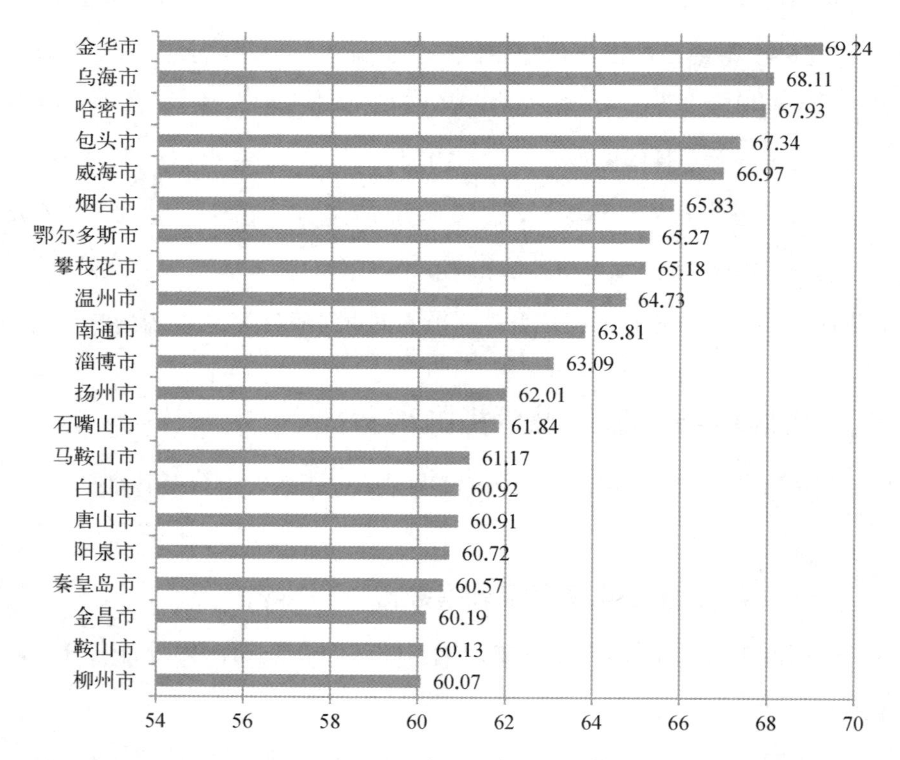

图 4－14 全国 108 个地级城市健康保障分指数第二梯队城市得分排序

（3）第三梯队：55 分到 60 分之间。全国 108 个地级城市的健康保障分指数得分 55 分到 60 分之间的有以下 33 个城市。（见图 4 - 15）

吐鲁番市 59.45
芜湖市 59.14
大同市 58.78
廊坊市 58.69
锦州市 58.55
德阳市 58.15
韶关市 58.12
吉林市 57.75
铜川市 57.61
淮南市 57.55
宜昌市 57.38
漳州市 57.38
萍乡市 57.37
玉溪市 57.36
景德镇市 56.95
徐州市 56.60
泰安市 56.56
湘潭市 56.53
丽江市 56.40
遵义市 56.34
连云港市 56.23
绵阳市 56.18
桂林市 56.13
通化市 55.99
吴忠市 55.73
辽源市 55.71
泉州市 55.70
泸州市 55.68
汕头市 55.55
晋中市 55.51
中卫市 55.12
榆林市 55.11
北海市 55.09
52
53
54
55
56
57
58
59
60

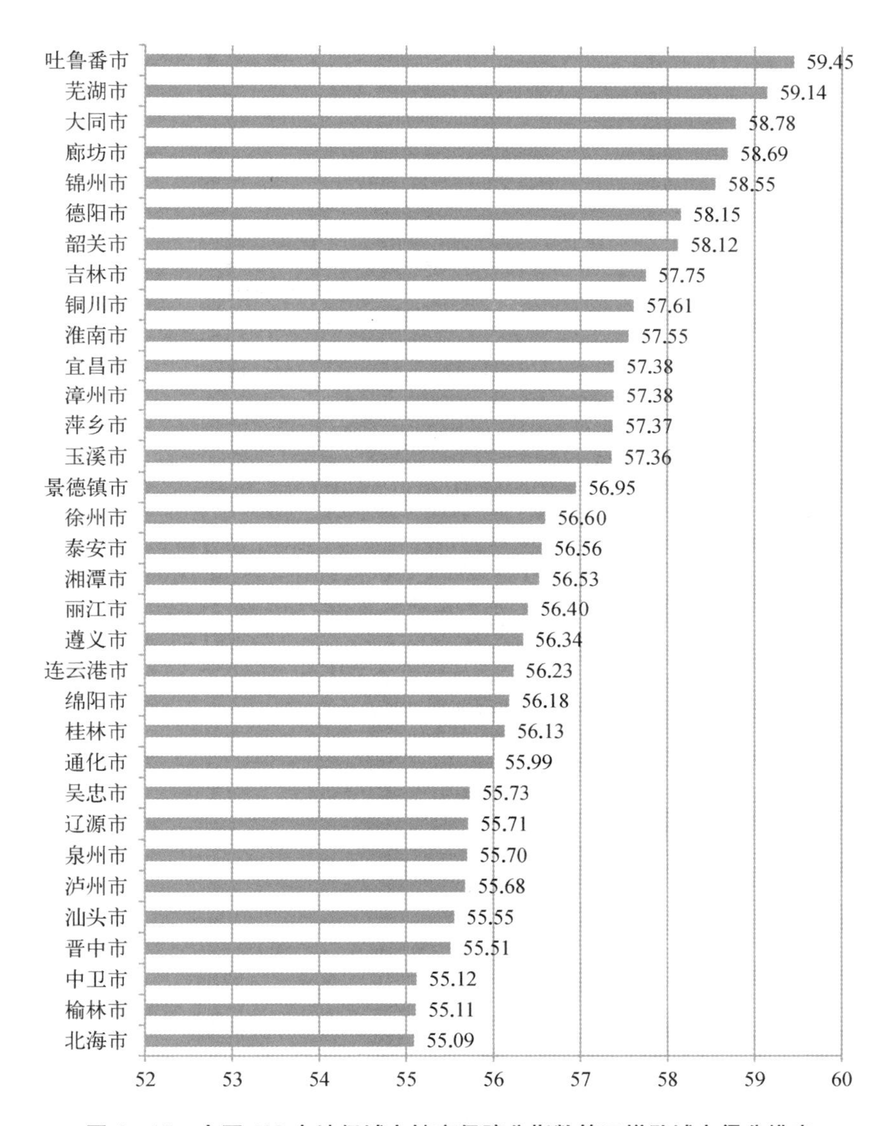

图 4 - 15　全国 108 个地级城市健康保障分指数第三梯队城市得分排序

（4）第四梯队：50 分到 55 分之间。全国 108 个地级城市的健康保障分指数得分 50 分到 55 分之间的有以下 39 个城市。（见图 4 - 16）

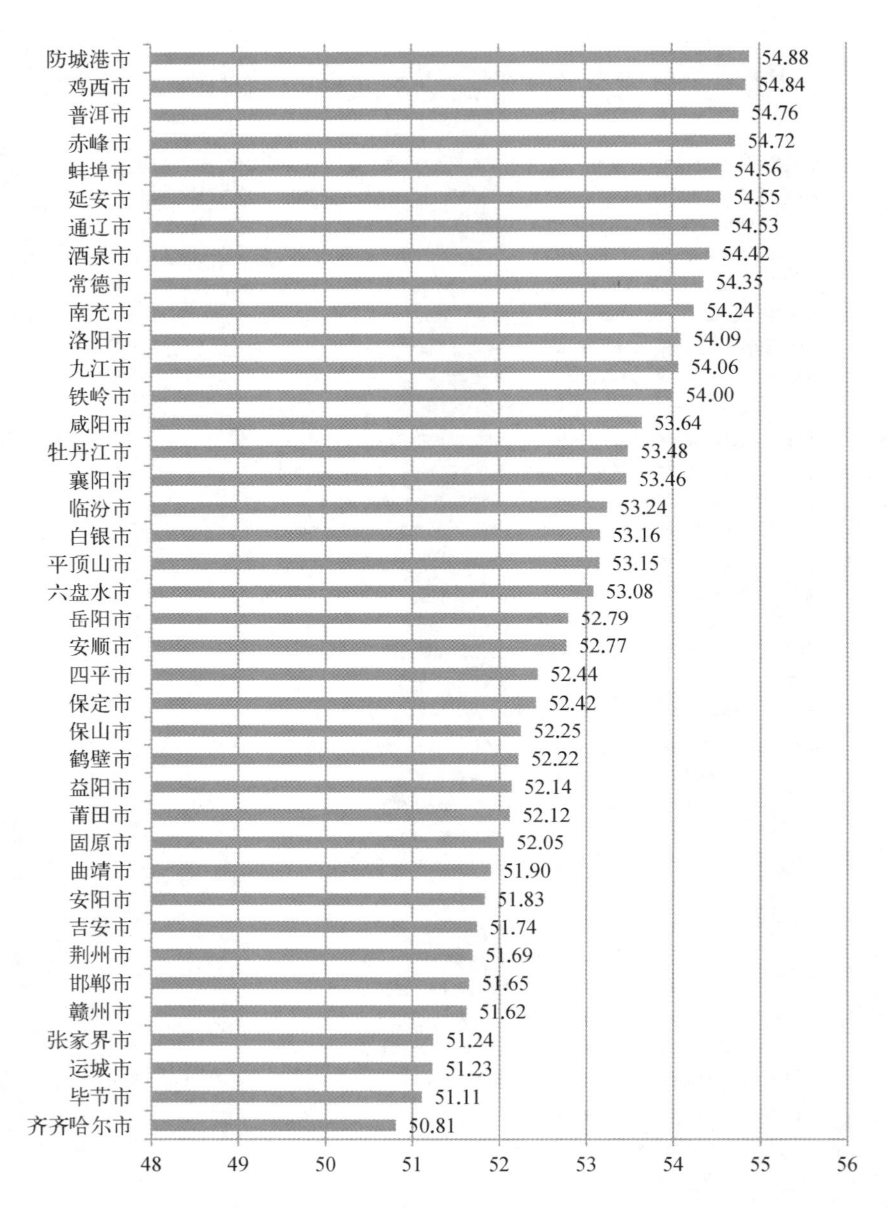

图 4－16 全国 108 个地级城市健康保障分指数第四梯队城市得分排序

（5）第五梯队：低于 50 分。全国 108 个地级城市的健康保障分指数得分低于 50 分的有以下 6 个城市。（见图 4－17）

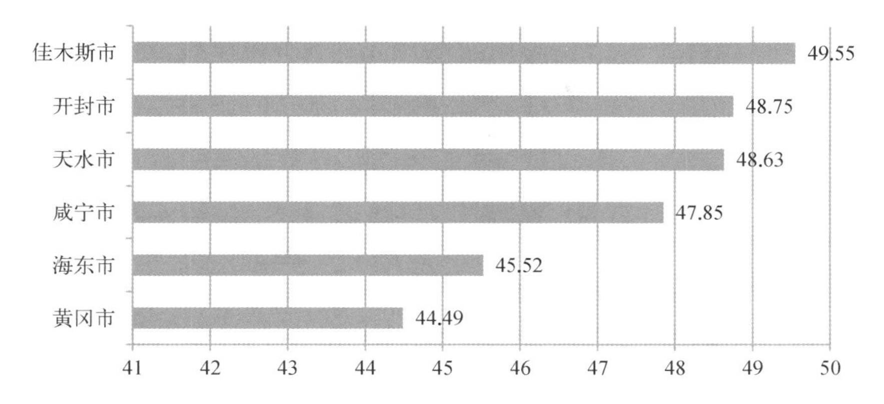

图 4－17　全国 108 个地级城市健康保障分指数第五梯队城市得分排序

（二）　地级城市健康保障分指数排名分析

1. 排名前后十位的地级健康城市

全国 108 个地级城市的健康保障分指数排在前十位的分别为：珠海市（94.16 分）、苏州市（91.23 分）、佛山市（83.32 分）、克拉玛依市（80.55 分）、嘉兴市（77.38 分）、嘉峪关市（73.4 分）、绍兴市（71.75 分）、三亚市（71.74 分）、宝鸡市（70.32 分）、金华市（69.24 分）。

排在后十位的为：张家界市（51.24 分）、运城市（51.23 分）、毕节市（51.11 分）、齐齐哈尔市（50.81 分）、佳木斯市（49.55 分）、开封市（48.75 分）、天水市（48.63 分）、咸宁市（47.85 分）、海东市（45.52 分）、黄冈市（44.49分）。（见图 4－18）

2. 地级城市健康保障分指数排名分析

比较 2020 年和 2021 年 108 个地级城市健康保障分指数得分排名，可得出以下结论：

（1）健康保障分指数排名前十位的得分及排名变化。苏州市、克拉玛依市等 9 个城市仍排名在前十位，排名出现变化的城市为：金华市从原第 10 名下降至第 11 名，下降了 1 名；宝鸡市则由原第 71 名上升为第 9 名；绍兴市从原第 8 名上升为第 7 名。大部分地级城市的健康保障分指

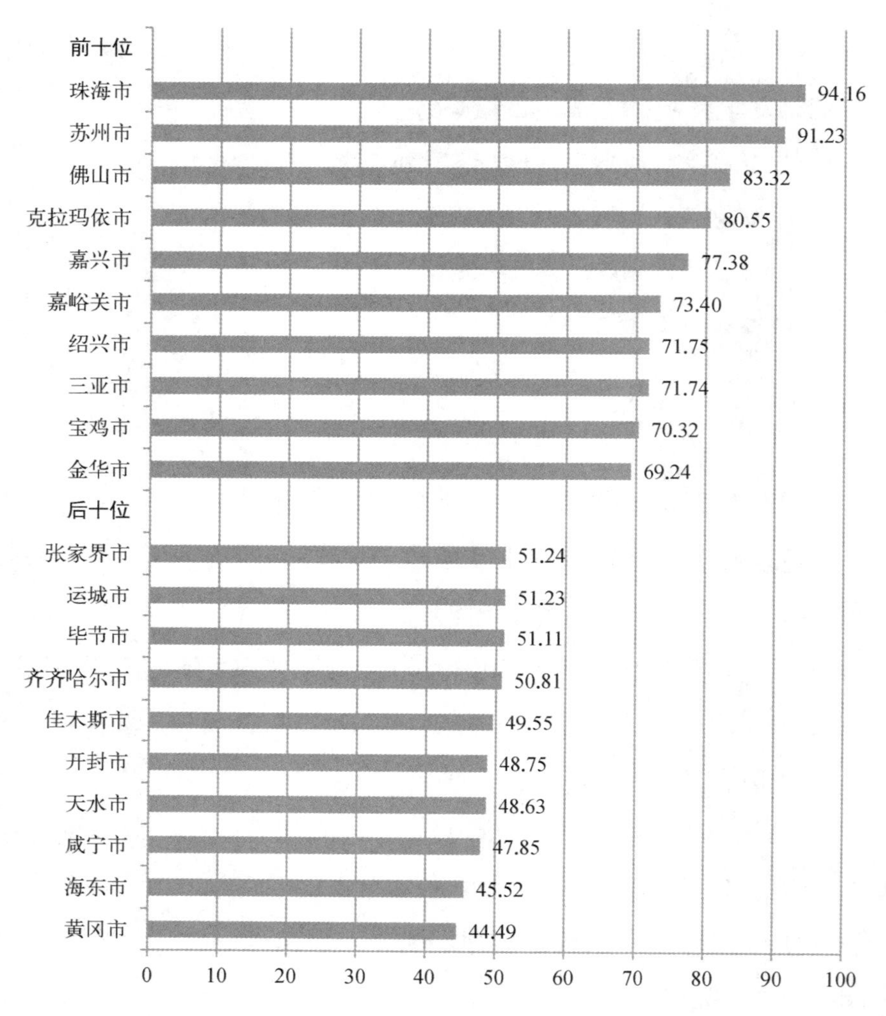

图 4－18　全国 108 个地级城市健康保障分指数前十位与后十位

数得分均有不同程度提高。如苏州市提高了 3.17 分，克拉玛依市提高了 5.4 分。

（2）健康保障分指数后十位的得分及排名变化。最后一名仍是黄冈市，但是健康保障分指数得分提高了 8.31 分；天水市从原第 107 名上升到第 105 名，开封市从原第 100 名下跌到第 104 名，毕节市从原第 98 名下跌到第 101 名；等等。

（3）排名前二十的地级城市健康保障分指数得分排名也有变化。如南通市从原第20名上升到第19名；扬州市从原第19名下跌至第21名。地级城市健康保障分指数得分排名的变化，反映了不同地级城市健康保障水平的提升水平。

从总体看，大部分地级城市的健康保障分指数得分均有所提升。如2020年排名第二的苏州市，2021年仍排在第二位，但是健康保障分指数得分提高了3.17分。宝鸡市2021年比2020年提高了25.27分；由于提高比重较大，所以宝鸡市从2020年的第71名，跃居第9名。就是2020年和2021年均排在最后一名的黄冈市，分数也提高了8.31分。

第四节　地级城市健康环境分指数

一、 地级城市健康环境分指数分析

（一） 地级城市健康环境分指数总体水平

2020年，全国108个地级城市的健康环境分指数水平较低，综合指数得分为69.17分，未达到70分的水平。2021年，全国108个地级城市的健康综合指数得分为67.36分，仍未达到70分的水平。2021年与2020年相比，下降了1.81分。

（二） 地级城市健康环境分指数总体水平分析

2020年只有鄂尔多斯1个城市健康环境分指数得分超过90分，为93.33分；其他107个地级城市均低于90分，其中低于70分的地级城市多达76个，最低的白山市只有58.98分，比第1名的鄂尔多斯市低34.35分，从而总体上拉低了地级城市健康环境分指数的整体水平。

2021 年仍然只有鄂尔多斯 1 个城市健康环境分指数得分超过 90 分，为 92.97 分；其他 107 个地级城市健康环境分指数得分均低于 90 分。2021 年的最后一位仍然是白山市，得分为 57.50 分，鄂尔多斯市比白山市高 35.47 分。

2021 年鄂尔多斯市有 2 项指标排在首位，分别是“人均城市公园绿地面积(辖区)”“人均城市道路面积(市辖区)”。其中：“人均城市公园绿地面积(辖区)”鄂尔多斯市为 63.45 平方米，最后一位毕节市为 3.59 平方米；“人均城市道路面积(市辖区)”鄂尔多斯市为 95 平方米，最后一位毕节市为 2.73 平方米。

二、 地级城市健康环境分指数得分

（一） 地级城市健康环境分指数得分和排名

由于地级城市的数量较多，所以将 2021 年 108 个地级城市的得分排名分为以下五个梯队。

（1）第一梯队：高于等于 80 分。全国 108 个地级城市的健康环境分指数得分 80 分以上的有以下 2 个城市。（见图 4－19）

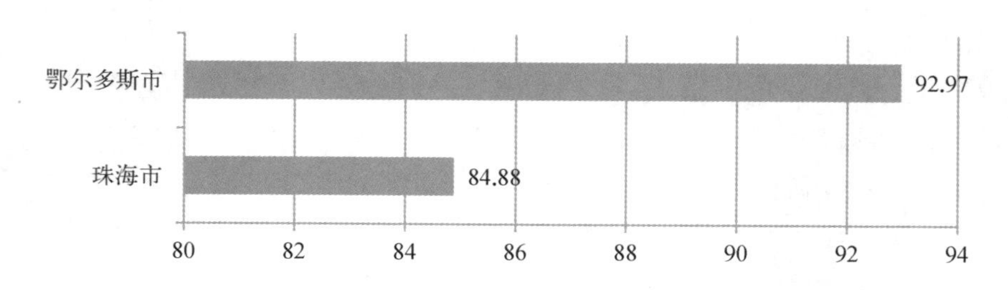

图 4－19　全国 108 个地级城市健康环境分指数第一梯队城市得分排序

（2）第二梯队：70 分到 80 分之间。全国 108 个地级城市的健康环境分指数得分 70 分到 80 分之间的有以下 40 个城市。（见图 4－20）

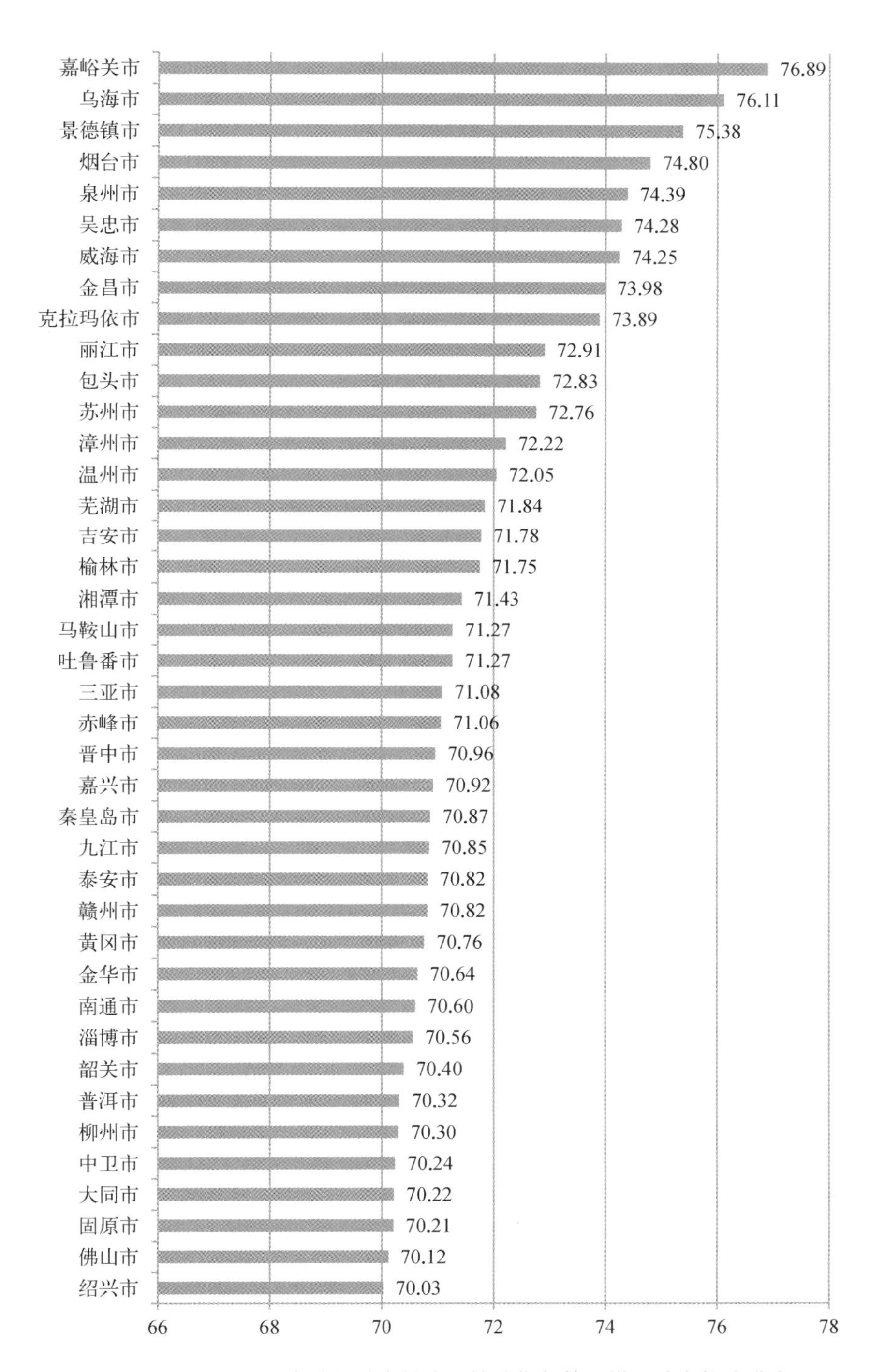

图 4－20　全国 108 个地级城市健康环境分指数第二梯队城市得分排序

（3）第三梯队：68 分到 70 分之间。全国 108 个地级城市的健康环境分指数得分 68 分到 70 分之间的有以下 27 个城市。（见图 4－21）

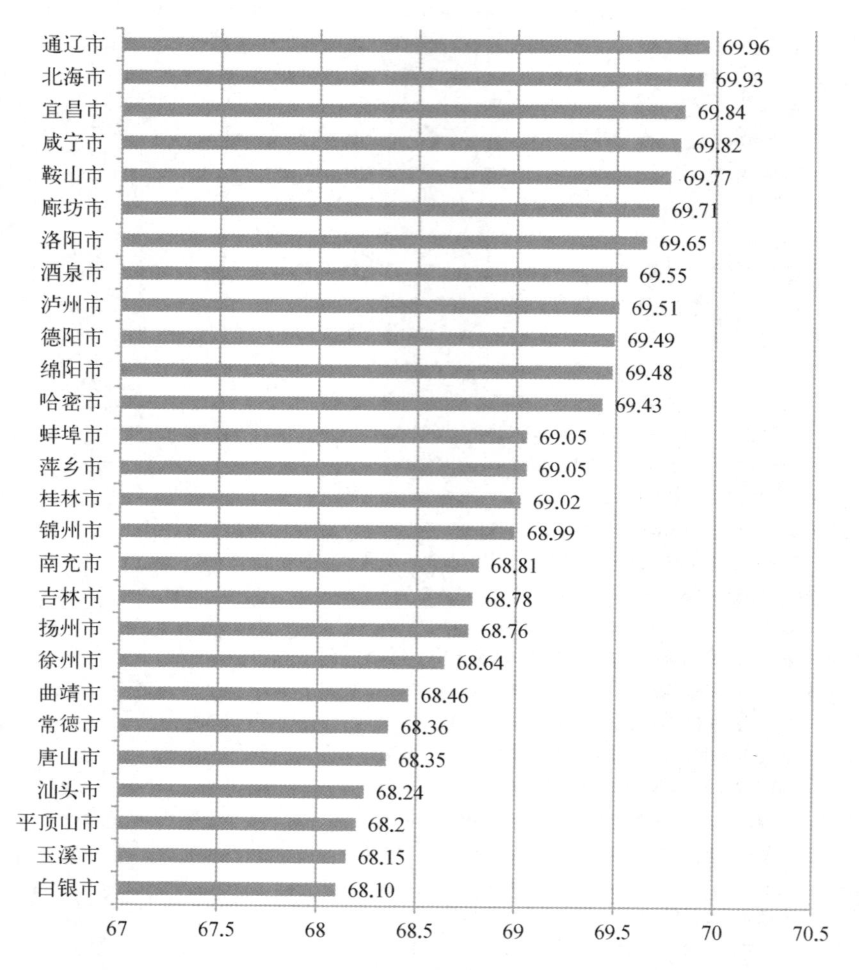

图 4－21　全国 108 个地级城市健康环境分指数第三梯队城市得分排序

（4）第四梯队：65 分到 68 分之间。全国 108 个地级城市的健康环境分指数得分 65 分到 68 分之间的有以下 31 个城市。（见图 4－22）

（5）第五梯队：低于 65 分。全国 108 个地级城市的健康环境分指数得分低于 65 分的有以下 8 个城市。（见图 4－23）

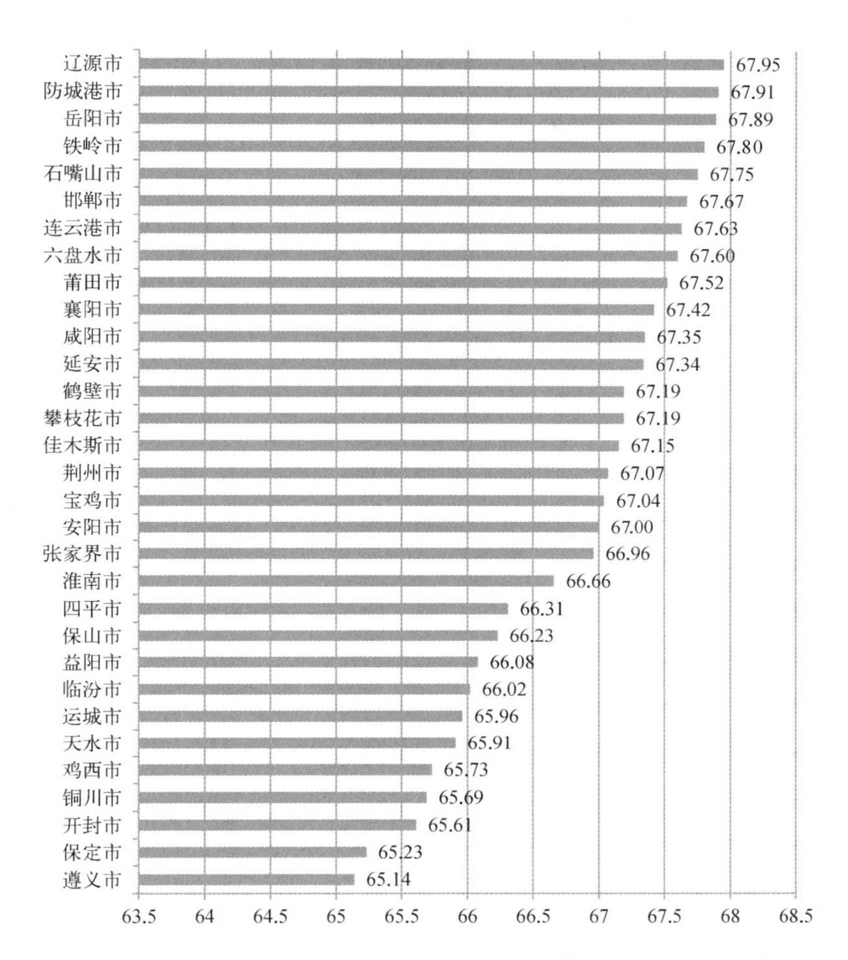

图 4－22 全国 108 个地级城市健康环境分指数第四梯队城市得分排序

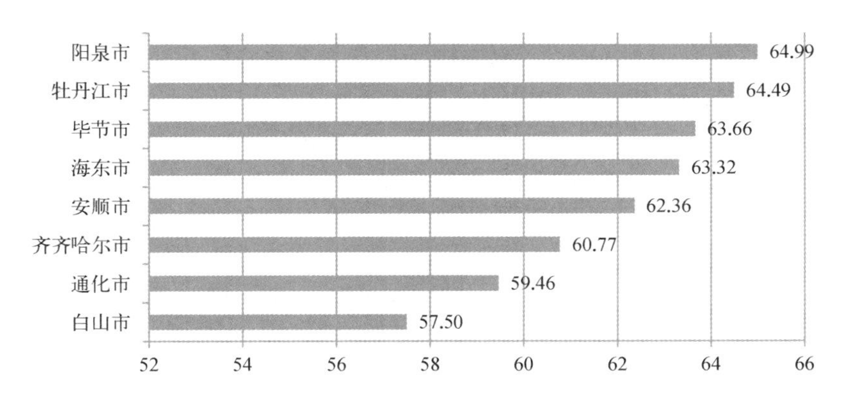

图 4－23 全国 108 个地级城市健康环境分指数第五梯队城市得分排序

（二） 地级城市健康环境分指数排名分析

1. 排名前后十位的地级健康城市

全国108个地级城市的健康环境分指数排在前十位的分别为：鄂尔多斯市(92.97分)、珠海市(84.88分)、嘉峪关市(76.89分)、乌海市(76.11分)、景德镇市(75.38分)、烟台市(74.8分)、泉州市(74.39分)、吴忠市(74.28分)、威海市(74.25分)、金昌市(73.98分)。

排在后十位的为：保定市(65.23分)、遵义市(65.14分)、阳泉市(64.99分)、牡丹江市(64.49分)、毕节市(63.66分)、海东市(63.32分)、安顺市(62.36分)、齐齐哈尔市(60.77分)、通化市(59.46分)、白山市(57.5分)。(见图4－24)

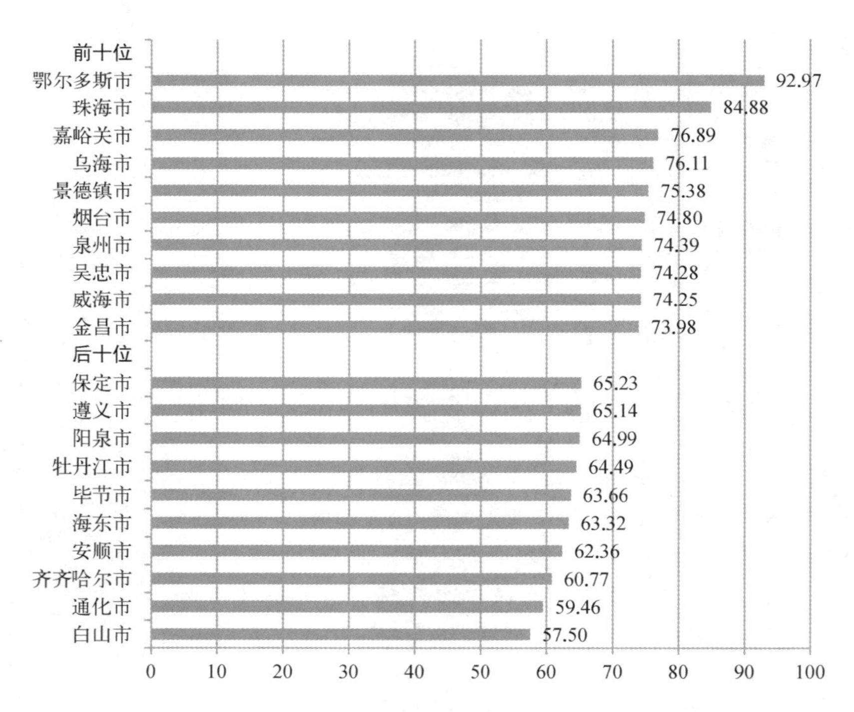

图4－24　全国108个地级城市健康环境分指数前十位与后十位

2. 地级城市健康环境分指数排名分析

比较2020年、2021年108个地级城市健康环境分指数得分排名，可得出以下结论：

（1）健康环境排名前十位地级城市的得分和排名出现变化。鄂尔多斯市、嘉峪关市等10个城市仍排名在前十位，但是每个城市的健康环境分指数得分均有不同程度下降。如鄂尔多斯市下降了0.36分，嘉峪关市下降了0.06分；乌海市从原第6名上升为第4名；克拉玛依市从原第7名下降四名至第11名，威海市则上升为第9名。

（2）健康环境排名后十位地级城市的得分和排名出现变化。最后一名仍是白山市，但是白山市的健康环境分指数得分下降了1.48分；齐齐哈尔市从原第107名上升到第106名，海东市从原第106名上升到第104名，安顺市从原第102名下跌到第105名；等等。

（3）排名前二十的地级城市健康环境分指数得分排名有变化。如温州市从原第20名上升到第16名；克拉玛依市从原第7名下跌至第11名。地级城市健康环境分指数得分排名的变化，反映了不同地级城市健康环境水平的变化。

总体来看，地级城市的健康环境分指数得分下降趋势较为明显：分数下降幅度在8分以上的城市为石嘴山市，得分由76.43分下降至67.75分，减少了8.68分，排名也从第5名跌至第74名；分数下降幅度在7—8分的城市包括：丽江市，得分由80.5分下降至72.91分，减少了7.59分，排名也从第3名跌至第12名；通化市，得分由66.55分下降至59.46分，减少了7.09分，排名也从第87名跌至第107名；分数下降幅度在5—6分的城市为遵义市，得分由70.49分降至65.14分，减少了5.35分，排名从第25名跌至第100名。分数下降幅度在4—5分的城市为赤峰市，得分由75.31分降至71.06分，减少了4.25分，排名从第8名跌至第24名。

此外，健康环境得分下降地级城市的下降幅度均在3分内的，有毕节市、咸阳市、安顺市等。

第五章

东中西部、东北地区地级城市健康指数

中国108个地级城市的综合指数以及健康服务、健康保障、健康环境分指数得分及其排序，还不能体现中国东中西部以及东北地区地级城市的健康水平。所以本章进一步将108个地级市分为东部、中部、西部及东北地区作深入的分析研判，以便针对各个地区的不同特点和问题，提出推进健康城市行动的建议。

第一节　东部地区地级城市健康指数

考察的东部地区共计26个地级城市，分别为：珠海市、苏州市、佛山市、三亚市、嘉兴市、威海市、金华市、绍兴市、烟台市、淄博市、温州市、南通市、秦皇岛市、廊坊市、唐山市、扬州市、韶关市、泉州市、泰安市、漳州市、徐州市、连云港市、保定市、邯郸市、汕头市以及莆田市。

一、东部地区地级城市健康综合指数得分和排名

2021年，东部地区26个地级城市的健康城市现代化的水平还较低，综合指数得分为67.53分，还未达到70分的水平。

2021年，东部地区26个地级城市的得分排名分为以下四个梯队。

（1）第一梯队：高于等于 80 分。东部地区 26 个地级城市的健康综合指数得分 80 分以上的有珠海市、苏州市 2 个城市。（见图 5－1）

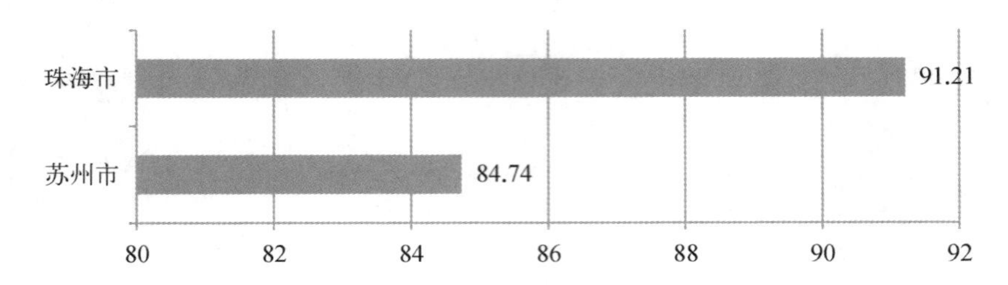

图 5－1　东部地区 26 个地级城市健康综合指数第一梯队城市得分排序

（2）第二梯队：70 分到 80 分之间。东部地区 26 个地级城市的健康综合指数得分 70 分到 80 分之间的有以下 6 个城市。（见图 5－2）

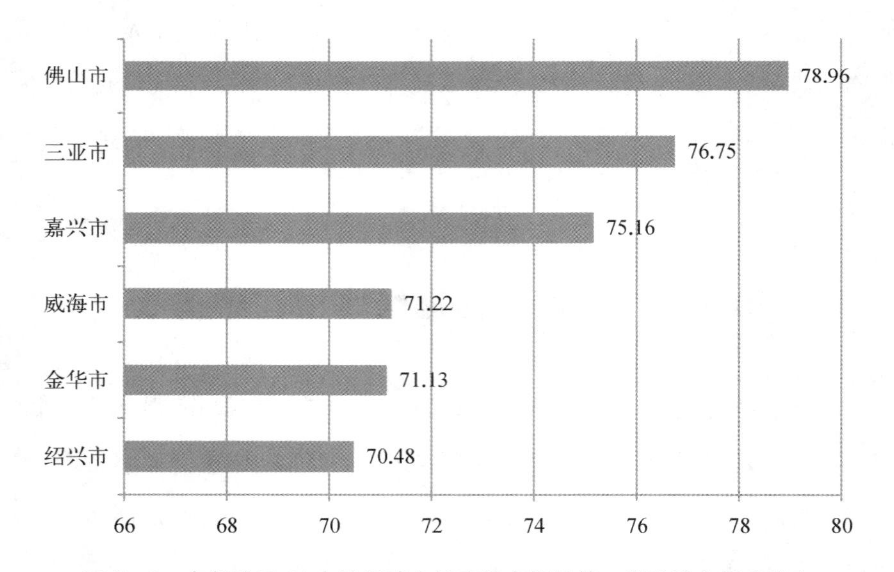

图 5－2　东部地区 26 个地级城市健康综合指数第二梯队城市得分排序

（3）第三梯队：60 分到 70 分之间。东部地区 26 个地级城市的健康综合指数得分 60 分到 70 分之间的有以下 14 个城市。（见图 5－3）

（4）第四梯队：低于 60 分。东部地区 26 个地级城市的健康综合指数得分低于 60 分的有以下 4 个城市。（见图 5－4）

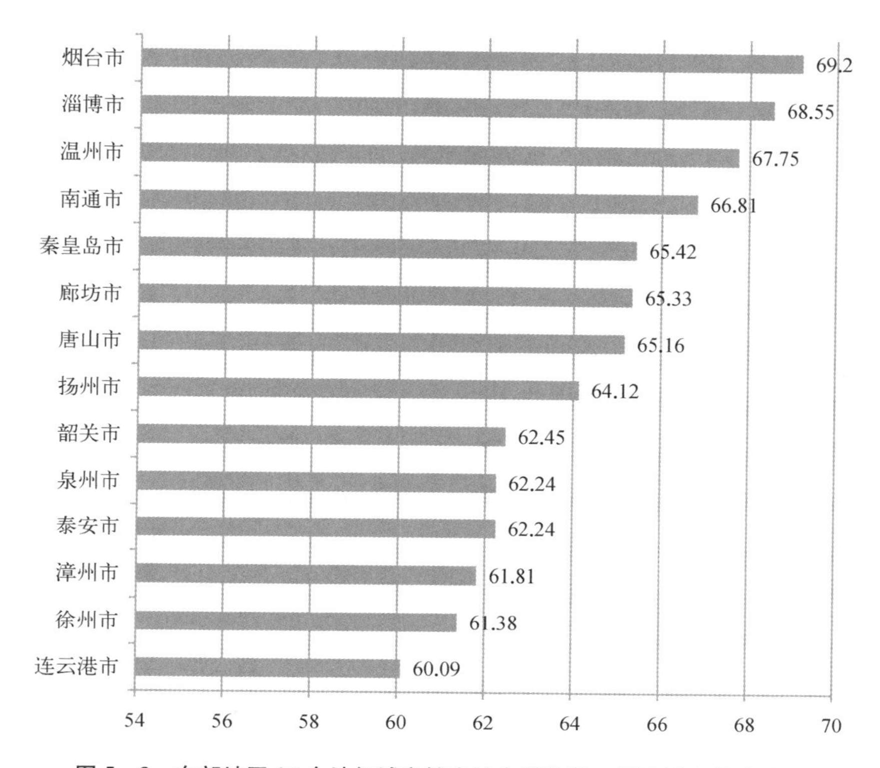

图 5－3　东部地区 26 个地级城市健康综合指数第三梯队城市得分排序

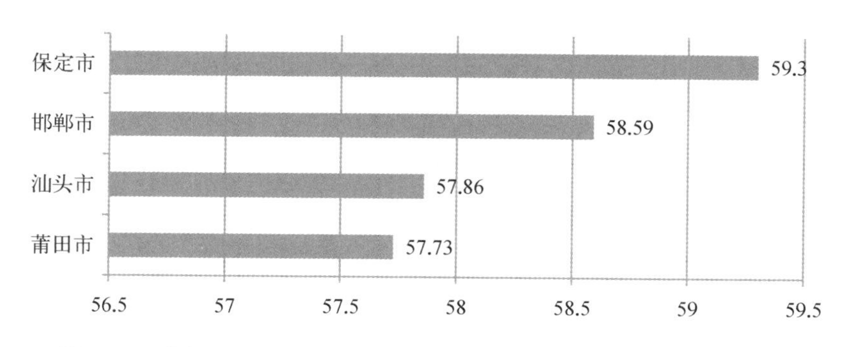

图 5－4　东部地区 26 个地级城市健康综合指数第四梯队城市得分排序

二、 东部地区地级城市健康服务分指数排名

2021 年,东部地区 26 个地级城市的健康服务的水平还较低,分指数得分为 68.16 分,未达到 70 分的水平。

2021 年，东部地区 26 个地级城市的得分排名分为以下四个梯队。

（1）第一梯队：高于等于 80 分。东部地区 26 个地级城市健康服务分指数得分 80 分以上的有以下 4 个城市。（见图 5－5）

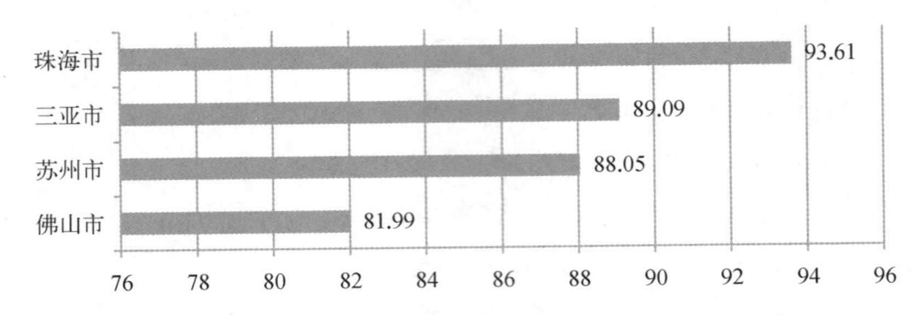

图 5－5　东部地区 26 个地级城市健康服务分指数第一梯队城市得分排序

（2）第二梯队：70 分到 80 分之间。东部地区 26 个地级城市的健康服务分指数得分 70 分到 80 分之间的有以下 4 个城市。（见图 5－6）

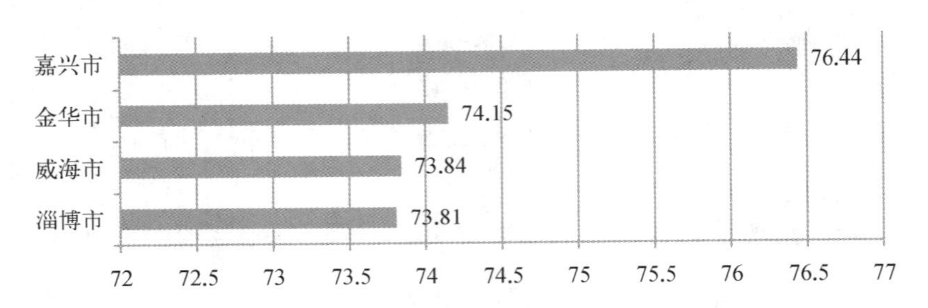

图 5－6　东部地区 26 个地级城市健康服务分指数第二梯队城市得分排序

（3）第三梯队：60 分到 70 分之间。东部地区 26 个地级城市的健康服务分指数得分 60 分到 70 分之间的有以下 12 个城市。（见图 5－7）

（4）第四梯队：低于 60 分。东部地区 26 个地级城市健康服务分指数得分低于 60 分的有以下 6 个城市。（见图 5－8）

三、东部地区地级城市健康保障分指数排名

2021 年，东部地区 26 个地级城市的健康保障的水平还较低，分指数得分为 64.53 分，未达到 70 分的水平。

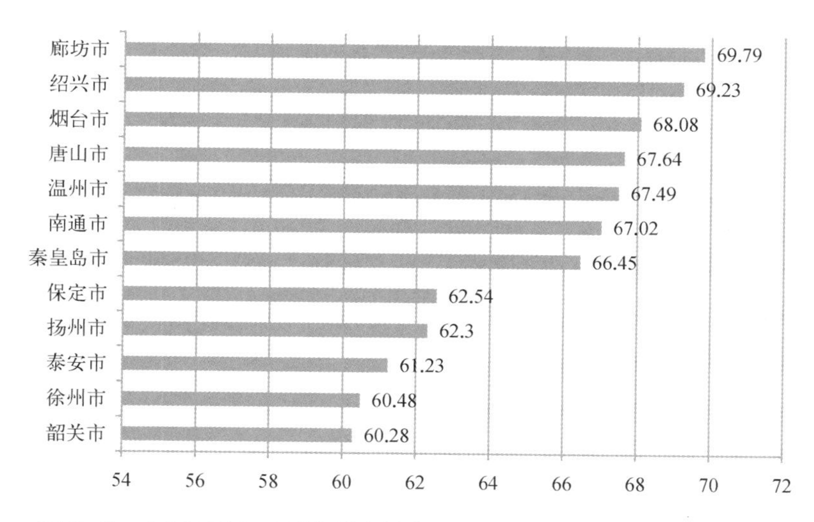

图 5－7　东部地区 26 个地级城市健康服务分指数第三梯队城市得分排序

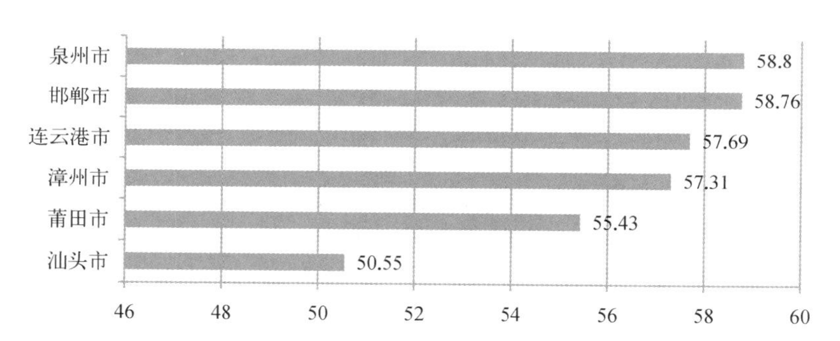

图 5－8　东部地区 26 个地级城市健康服务分指数第四梯队城市得分排序

2021 年，东部地区 26 个地级城市的得分排名分为以下四个梯队。

（1）第一梯队：高于等于 80 分。东部地区 26 个地级城市的健康保障分指数得分 80 分以上的有以下 3 个城市。（见图 5－9）

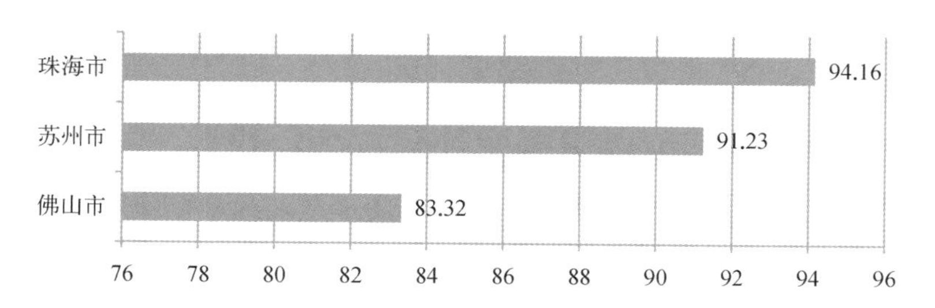

图 5－9　东部地区 26 个地级城市健康保障分指数第一梯队城市得分排序

（2）第二梯队：70 分到 80 分之间。东部地区 26 个地级城市的健康保障分指数得分 70 分到 80 分之间的有以下 3 个城市。（见图 5－10）

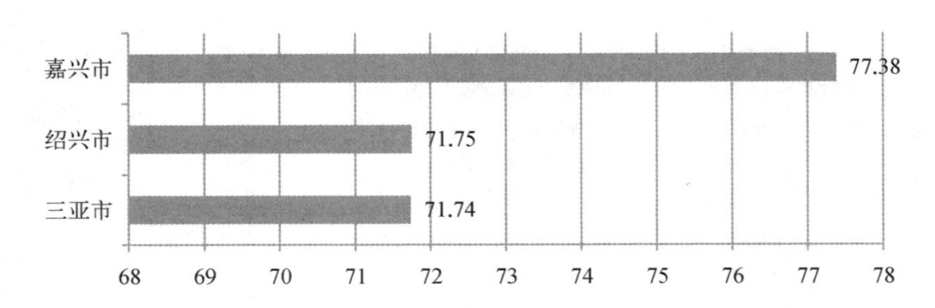

图 5－10　东部地区 26 个地级城市健康保障分指数第二梯队城市得分排序

（3）第三梯队：60 分到 70 分之间。东部地区 26 个地级城市的健康保障分指数得分 60 分到 70 分之间的有以下 9 个城市。（见图 5－11）

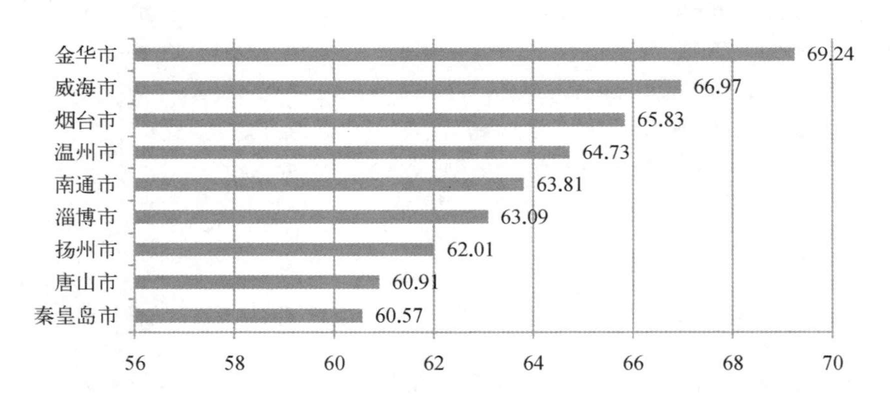

图 5－11　东部地区 26 个地级城市健康保障分指数第三梯队城市得分排序

（4）第四梯队：低于 60 分。东部地区 26 个地级城市的健康保障分指数得分低于 60 分的有以下 11 个城市。（见图 5－12）

四、 东部地区地级城市健康环境分指数排名

2021 年，东部地区 26 个地级城市的健康环境的水平还较低，分指数得分为 70.89 分，未达到 80 分的水平。

2021 年，东部地区 26 个地级城市的得分排名分为以下三个梯队。

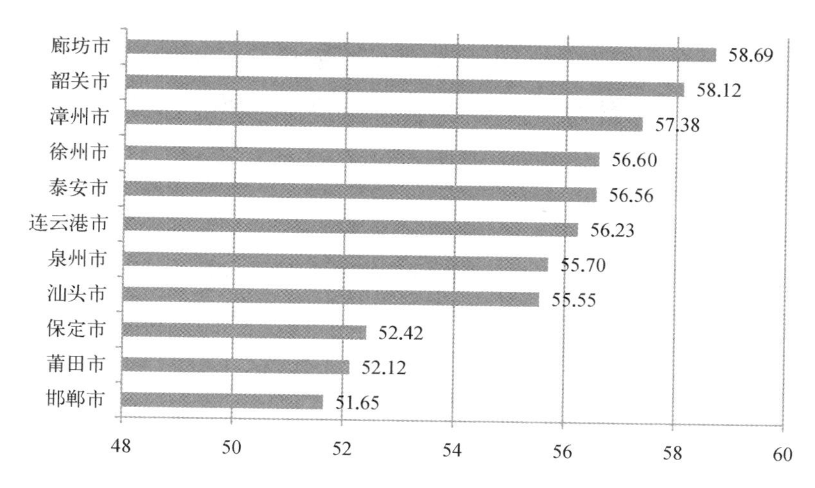

图 5－12　东部地区 26 个地级城市健康保障分指数第四梯队城市得分排序

（1）第一梯队：高于等于 80 分。东部地区 26 个地级城市的健康环境分指数得分 80 分以上的只有珠海 1 个城市，得分为 84.88 分。

（2）第二梯队：70 分到 80 分之间。东部地区 26 个地级城市的健康环境分指数得分 70 分到 80 分之间的有以下 16 个城市。（见图 5－13）

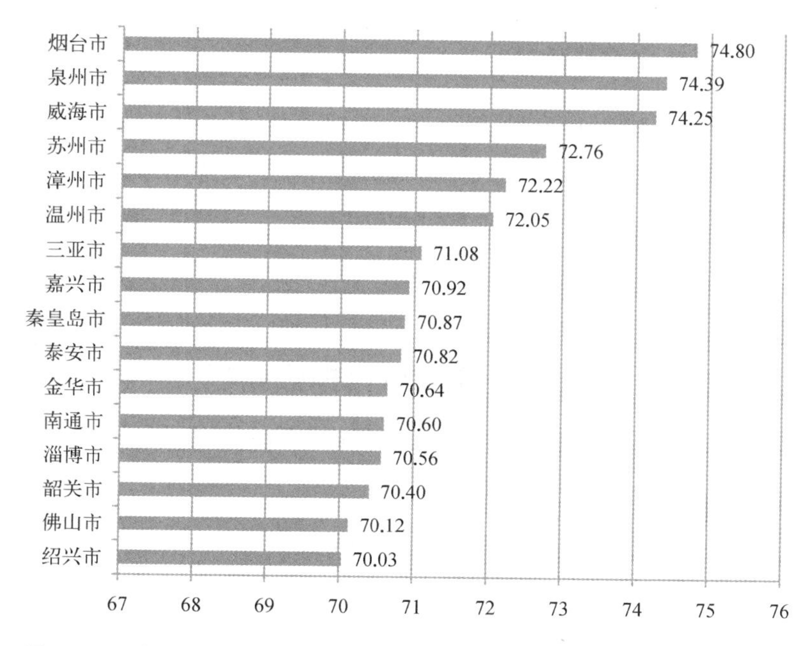

图 5－13　东部地区 26 个地级城市健康环境分指数第二梯队城市得分排序

（3）第三梯队：60 分到 70 分之间。东部地区 26 个地级城市的健康环境分指数得分 60 分到 70 分之间的有以下 9 个城市。（见图 5－14）

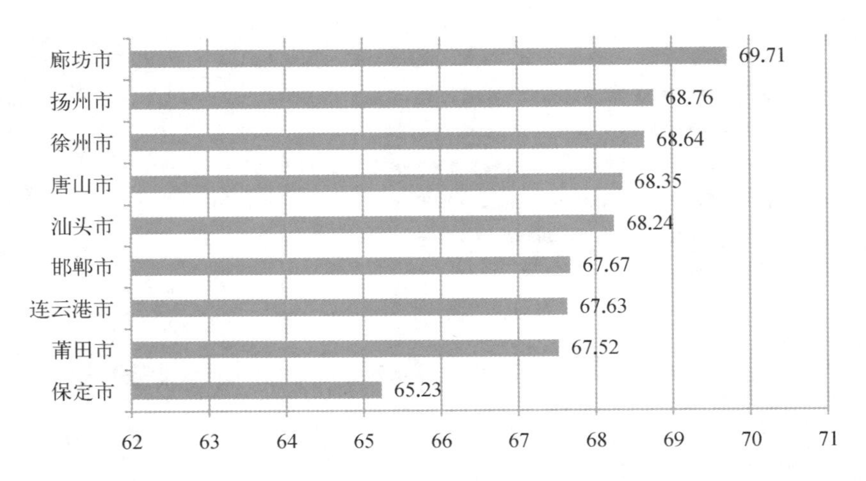

图 5－14 东部地区 26 个地级城市健康环境分指数第三梯队城市得分排序

第二节 中部地区地级城市健康指数

考察的中部地区共计 29 个地级城市，分别为：大同市、宜昌市、湘潭市、马鞍山市、阳泉市、芜湖市、景德镇市、晋中市、洛阳市、萍乡市、临汾市、常德市、运城市、蚌埠市、鹤壁市、九江市、襄阳市、岳阳市、淮南市、平顶山市、张家界市、益阳市、吉安市、安阳市、赣州市、咸宁市、开封市、荆州市以及黄冈市。

一、中部地区地级城市健康综合指数排名

2021 年，中部地区 29 个地级城市的健康城市现代化的水平较低，综合指数得分为 60.60 分，未达到 70 分的水平。

2021 年，中部地区 29 个地级城市的得分排名分为以下四个梯队。

（1）第一梯队：高于等于 65 分。中部地区 29 个地级城市的健康综合指数得分 65 分以上的只有大同市，得分为 66.48 分。

（2）第二梯队：60 分到 65 分之间。中部地区 29 个地级城市的健康综合指数得分 60 分到 65 分之间的有以下 15 个城市。（见图 5－15）

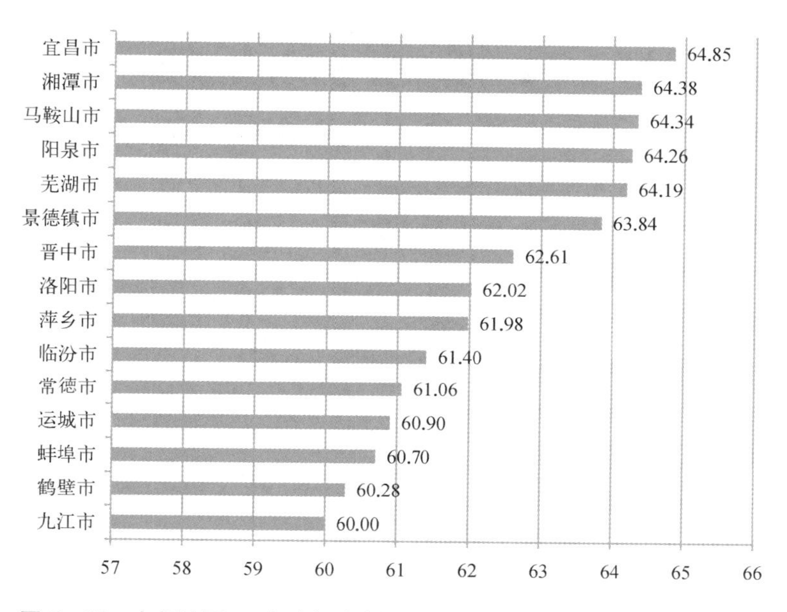

图 5－15　中部地区 29 个地级城市健康综合指数第二梯队城市得分排序

（3）第三梯队：55 分到 60 分之间。中部地区 29 个地级城市的健康综合指数得分 55 分到 60 分之间的有以下 12 个城市。（见图 5－16）

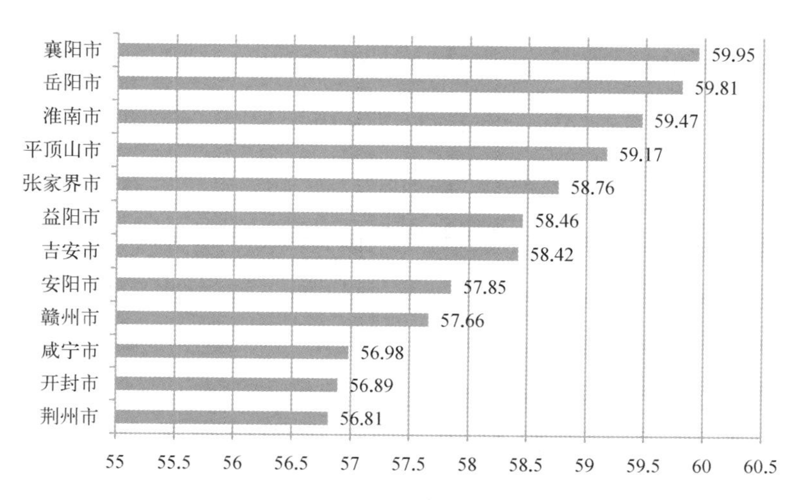

图 5－16　中部地区 29 个地级城市健康综合指数第三梯队城市得分排序

（4）第四梯队：低于 55 分。中部地区 29 个地级城市的健康综合指数得分低于 55 分的只有黄冈市，得分为 53.99 分。

二、 中部地区地级城市健康服务分指数排名

2021 年，中部地区 29 个地级城市的健康服务的水平较低，分指数得分为 61.13 分，未达到 70 分的水平。

2021 年，中部地区 29 个地级城市的得分排名分为以下四个梯队。

（1）第一梯队：高于等于 65 分。中部地区 29 个地级城市的健康服务分指数得分 65 分以上的有以下 6 个城市。（见图 5－17）

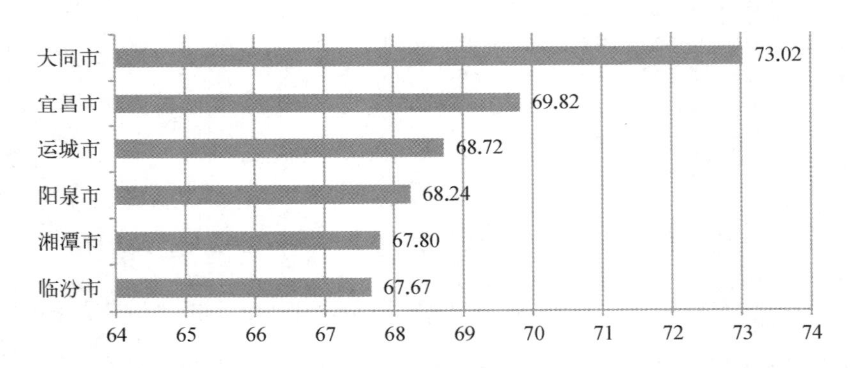

图 5－17 中部地区 29 个地级城市健康服务分指数第一梯队城市得分排序

（2）第二梯队：60 分到 65 分之间。中部地区 29 个地级城市的健康服务分指数得分 60 分到 65 分之间的有以下 12 个城市。（见图 5－18）

（3）第三梯队：55 分到 60 分之间。中部地区 29 个地级城市的健康服务分指数得分 55 分到 60 分之间的有以下 6 个城市。（见图 5－19）

（4）第四梯队：低于 55 分。中部地区 26 个地级城市的健康服务分指数得分低于 55 分的有以下 5 个城市。（见图 5－20）

三、 中部地区地级城市健康保障分指数排名

2021 年，中部地区 29 个地级城市的健康保障的水平较低，分指数得分

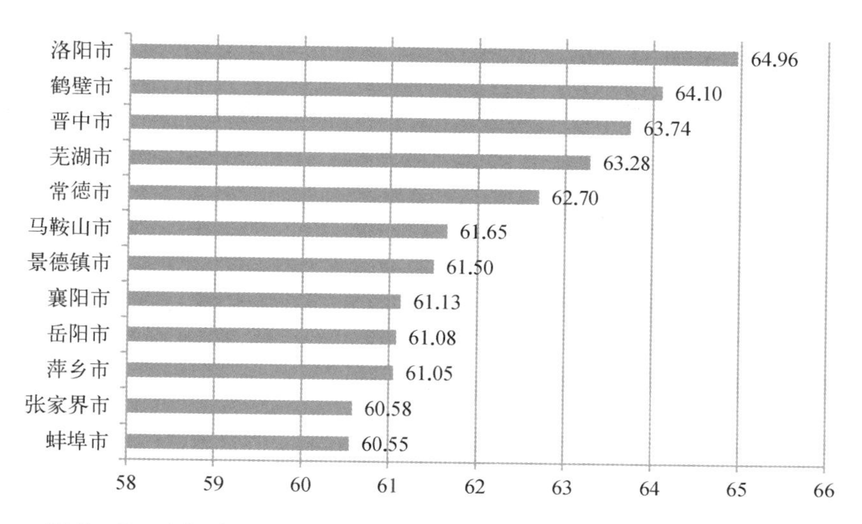

图 5－18 中部地区 29 个地级城市健康服务分指数第二梯队城市得分排序

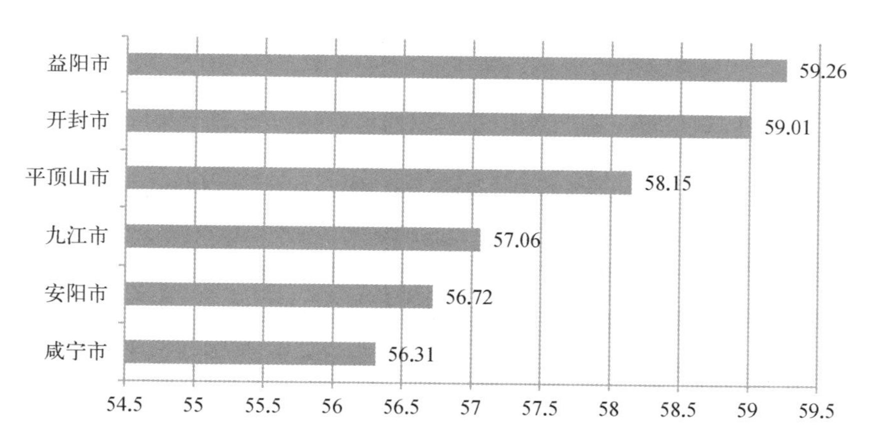

图 5－19 中部地区 29 个地级城市健康服务分指数第三梯队城市得分排序

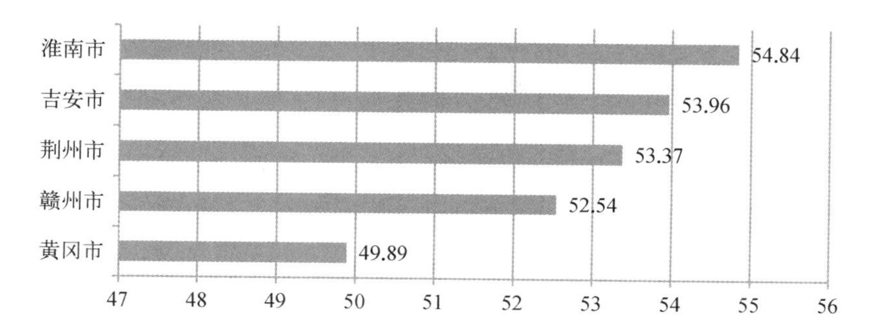

图 5－20 中部地区 29 个地级城市健康服务分指数第四梯队城市得分排序

为 54.8 分，未达到 60 分的水平。

2021 年，中部地区 29 个地级城市的得分排名分为以下四个梯队。

（1）第一梯队：高于等于 60 分。中部地区 29 个地级城市的健康保障分指数得分 60 分以上的有以下 2 个城市。（见图 5－21）

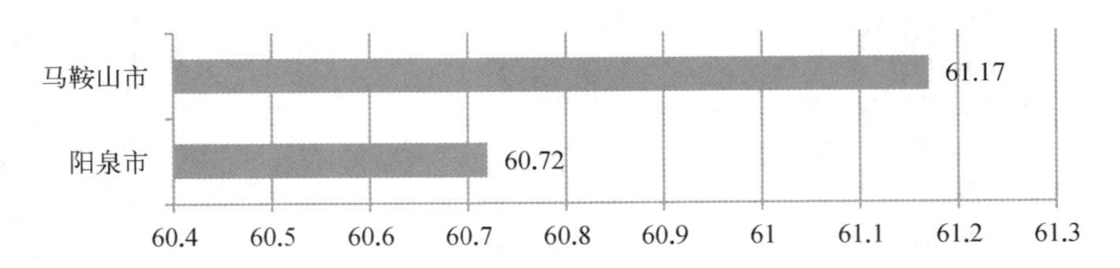

图 5－21　中部地区 29 个地级城市健康保障分指数第一梯队城市得分排序

（2）第二梯队：55 分到 60 分之间。中部地区 29 个地级城市的健康保障分指数得分 55 分到 60 分之间的有以下 8 个城市。（见图 5－22）

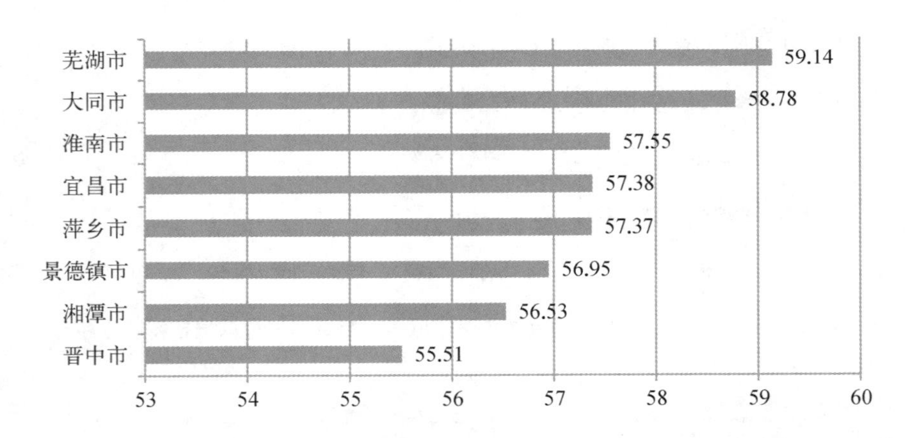

图 5－22　中部地区 29 个地级城市健康保障分指数第二梯队城市得分排序

（3）第三梯队：50 分到 55 分之间。中部地区 29 个地级城市的健康保障分指数得分 50 分到 55 分之间的有以下 16 个城市。（见图 5－23）

（4）第四梯队：低于 50 分。中部地区 26 个地级城市的"健康保障"分指数得分低于 50 分的有以下 3 个城市。（见图 5－24）

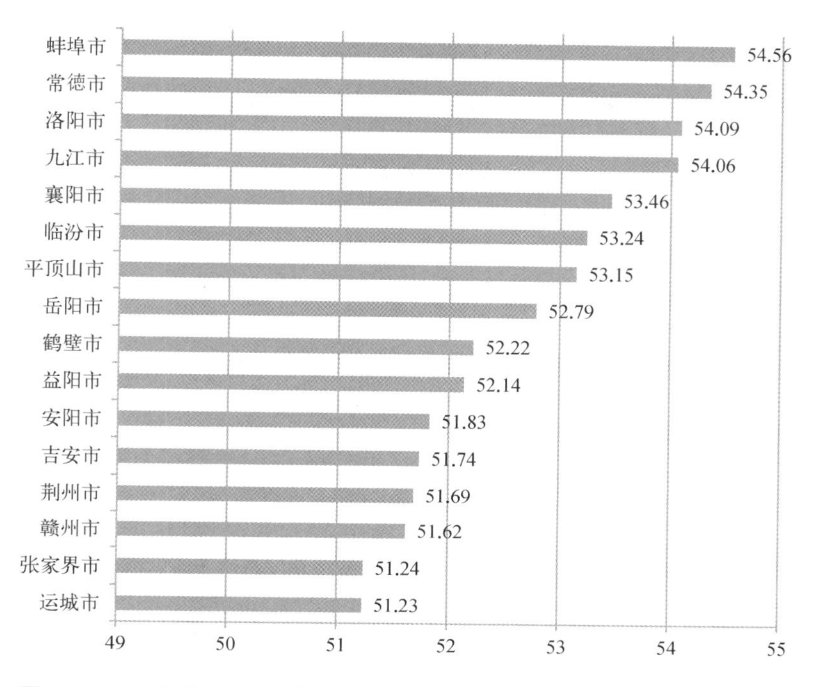

图 5－23　中部地区 29 个地级城市健康保障分指数第三梯队城市得分排序

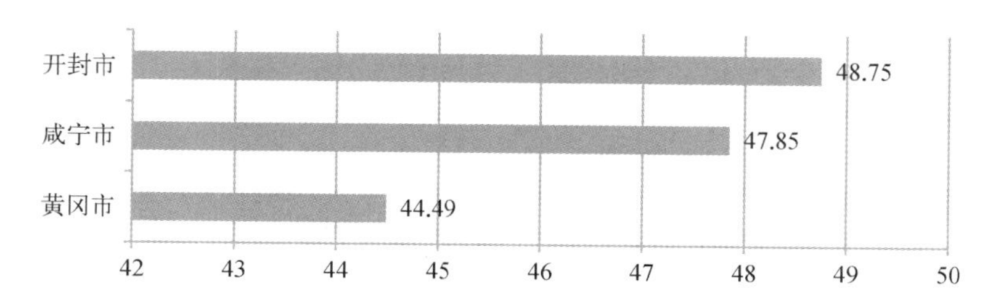

图 5－24　中部地区 29 个地级城市健康保障分指数第四梯队城市得分排序

四、中部地区地级城市健康环境分指数排名

2021 年，中部地区 29 个地级城市的健康环境的水平较低，分指数得分为 69.35 分，未达到 70 分的水平。

2021 年，中部地区 29 个地级城市的得分排名分为以下四个梯队。

（1）第一梯队：高于等于 75 分。中部地区 29 个地级城市的健康环境分指数得分 75 分以上的只有景德镇 1 个城市，得分为 75.38 分。

（2）第二梯队：70 分到 75 分之间。中部地区 29 个地级城市的健康环境分指数得分 70 分到 75 分之间的有以下 9 个城市。（见图 5－25）

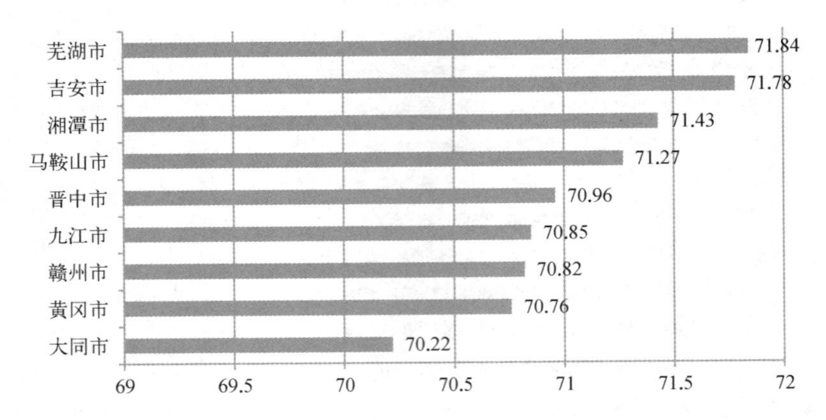

图 5－25　中部地区 29 个地级城市健康环境分指数第二梯队城市得分排序

（3）第三梯队：65 分到 70 分之间。中部地区 29 个地级城市的健康环境分指数得分 65 分到 70 分之间的有以下 18 个城市。（见图 5－26）

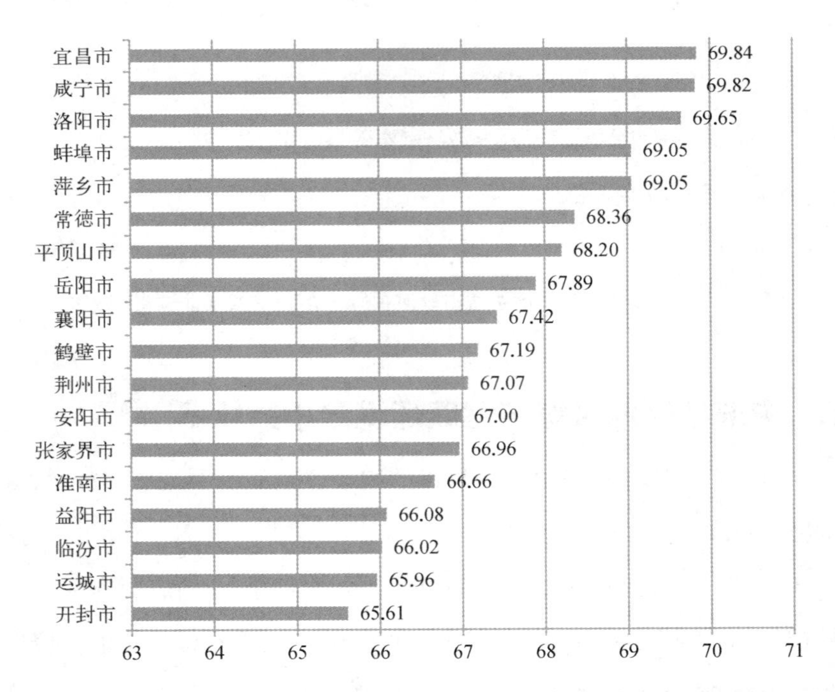

图 5－26　中部地区 29 个地级城市健康环境分指数第三梯队城市得分排序

（4）第四梯队：低于 65 分。中部地区 29 个地级城市的健康环境分指数得分低于 50 分的只有阳泉 1 个城市，得分为 64.99 分。

第三节　西部地区地级城市健康指数

考察的西部地区共计 41 个地级城市，分别为：克拉玛依市、鄂尔多斯市、嘉峪关市、乌海市、哈密市、包头市、金昌市、石嘴山市、攀枝花市、宝鸡市、铜川市、通辽市、吐鲁番市、酒泉市、柳州市、丽江市、玉溪市、吴忠市、榆林市、赤峰市、德阳市、绵阳市、延安市、泸州市、白银市、咸阳市、普洱市、中卫市、遵义市、北海市、南充市、桂林市、六盘水市、防城港市、保山市、固原市、毕节市、曲靖市、天水市、安顺市以及海东市。

一、西部地区地级城市健康综合指数排名

2021 年，西部地区 41 个地级城市的健康城市现代化的水平较低，综合指数得分为 64.52 分，未达到 70 分的水平。

2021 年，西部地区 41 个地级城市的得分排名分为以下四个梯队。

（1）第一梯队：高于等于 80 分。西部地区 41 个地级城市的健康综合指数得分 80 分以上的有以下 2 个城市。（见图 5 - 27）

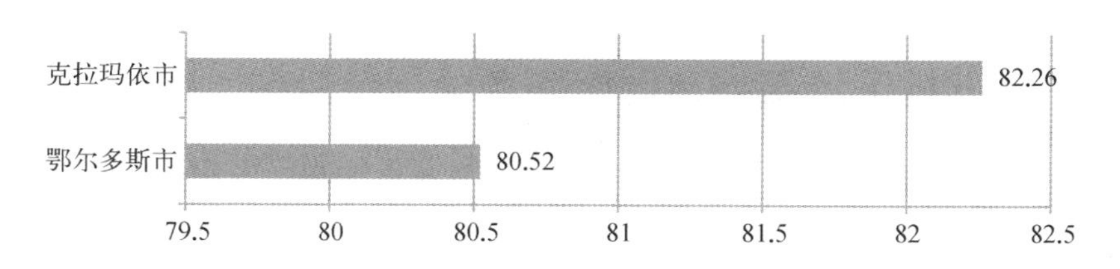

图 5 - 27　西部地区 41 个地级城市健康综合指数第一梯队城市得分排序

（2）第二梯队：70 分到 80 分之间。西部地区 41 个地级城市的健康综合指数得分 70 分到 80 分之间的有以下 4 个城市。（见图 5 - 28）

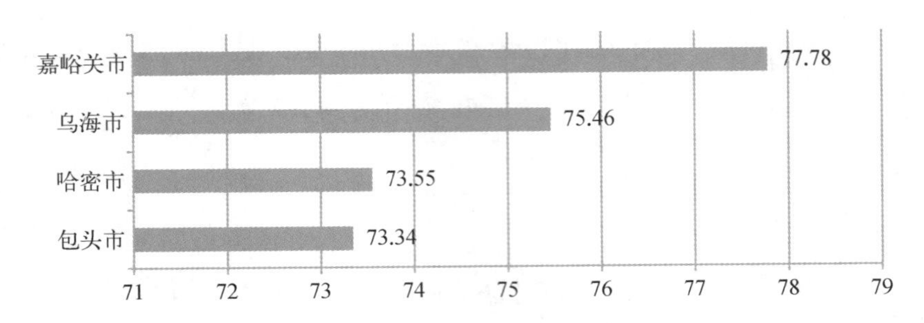

图 5－28　西部地区 41 个地级城市健康综合指数第二梯队城市得分排序

（3）第三梯队：65 分到 70 分之间。西部地区 41 个地级城市的健康综合指数得分 65 分到 70 分之间的有以下 7 个城市。（见图 5－29）

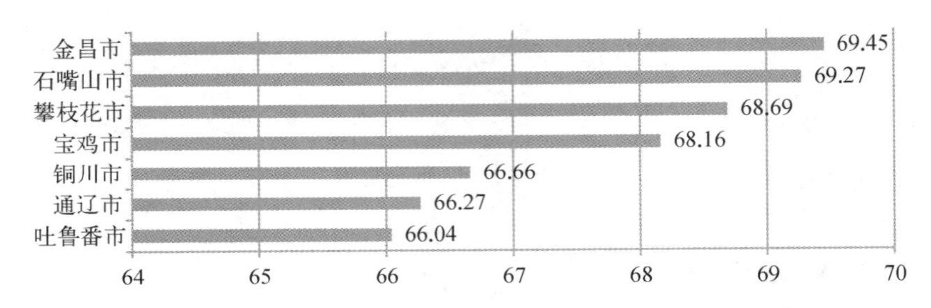

图 5－29　西部地区 41 个地级城市健康综合指数第三梯队城市得分排序

（4）第四梯队：60 分到 65 分之间。西部地区 41 个地级城市的健康综合指数得分 60 分到 65 分之间的有以下 18 个城市。（见图 5－30）

（5）第五梯队：低于 60 分。西部地区 41 个地级城市的健康综合指数得分低于 60 分的有以下 10 个城市。（见图 5－31）

二、西部地区地级城市健康服务分指数排名

2021 年，西部地区 41 个地级城市的健康服务的水平较低，分指数得分为 68.13 分，未达到 70 分的水平。

2021 年，西部地区 41 个地级城市的得分排名分为以下五个梯队。

（1）第一梯队：高于等于 80 分。西部地区 41 个地级城市的健康服务分指数得分 80 分以上的有以下 7 个城市。（见图 5－32）

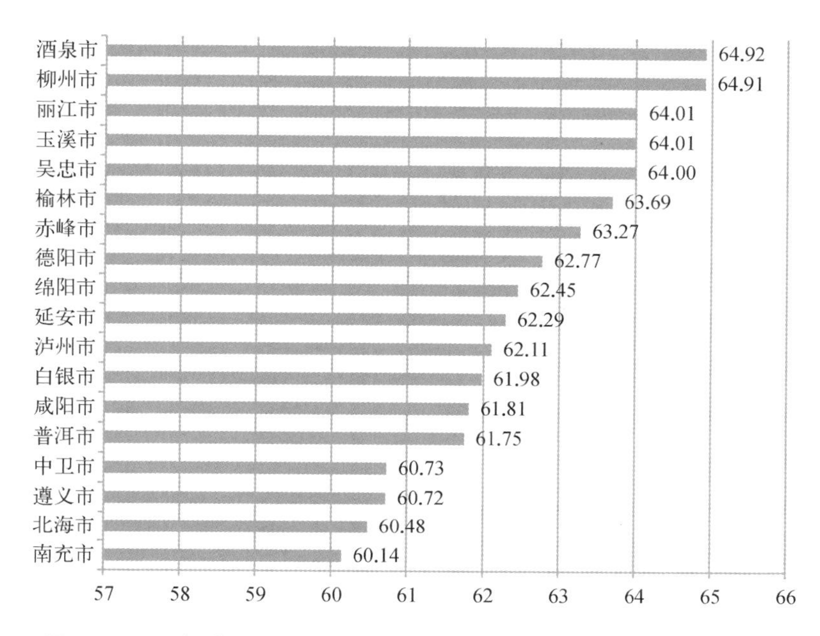

图 5－30　西部地区 41 个地级城市健康综合指数第四梯队城市得分排序

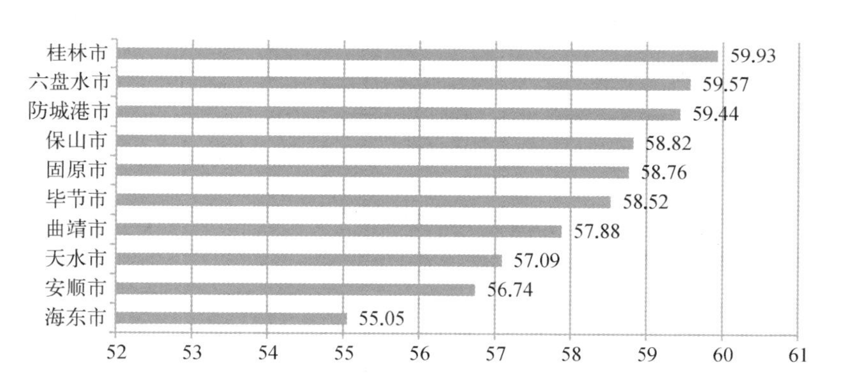

图 5－31　西部地区 41 个地级城市健康综合指数第五梯队城市得分排序

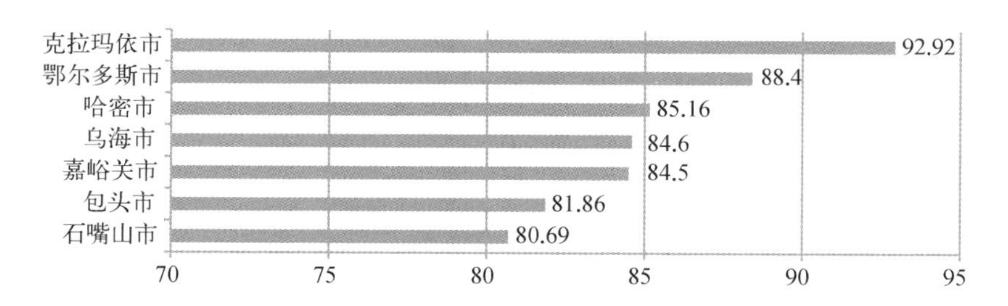

图 5－32　西部地区 41 个地级城市健康服务分指数第一梯队城市得分排序

（2）第二梯队：70 分到 80 分之间。西部地区 41 个地级城市的健康服务分指数得分 70 分到 80 分之间的有以下 5 个城市。（见图 5－33）

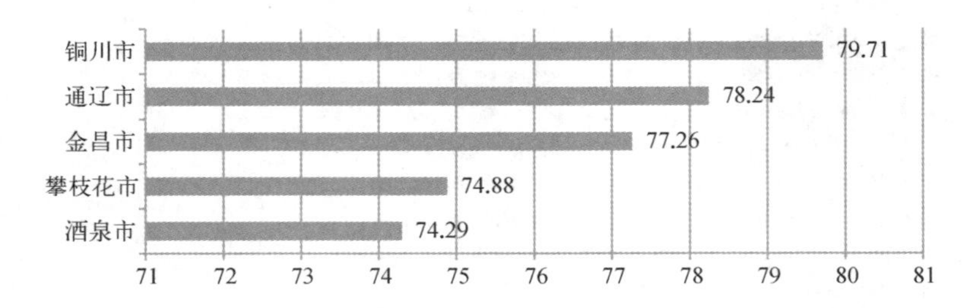

图 5－33　西部地区 41 个地级城市健康服务分指数第二梯队城市得分排序

（3）第三梯队：65 分到 70 分之间。西部地区 41 个地级城市的健康服务分指数得分 65 分到 70 分之间的有以下 10 个城市。（见图 5－34）

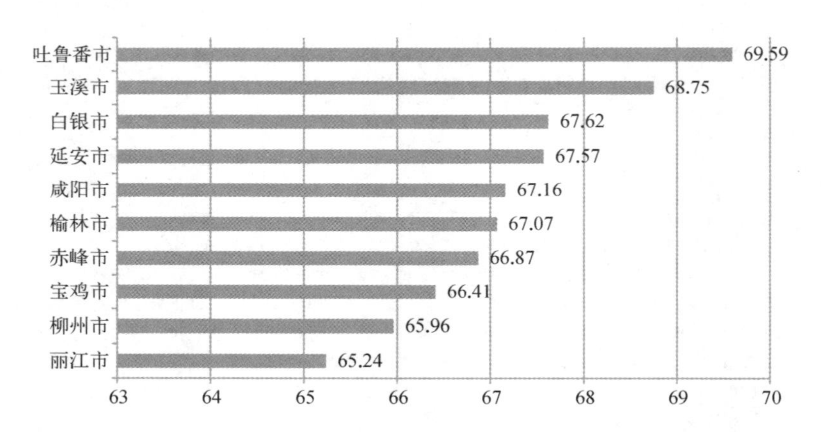

图 5－34　西部地区 41 个地级城市健康服务分指数第三梯队城市得分排序

（4）第四梯队：60 分到 65 分之间。西部地区 41 个地级城市的健康服务分指数得分 60 分到 65 分之间的有以下 9 个城市。（见图 5－35）

（5）第五梯队：低于 60 分。西部地区 41 个地级城市的“健康服务”分指数得分低于 60 分的有以下 10 个城市。（见图 5－36）

三、 西部地区地级城市健康保障分指数排名

2021 年，西部地区 41 个地级城市的健康保障的水平较低，分指数得分

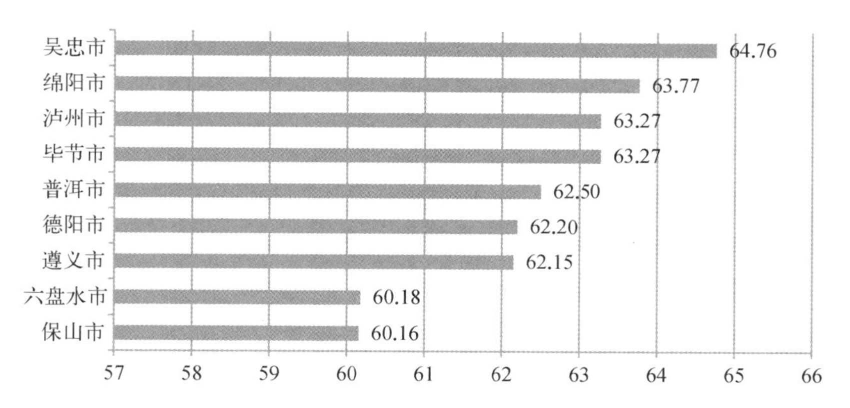

图 5-35　西部地区 41 个地级城市健康服务分指数第四梯队城市得分排序

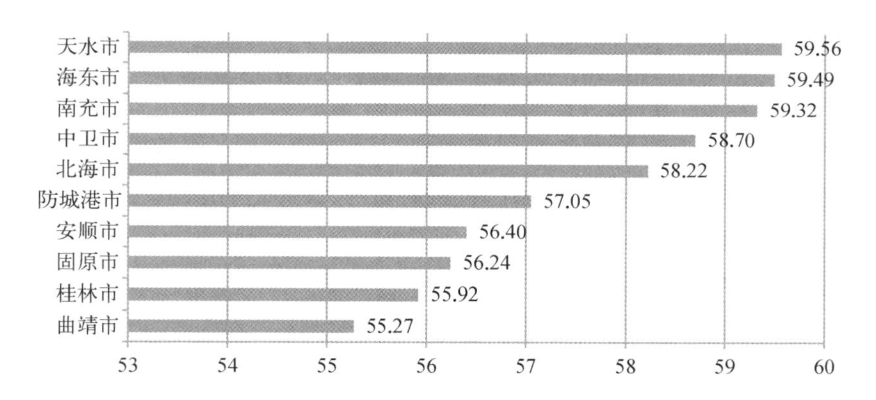

图 5-36　西部地区 41 个地级城市健康服务分指数第五梯队城市得分排序

为 57.82 分，未达到 60 分的水平。

2021 年，西部地区 41 个地级城市的得分排名分为以下五个梯队。

（1）第一梯队：高于等于 70 分。西部地区 41 个地级城市的健康保障分指数得分 70 分以上的有以下 3 个城市。（见图 5-37）

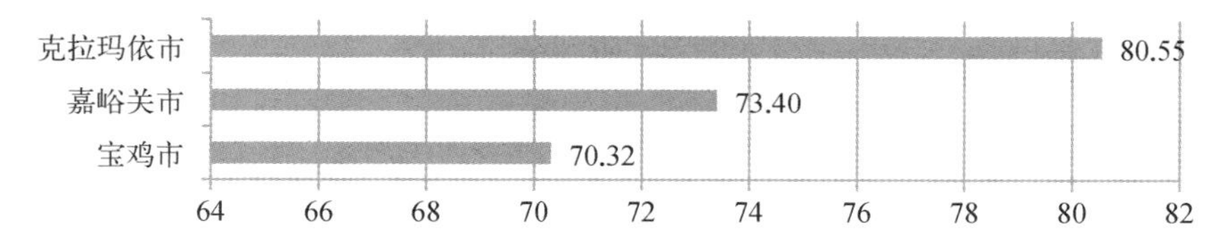

图 5-37　西部地区 41 个地级城市健康保障分指数第一梯队城市得分排序

（2）第二梯队：60 分到 70 分之间。西部地区 26 个地级城市的健康保障分指数得分 60 分到 70 分之间的有以下 8 个城市。（见图 5－38）

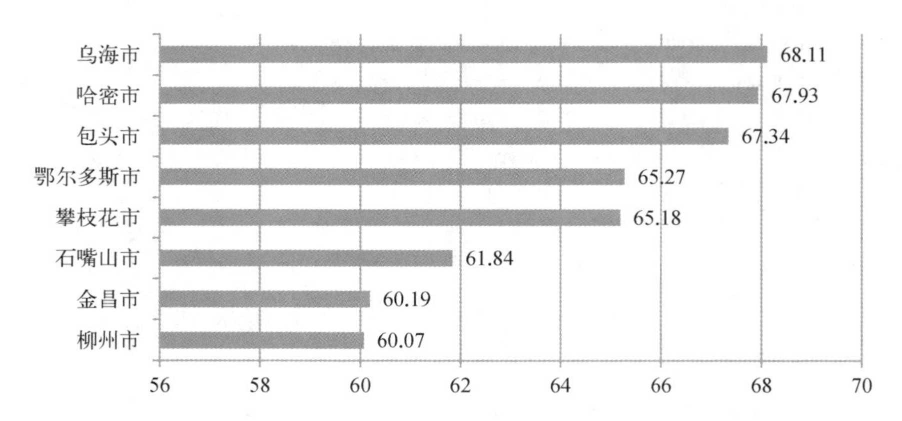

图 5－38　西部地区 41 个地级城市健康保障分指数第二梯队城市得分排序

（3）第三梯队：55 分到 60 分之间。西部地区 41 个地级城市的“健康保障”分指数得分 55 分到 60 分之间的有以下 13 个城市。（见图 5－39）

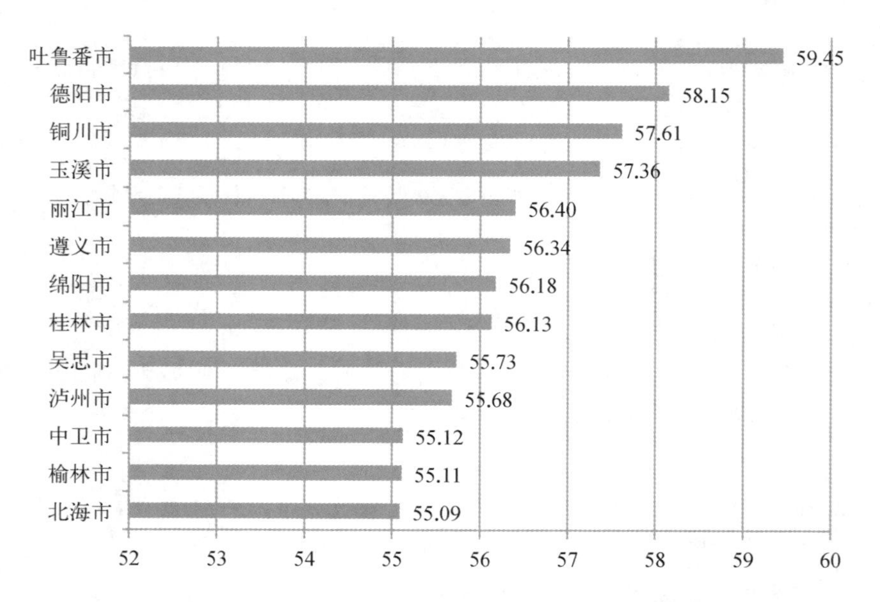

图 5－39　西部地区 41 个地级城市健康保障分指数第三梯队城市得分排序

（4）第四梯队：50 分到 55 分之间。西部地区 41 个地级城市的健康保

障分指数得分 50 分到 55 分之间的有以下 15 个城市。(见图 5－40)

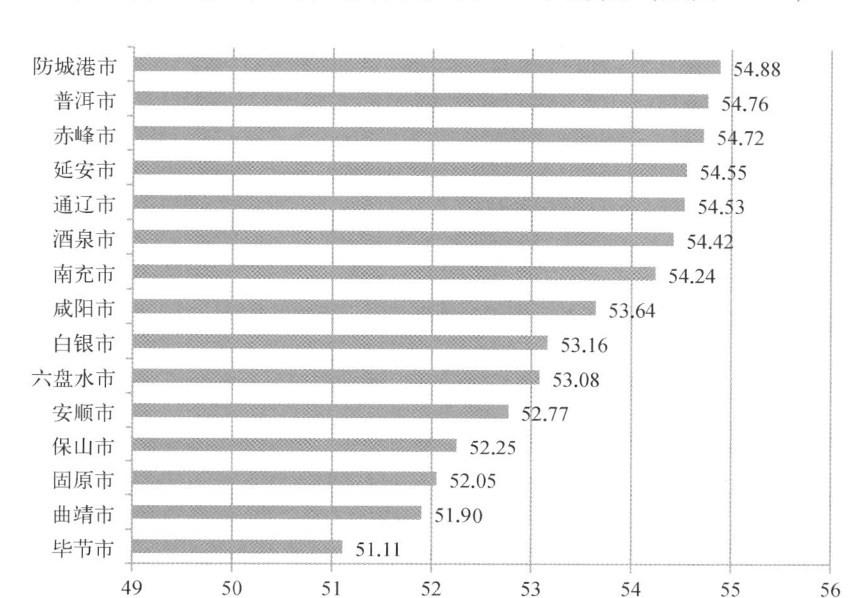

图 5－40　西部地区 41 个地级城市健康保障分指数第四梯队城市得分排序

（5）第五梯队：低于 50 分。西部地区 41 个地级城市的健康保障分指数得分低于 50 分的有以下 2 个城市。(见图 5－41)

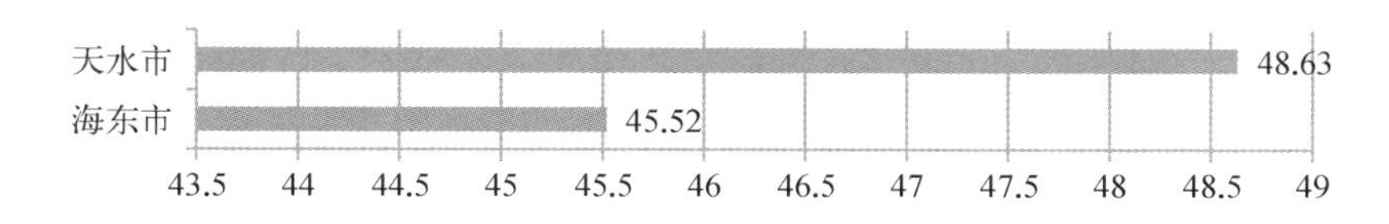

图 5－41　西部地区 41 个地级城市健康保障分指数第五梯队城市得分排序

四、西部地区地级城市健康环境分指数排名

2021 年，西部地区 41 个地级城市的健康环境的水平较低，分指数得分为 69.84 分，未达到 70 分的水平。

2021 年，西部地区 41 个地级城市的得分排名分为以下五个梯队。

（1）第一梯队：高于等于 80 分。西部地区 41 个地级城市的健康环境

分指数得分 80 分以上的有鄂尔多斯 1 个城市，得分为 92.97 分。

（2）第二梯队：75 分到 80 分之间。西部地区 41 个地级城市的健康环境分指数得分 75 分到 80 分之间的有以下 2 个城市。（见图 5－42）

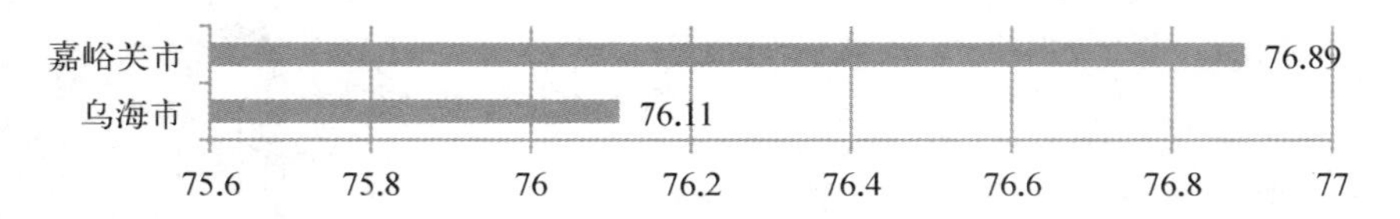

图 5－42　西部地区 41 个地级城市健康环境分指数第二梯队城市得分排序

（3）第三梯队：70 分到 75 分之间。西部地区 41 个地级城市的健康环境分指数得分 70 分到 75 分之间的有以下 12 个城市。（见图 5－43）

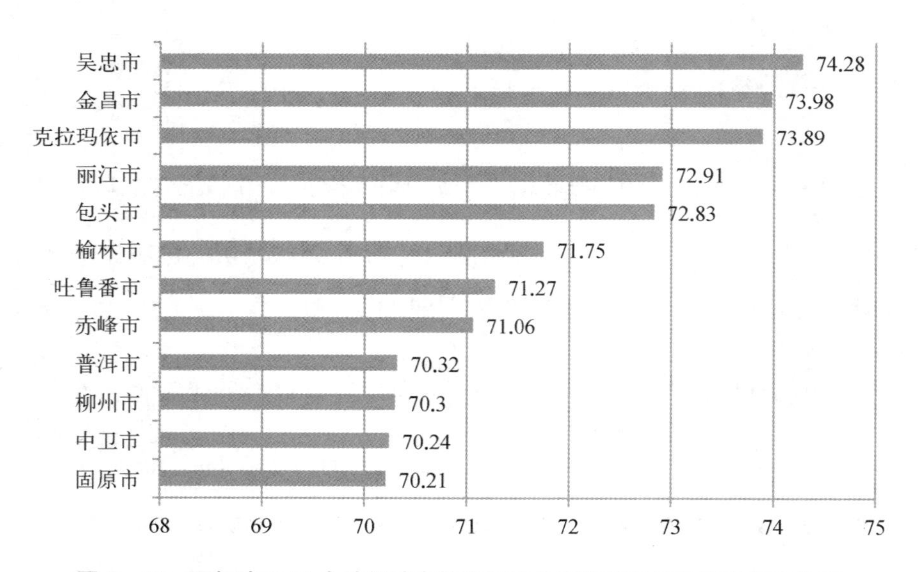

图 5－43　西部地区 41 个地级城市健康环境分指数第三梯队城市得分排序

（4）第四梯队：65 分到 70 分之间。西部地区 41 个地级城市的健康环境分指数得分 65 分到 70 分之间的有以下 23 个城市。（见图 5－44）

（5）第五梯队：低于 65 分。西部地区 41 个地级城市的健康环境分指数得分低于 65 分的有以下 3 个城市。（见图 5－45）

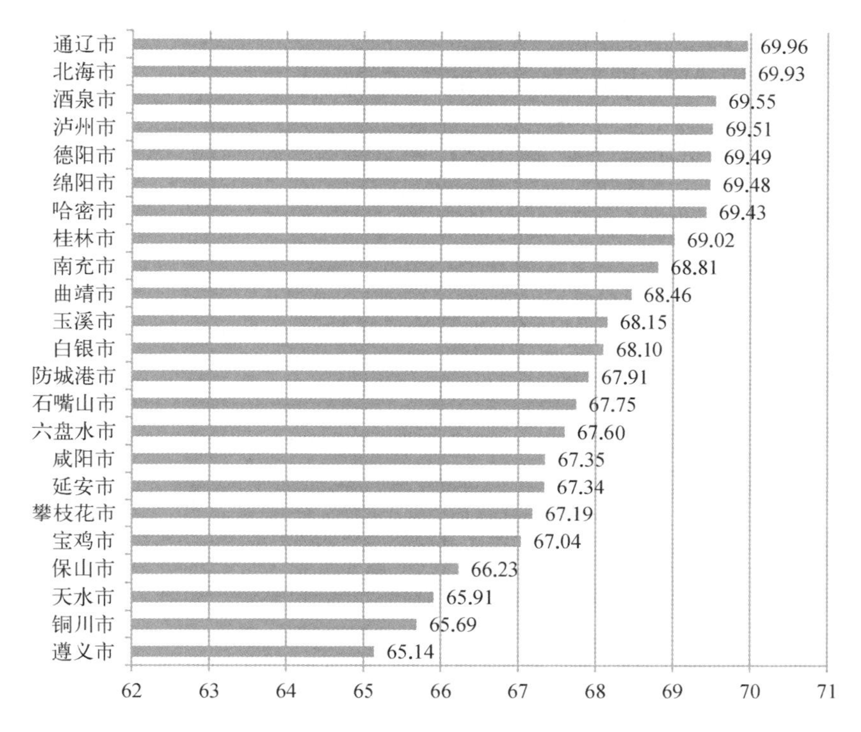

图 5－44　西部地区 41 个地级城市健康环境分指数第四梯队城市得分排序

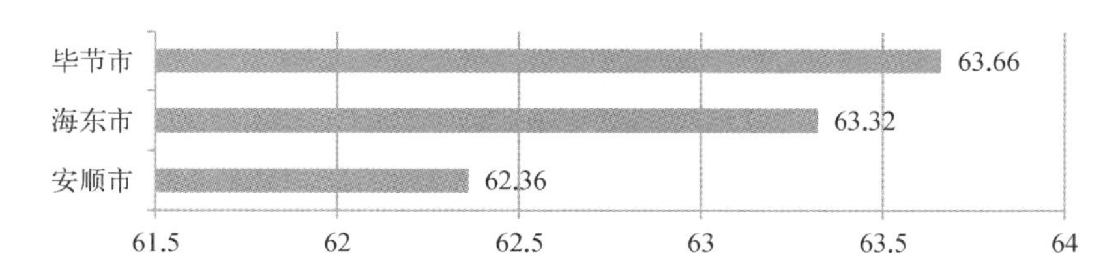

图 5－45　西部地区 41 个地级城市健康环境分指数第五梯队城市得分排序

第四节　东北地区地级城市健康指数

考察的东北地区共计 12 个地级城市，分别为：吉林市、鞍山市、白山市、锦州市、鸡西市、辽源市、牡丹江市、佳木斯市、通化市、四平市、铁岭市以及齐齐哈尔市。

一、东北地区地级城市健康综合指数排名

2021 年,东北地区 12 个地级城市的健康城市现代化的水平较低,综合指数得分为 62.22 分,未达到 70 分的水平。

2021 年,东北地区 12 个地级城市的健康综合指数得分排名如下：排名第一的吉林市,得分 65.95 分;排名最后的齐齐哈尔市,得分 57.7 分。(见图 5－46)第一名吉林市和最后一名齐齐哈尔市相差 8.25 分。

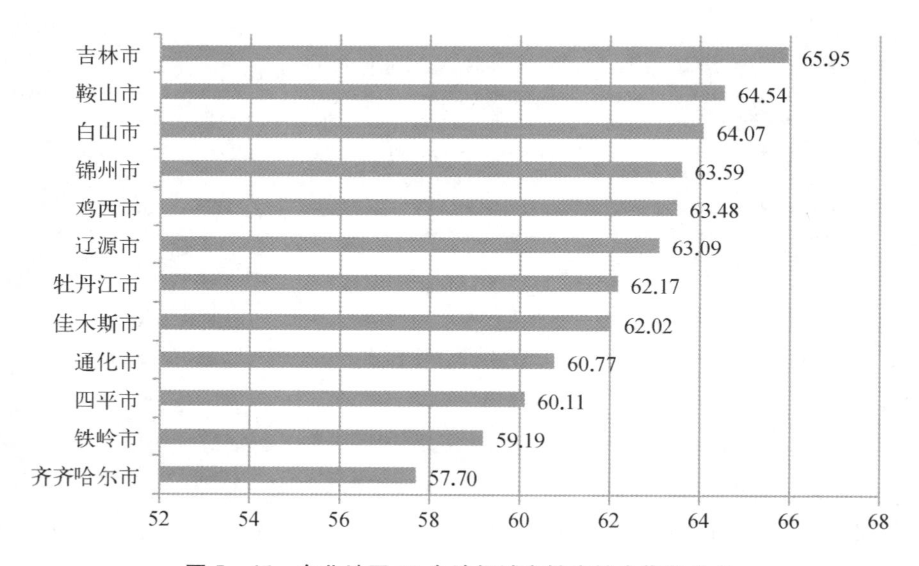

图 5－46　东北地区 12 个地级城市健康综合指数排名

二、东北地区地级城市健康服务分指数排名

2021 年,东北地区 12 个地级城市的健康服务的水平较低,分指数得分为 65 分,未达到 70 分的水平。

2021 年,东北地区 12 个地级城市的健康服务分指数得分排名如下：排名第一的白山市,得分 74.84 分;排名最后的铁岭市,得分 57.5 分。(见图 5－47)第一名白山市和最后一名铁岭市相差 17.34 分。

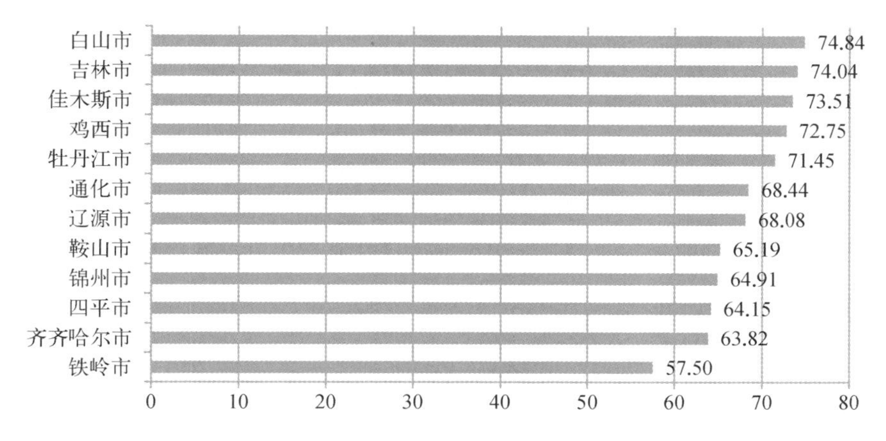

图 5-47 东北地区 12 个地级城市健康服务分指数排名

三、 东北地区地级城市健康保障分指数排名

2021 年,东北地区 12 个地级城市的健康保障的水平较低,分指数得分为 55.21 分,未达到 60 分的水平。

2021 年,东北地区 12 个地级城市的健康保障分指数得分排名如下：排名第一的白山市,得分 60.92 分;排名最后的佳木斯市,得分 49.55 分。(见图 5-48)第一名白山市和最后一名佳木斯市相差 11.37 分。

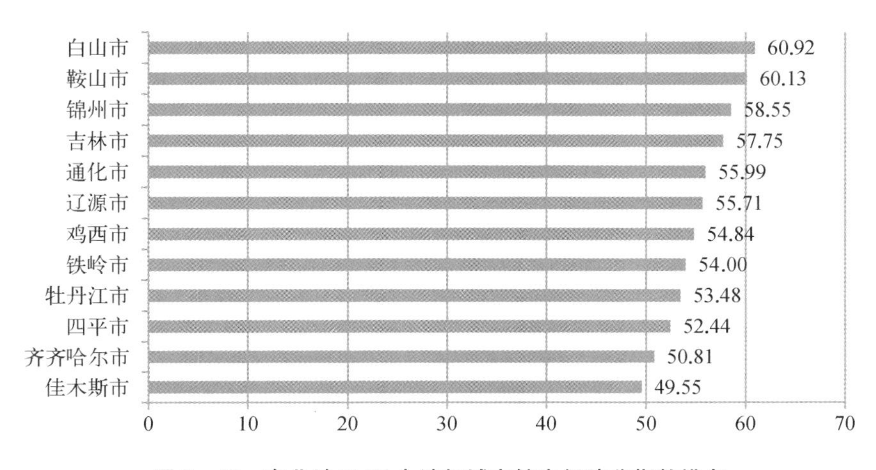

图 5-48 东北地区 12 个地级城市健康保障分指数排名

四、 东北地区地级城市健康环境分指数排名

2021 年,东北地区 12 个地级城市的健康环境的水平较低,分指数得分为 67 分,未达到 70 分的水平。

2021 年,东北地区 12 个地级城市的健康环境分指数得分排名如下:排名第一的鞍山市,得分 69.77 分;排名最后的白山市,得分 57.5 分。(见图 5-49)第一名鞍山市和最后一名白山市相差 12.27 分。

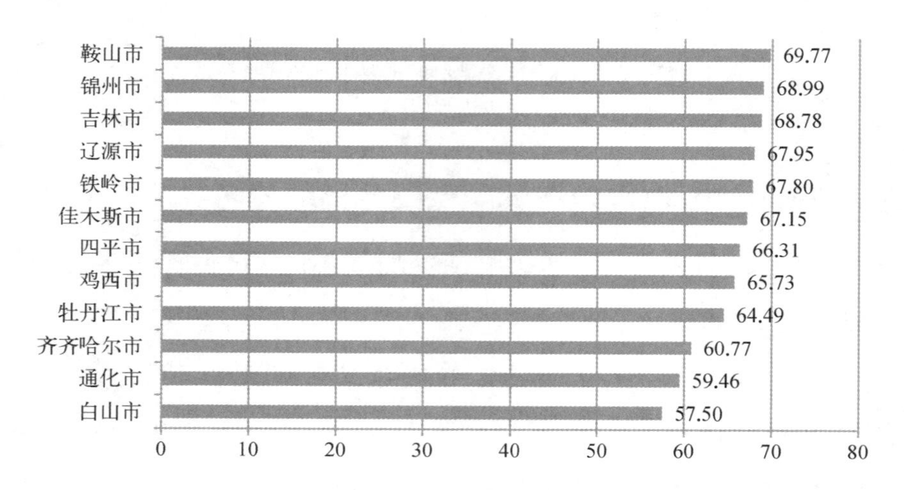

图 5-49 东北地区 12 个地级城市健康环境分指数排名

|第六章|

城市现代化进程中的健康城市建设

国家“十四五”规划确定了“全面建设社会主义现代化国家”的目标任务。建设社会主义现代化国家，一个重要基础是建设好社会主义现代化城市。中国的城市现代化是以“人民”为本的现代化，以“人民”为本的现代化也是“十四五”时期健康城市建设的根本宗旨、根本目标、根本任务。因此，研究“十四五”时期的健康城市建设，我们既要以前几章对2021年健康城市建设的水平分析为基础，又要将其置于“十四五”城市现代化进程中进行分析判断。

第一节　改革开放以来的城市化现代化

经过新中国70多年尤其是改革开放40多年的快速发展，中国城市的现代化全面持续推进。2019年末，我国常住人口城镇化率达到60.6%，比2015年提高4.5个百分点，1亿左右农业转移人口和其他常住人口在城镇落户目标取得决定性进展，各地取消了农业户口与非农业户口之分，统一登记为居民户口，延续半个多世纪的“农转非”彻底退出历史舞台。

目前，其中31个省（自治区、直辖市）全部实施居住证制度，以居住证为载体的城镇基本公共服务提供机制基本建立。到2025年，预计城镇化将达到65%，在全面建设社会主义现代化国家的征途上迈出坚实步伐。

一、 改革开放以来快速城市化产生的问题

改革开放以来，中国掀起了城镇化、城市现代化建设的浪潮，一座座城镇如雨后春笋般涌现，城镇人口快速增加、城市建成区大规模拓展、城市基础设施显著改善、城市经济高速发展、居民财富迅速累积，现代化城市的地位得到前所未有的提高。城市已经成为人类社会、经济和文化发展最重要的载体。但是在这40多年的发展中，由城市现代化带来的问题也日益突出。

（一） 城市环境矛盾冲突，生态健康问题凸显

在我国快速城市化的过程中，城市环境和生态问题逐渐凸显。同时，随着我国经济水平稳步提高，人民整体收入水平逐步提升，城市环境问题与人民对美好生活的向往、对良好环境的需求之间的矛盾也随之增强。

近年来我国一直坚持可持续发展战略，但传统高能耗、高污染方式造成的环境污染与生态问题仍然存在。《大气中国2020报告：中国大气污染防治进程》显示，2019年，全国337个城市的空气质量整体延续了过去六年的改善势头，全国能实现PM2.5年平均浓度达标的城市首次超过半数，但改善幅度明显减小，部分城市出现反弹。此外，国内城市臭氧污染情况依然严重，全国臭氧达标城市比例逐年下降，已经从2015年的84%下降至2019年的69.5%，PM2.5和臭氧成为当下空气污染治理的重大挑战。[①] 与此同时，由全球气候变暖引起的气候灾害，特别是次数频发的极端暴雨引发的城市雨洪灾害，给我国城市的基础设施和人民安全带来极大威胁，也是近年来我国城市亟须解决的问题。

① 亚洲清洁空气中心.大气中国2020报告：中国大气污染防治进程［R］.2020: 9－55.

（二） 部门协作亟待完善，社会参与仍需优化

城市建设涉及多个政府职能部门，需要多部门的协作与全社会的参与。我国的城市建设长期由政府主导，虽然能发挥统筹规划优势，但在部门协作和群众参与方面的规范和措施仍有待完善，具体体现在实施过程中责任义务、职能界定不明等问题。①

改革开放以来，我国经历了数次政府机构改革，2018 年，国务院再次执行机构调整方案，数个部门重新组织合并，旨在提高行政效率。同时，随着城市化进程加快，市民公共意识日益增强，社会组织及个体更主动地参与地方甚至国家的政策制定进程中来。但在历史文化因素和复杂管理体制影响下，社会参与仍然面临参与机制不健全、配套政策法规不完善、公众参与程度低等问题。② 而日本，至 2019 年，日本政府登记的社会非营利组织（简称“NGO”）总计 5 万多个，其活动领域涉及健康、医疗、环境保护、减灾救灾等 20 多个。其中，在灾害风险管理方面，NGO 团体的活动类型，从早期的灾害知识、避难训练等灾害教育领域拓展到灾害发生时的自助、互助等实际救援行动，能够深度参与灾害风险管理的全过程。因此，重视社会组织的培养与管理，可在一定程度上有助于优化社会参与。

（三） 社会公平有待加强，公共服务配给不足

社会资源的公平分配是实现社会稳定与发展的重要指标，城市承载了大量公共服务职能，社会公平是城市健康公共资源配置的重要理念。随着城市化进程快速推进，我国区域之间、城乡之间公共健康服务资源分配不均、城市内部的公共服务资源缺乏等问题仍然十分突出。从横向上看，我国东西部地区教育资源、医疗条件分配不公，差距越来越大；从纵向上看，城市

① 宋君.健康城市建设中多部门合作现状与对策研究［J］.医学与哲学，2014（35）：54－57.

② 孟甜.非政府组织参与灾害救助的困境解读与制度重构——以汶川地震为例［J］.西南民族大学学报（人文社科版），2014（2）：93－97.

与农村之间的教育资源和医疗条件存在巨大差异。

随着中国社会老龄化逐年加速，养老服务的缺口也逐年增大。据民政部、国家卫健委等部门统计，我国目前老年人人口数已经达到2.49亿，其中失能及半失能老年人口将近4 000万，而专业从事养老护理的人员仅有30万人。[①] 除此以外，还存在养老行业护理人员专业素质参差不齐、专业能力有限等问题，同时养老机构床位紧缺问题也十分严重，截至2020年该缺口已经接近千万，远超当前的供给数量。[②]

（四） 城市历史文化遭到忽视，城市个性特色建设不够

城市化进程加快使得中国各城市间竞争日益激烈，各地的城市建设曾涌起一股攀比、模仿的风气。走在中国各个城市的街头，常常让人有一种"不识此城是何处"的错觉，片面追求现代化与国际化，对国外城市建设风格"依葫芦画瓢"，导致城市面貌"千城一面"；或仿古成风，过度强调仿古城镇、仿古街区，"拆旧建新""破旧立新"，从而出现千篇一律的"明清一条街""××商品一条街"。这些城市建设摈弃了城市自身固有的特点，使原本拥有历史悠久的城市失去了本土文化的个性与自己的定位。

与之相反，国外有些城市的发展注重保留当地的地域文化与特色，能够充分利用已有的城市环境，在本土积淀上进行设计与建设，让城市既能保留原有的遗产和文化，也能体现自身的个性。这种模式才是节约资源、降低成本，实现可持续发展的建设模式。

二、"十四五"时期城市现代化的价值取向

"十四五"时期，我国进入新的发展阶段，贯彻新发展理念，构建新发展

① 黄筱，骆飞.养老护理员巨大缺口如何补？[N].北京日报，2019－11－25（9）.

② 前瞻产业研究院：《2018年养老院行业市场现状与发展前景分析供不应求矛盾亟待解决》，https://www.qianzhan.com/analyst/detail/220/190111-3258e495.html.，2019年1月12日更新。

格局,面临诸多新情况、新变化,有了更高的新要求,城市现代化要破解改革开放以来存在的种种问题,必须要确立城市现代化的新价值取向。

(一) 坚持新发展理念,进一步优化城市空间布局

创新、协调、绿色、开放、共享的发展理念是新时代一切工作的根本遵循。在2016年,习近平总书记就强调,要以人的城镇化为核心,更加注重提高户籍人口城镇化率,更加注重城乡基本公共服务均等化,更加注重环境宜居和历史文脉传承,更加注重提升人民群众获得感和幸福感。要遵循科学规律,加强顶层设计,统筹推进相关配套改革,鼓励各地因地制宜、突出特色、大胆创新,积极引导社会资本参与,促进中国特色新型城镇化持续健康发展。

经过长期发展,以京津冀协同发展、长三角一体化发展、粤港澳大湾区建设、长江经济带发展、黄河流域生态保护和高质量发展、成渝地区双城经济圈建设为战略主导的空间格局已经形成,有了制度安排和顶层设计,也为不同区域的新型城镇化建设指明了方向。但由于我国区域广阔,各地发展基础和条件大不相同,加之面临百年未有之大变局,要准确把握我国经济社会发展空间结构深刻变化与发展趋势,充分认识中心城市和城市群发展的规律,按照五大新发展理念,从国家战略层面进一步优化顶层设计,采取更加精准的政策,调适路线图,为新型城镇化迈向高质量发展提供价值指向。

(二) 加快推进产业转型升级,为新型城镇化增添新动能

城镇化与工业化相伴而行,没有工业化就没有城镇化。当前我国正处在以国内大循环为主体、国内国际双循环相互促进、加快形成新发展格局、全面建设社会主义现代化国家的新发展阶段,城市产业转型升级的任务异常艰巨,亟须培育新业态,以适应发展的新要求,为城市现代化注入新动能。

一是要优化产业布局,加快淘汰落后产能。坚决关闭一批“僵死企业”,并通过智慧化、智能化改造推进产业转型,尤其要利用重大项目牵引、

创新设计驱动、技术改造提升，加快新旧动能转换，从而带动区域、城市的转型升级。二是坚持精准施策，靶向发力，加快推进企业转型升级。企业是创造城市经济价值的重要主体和解决就业的重要载体，而企业要创造巨大财富必须有赖于灵活的创新机制和良好的营商环境。因此，地方政府部门要进一步清理和废除制约企业高质量发展的障碍，分层分类出台政策，营造国际一流营商环境，支持企业在全面提升现代制造业质量水平的同时，大力发展新技术、新产品、新业态，拓宽就业渠道，吸引和留住更多劳动者和高端人才。三是以城市特优产业为依托，以重大项目为抓手，创造新的需求，培育诸如在线教育、互联网医疗、无人经济等新形态，带动多元投资，促进大众新消费，形成强大国内市场，更好地满足人民群众对美好生活的新期待，推动构建城市、城市群现代化经济体系，为新型城镇化高质量发展增添新动能。

（三） 坚持以人民为中心，实施以县城为重要载体的发展

当前，我国已进入全面建设社会主义现代化强国的新阶段，但城乡二元结构仍未打破，数字鸿沟越来越大，人民日益增长的美好生活需要和不平衡不充分的发展之间的矛盾突出，土地城镇化大于人的城镇化。

2021年中央一号文件强调县域内城乡融合发展，明确城乡融合发展空间载体。这为破除城乡二元结构、实现以人民为中心的城乡融合发展指明了方向。

一是要提高农业转移人口市民化质量。当前，我国有数亿离乡外出务工人员，在城市的各个领域工作。他们为城市发展作出重要贡献，有的经过打拼已落户城镇，但大多数处在流动状态，各项基本保障得不到落实，农业转移人口市民化的质量亟待提高。因此，要花力气落实中央已经出台的旨在解决农民工社会保障和公共服务均等化的各项政策，并在实践中不断完善，为他们能体面地共享城市生活提供保障。

二是要增强中心城市和城市群综合承载、资源优化配置能力。毋庸置

疑，中心城市和城市群在我国城镇化中具有举足轻重的地位和作用，但由于受区域、功能等因素影响，部分中心城市，尤其是西部的一些中心城市的综合承载能力和辐射带动能力仍有限。因此，国家应加大对西部12个省自治区市的中心城市和城市群发展的政策支持力度：在战略性新兴产业布局、新业态培育孵化、人力资源开发与高端人才引进等方面优先配置，增强中心城市和城市群的"磁力"；做精中心城市，促进内涵式发展，以中心城市实力的提升带动整个区域的健康、高质量、可持续发展，尽快缩小与东部、沿海发达地区的差距。

三是推进以县城为重要载体的新型城镇化建设，促进大中小城市和小城镇协调发展。我国有2 000多个县（县级市、自治县、旗、自治旗、特区和林区），它们是县域的政治文化中心和县域经济综合实力及竞争力的直观体现。党的十九届五中全会作出了"推进以县城为重要载体的城镇化建设"的制度安排，在新型城镇化建设中，县城的作用将会更加凸显。因此，要在新的历史条件下进一步优化县城发展规划，遵循生态文明发展原则，强化生产、生活、生态空间功能，高质量做好特色优势产业，做靓主导品牌，着力解决好就业、教育、社保、医疗、养老、托幼、住房等民生实事，增强农业人口转移市民化的吸纳能力；提升县城综合品质，打造有特色的区域形象；通过智能化改造提档升级基础设施，打通节点堵点，增强便捷性，主动融入中心城市和城市群，增加承接产业的能力，夯实县城可持续发展根基。

（四）提升城市治理水平，促进城乡融合高质量发展

城市治理是一个庞大的系统工程，旨在整合资本、土地、劳动力、技术、信息、知识等生产要素以谋求城市经济、社会、生态等方面的可持续发展，实现整体地域的协调发展。而城乡融合发展是中共中央基于当代中国发展的现实作出的战略安排，其目的在于解决长期存在的"重城轻乡、城强乡弱"二元经济体制，重塑新型城乡关系，走城乡融合发展之路，构建"城乡共享

社会”，尤其要在土地改革、户籍制度、财政金融、建设主体四方面着力，通过有效治理来实现协同发展。

一是各级各类城市政府要按照中央的战略步骤，切实贯彻新发展理念，处理好城乡之间的关系，通过整合本土资源，广纳外部资源，破除人口、土地、财政、金融、农村产权和工商资本入乡等现行体制机制的束缚，在强固发展优势的基础上，尽快形成新的发展格局。二是要充分调动有利于城市高质量发展的所有主体和全体市民的积极性和创造性，激活智慧，为城市治理献计献策，为城乡融合发展多作贡献。三是贯彻执行《中共中央 国务院关于全面推进乡村振兴加快农业农村现代化的意见》精神，立足各地实际，精心谋划城市空间，升级基础设施，优化产业结构，美化人居环境，着力建设一批能够辐射带动乡村发展的特色美丽中心镇和小集镇，使广大农民离土不离乡，实现包容性就业，真正记得住乡愁，延续传承创新千百年来的农耕农业文明，用美丽乡村的春色，去开启美丽中国的四季。

三、“十四五”时期现代化城市的样式

通过新型城镇化，城乡融合高质量发展破解改革开放40多年来的城市化、城市现代化的问题，谋划“十四五”时期现代化城市的样式，为健康现代化城市提供基础，形成健康现代化城市的“标杆”。

（一）“十四五”城市现代化要求

中国城市化特色主要体现在：

1. 工业化与信息化同时推进。中国正处于工业化时期，工业化仍然是城市的主要任务。同时中国的城市，特别是大城市和高科技城市又面临新型工业化与发展信息化的双重任务。一些城市，特别是发展领先的大城市和科技城市，把发展信息产业放在重要的、突出的地位，成为城市发展的增长点，信息产业成为优先发展的先导产业和支柱产业。

2. 集中型城市化与分散型城市化同时推进。工业化时期的城市化经常表现为资源集中型的城市化，而信息化时期的城市却表现为资源分散型的城市化。或者说信息化时期的城市化与逆城市化同时发展，特别是一些大城市和国际化城市，居民向郊区和附近小城镇迁移的苗头开始出现。另外信息时代，由于通信技术和交通事业的迅猛发展，使居民的工作地点和居住地点可以实现远距离的分离。

3. 城市化与城乡一体化同时推进。一方面，由于农村经济的发展，新型城镇化的深入，城乡之间的差别不断缩小，农民生活水平迅速提高，农民基本实现城镇生活方式、享受现代城市文明。这在经济发达地区表现十分明显。另一方面，在中国的广大地区，仍需要解决城乡空间隔离的问题，通过新型城镇化推进城乡一体化发展。

4. 城市化与城市现代化同时推进。“十四五”时期的城市现代化已经提上日程，成为城市发展的一个新的动力和经济增长点。与此同时，有些地区城市化的任务还没有实现，仍有继续加速和提高城市化的任务。在这种情况下，存在城市现代化与继续城市化的双重任务，形成相互推进的态势，现代化带动城市化，城市化促进现代化。

5. 大城市建设与小城镇发展同时推进。中国由于人口众多，而且农村人口比重大，城市化的总水平不高，小城镇必须大力发展并容纳更多的人口:小城镇发展建设要解决农村剩余劳动力的出路问题;大力发展乡镇企业，多渠道转移农业富余劳动力;开拓农村广阔的就业门路，同时适应城镇和发达地区的客观需要，引导农村劳动力合理有序的流动。促进大城市建设与小城镇发展同时推进。

（二）“十四五”城市现代化的标志

城市现代化的未来将决定人类的未来。“十四五”时期提出城市现代化的要求，进而引导形成具有现代化标志的城市，凸显“十四五”时期健康现代化城市的需求。“十四五”时期的现代化城市应当具备六大标志。

1. 先进的生产力水平和高度的物质文明，是城市现代化的首要标志。城市经济要达到具备先进生产力水平的发达的现代经济，人均国内生产总值（GDP）及居民收入达到世界中等以上的发达水平。先进生产力和高度物质文明，不仅反映在产品数量与质量的提高，还表现在高度发达的社会分工与协作，产业结构合理化、高级化，以及对周围地区的辐射力与吸引力上。

2. 完善配套和高效的城市基础设施，是城市现代化的基础标志。基础设施是城市的骨架。骨架强壮，才能肌肉丰满（经济发展）和血气充沛（精神文明）。因此，城市基础设施是城市现代化不可缺少的重要条件。城市基础设施包括便捷的交通、通信，水、电、气的充足供应，完善的住宅、医疗、文体设施以及污水、垃圾处理等。

3. 优美的、适于人居的城市环境，是城市现代化的形象标志。城市环境包括自然环境与人工环境。前者的现代化要求有周全的环卫设施和优美的园林绿化，无污染、无公害，保持生态平衡和良性循环；后者的现代化要求城市建筑设计做到既有民族特色，又有时代性。

4. 丰富的城市文化，是城市现代化的深层标志。随着城市社会生产力的逐步提高，文化功能的日益发展，城市居民对精神文化的需求越来越高。文化使城市成为信息传播中心，适应知识经济发展的要求。城市文化是城市发展的根基，是城市气质的表现。

5. 高水平的城市科学管理，是城市现代化的政府标志。城市现代化不可缺少高水平的科学管理，从而要求城市政府拥有高效率的行政机构、高水平的管理手段、高层次的公众参与，以及科学决策系统和民主监督方式。

6. 精神文明和高素质的城市人口，是城市现代化的市民标志。市民素质是城市现代化发展的灵魂。新时代城市现代化的发展和竞争，实质是人的素质的提高和竞争。没有高水平、廉洁奉公的管理者，没有高质量的城市人口和文明的城市风尚，不可能有良好的现代化城市。

第二节　融入“十四五”城市现代化的健康城市

一、“十四五”城市现代化凸显健康城市建设

按照党中央的发展擘画，2035年，在基本实现现代化的基础上，再奋斗15年，把我国建设成为富强民主文明和谐美丽的社会主义现代化强国。到2049年，社会主义现代化强国建成之日，也是中国现代化城市建成之时。

那么，10—20年以后的现代化城市，在具体规划建设中如何凸显健康城市建设的需求？

（一）现代化城市发展的健康定位

现代化城市发展的健康定位，要凸显绿色生态宜居、创新驱动发展、协调发展引领、开放发展先行：

1. 生态优先、绿色发展，是指划定生态保护红线、永久基本农田和城镇开发边界，完善生态功能，统筹绿色廊道和景观建设，建成蓝绿交织、清新明亮、水城共融、多组团集约紧凑发展的生态城市布局，创造优良人居环境，实现人与自然和谐共生，建设天蓝、地绿、水秀的美丽家园。

2. 推进以科技创新为核心的全面创新，是指积极吸纳和集聚国内外创新要素资源，发展高端高新产业，推动产学研深度融合，建设创新发展引领区和综合改革试验区，布局一批国家级创新平台，打造体制机制新高地，建设现代化经济体系。

3. 推动城乡、区域、经济社会和资源环境协调发展，要求提升区域公共服务整体水平，打造要素有序自由流动、主体功能约束有效、基本公共服务

均等、资源环境可承载的区域协调发展城市。

4. 顺应经济全球化潮流，积极融入“一带一路”建设，必须加快政府职能转变，促进投资贸易便利化，形成与国际投资贸易通行规则相衔接的制度创新体系；培育区域开放合作竞争新优势，加强国内外合作交流，建设扩大开放新高地和对外合作新平台。

（二） 现代化城市的优美健康风貌

1. 城市风貌细致彰显中华风范、山水风光、创新风尚。城市空间格局秩序规整、灵动自然，体现中华风范；环境景观城景应和、蓝绿交织，凸显山水风光；建筑设计融合古今、中西合璧、多元包容，展示创新风尚。

2. 打造中西合璧、以中为主、古今交融的建筑风貌。传承中华建筑文化基因，吸收世界优秀建筑设计理念和手法，坚持开放、包容、创新、面向未来，形成独具特色的建筑风格。严谨细致做好建筑设计，塑造既体现中国建筑特色又汲取国外建筑精华，既有古典神韵又具现代气息，融于自然、端正大气的优秀建筑，营造多样化、有活力的城市空间环境。为此，因地制宜设计丰富多样的环境景观，营造优美、安全、舒适、共享的城市公共空间等。

3. 要保护与发展历史古城、传统村镇。将对标志性历史遗存的保护与城市公共空间的建设有机结合，保护传统村镇内历史空间格局清晰、传统风貌较为完整的核心地段，传承与展示乡村生产习俗和民俗文化活动。

4. 传承与弘扬优秀传统文化。弘扬红色文化，加强对非物质文化遗产的保护与传承；发掘与保护老地名、老字号、历史名人、民间传说等其他优秀传统文化；开展口述史、民俗、文化典籍的整理、出版、阐释和普及，引导公众自觉保护与传承历史文化。

（三） 现代化城市的健康大产业

围绕建设健康城市，重点发展下一代通信网络、物联网、大数据、云计算、人工智能、工业互联网、网络安全等信息技术产业；率先发展脑科学、细胞治疗、基因工程、分子育种、组织工程等前沿技术，培育生物医药和高性能医疗器械产业，加强重大疾病新药创制；聚焦人工智能、宽带通信、新型显示、高端医疗、高效储能等产业发展对全民大健康产业的重大需求，在新型能源材料、高技术信息材料、生物医学材料、生物基材料等领域开展应用基础研究和产业化，培育大数据健康产业的增长点。

（四）现代化城市的健康优质公共服务

现代化城市的健康优质公共服务包括：构建城乡一体化健康公共服务设施；优先发展现代化教育；高标准配置医疗卫生资源；建立完备的健康公共文化服务体系；构建完善的全民健身体系；提升社会保障基本服务水平，努力提升人民群众的获得感、幸福感、安全感。

此外，还包括：构建内外衔接的绿道网络；打造集约智能共享的物流体系；提高绿色交通和公共交通出行比例；建立服务优质、形式多样的新型公交系统；搭建智能交通体系框架，等等。

（五）现代化城市的健康安全管理体系

构筑城市健康安全运行体系，在水源保障、流域及城市防洪、能源供应、交通运营等与城市运行密切相关的各领域，运用区域协同、层级设防、智慧防灾、立体防护等防灾策略，抓住规划建设运营关键环节，超前布局、高质量建设、高效率管理，构建安全韧性的保障体系，为规划建设提供可靠支撑。此外，健全灾害预防体系，构建城市健康公共安全体系，健全综合应急体系，提升综合防灾水平等，都是需要常抓不懈的重要问题。

二、“十四五”健康城市建设的价值标准

综合国内外先进城市健康城市建设经验，健康城市对空间规划的指导

作用体现在四个方面的转变：由关注效率向关注公平转变；由关注目标向关注过程转变；由关注物质环境向同时关注精神环境转变；由单部门主导向多部门合作、公众广泛参与转变。其核心是从以城市的运转效率和效益为目标向以促进健康为城市空间规划核心价值标准转变。

（一） 由关注效率向关注公平转变

在经济快速发展阶段，城市规划更为关注效率，相应其空间规划方法也是效率优先的：城市结构鼓励功能分区和集聚效益，忽视混合发展和职住平衡；城市拓展方式鼓励粗放增长，忽视生态保护；交通组织方式鼓励快行交通，忽视慢行交通等。

1977 年，WHO 提出“人人享有卫生保健”（Health For All）的战略目标，其核心原则：减少健康不平等、注重疾病预防、减少环境健康危害因素、多部门合作、社区参与、重视卫生保健体系中初级卫生保健的作用。这一战略强调健康的公平性，而影响健康公平性的主要因素是卫生资源短缺与配置不合理，需要在城市空间布局上进行优化。

这种“健康”导向的空间规划则需要把人们的关注点从“效率至上”转移到“平衡发展”上、转移到“享有健康”公平权利和社会利益的共同分享上——在规划中更注重精神与物质、人与人以及人与自然的平衡发展与和谐共处。因此一个“健康”的空间规划应打破原有的惯性思维模式，从城市结构、土地利用、交通组织等方面重新定义规划技术与方法，以满足人人均等地享有健康的客观需要。

（二） 由关注目标向关注过程转变

由于每个城市都有其自身的特点，健康城市的建设不可能采用统一的衡量标准，所以每个城市在世界卫生组织制定的健康城市行动纲领和推荐指标的基础上，都在不断探索、调整适合自身条件的建设途径，并相应地制定了适合本城市的健康城市指标体系。相对于强调终极目标和蓝图的传统城市规划,“健康城市”更强调的是将建设健康城市作为目标的具体实现过程。

WHO 认为,健康城市是作为一个过程而非结果来界定的。它不是一个已达到特定健康状况水平的城市,而是对健康有清醒认识、并努力对其进行改善的城市。任何城市,不论其当前的健康水平如何,都可以是健康城市;而真正需要的是对健康改善有了承诺,并设置相应的架构和程序来实现这一承诺。

健康城市的创建,实质上是政府动员全体市民和社会组织共同致力于不同领域、不同层次的健康促进过程,是建立一个最适宜人类居住和创业的城市的过程。这一目标的实现有赖于良好的城市管理模式,以及人性化的有利于疾病预防和控制的城市规划。

(三) 由关注物质环境到同时关注精神环境转变

1986 年 11 月在加拿大渥太华召开的第一届健康促进全球会议,发布了著名的《渥太华宪章》,提出健康促进的五大行动策略:制订健康的公共政策、创造支持性环境、强化社区行动、发展个人技能、调整卫生服务方向。创造支持性环境不仅指保护自然环境和资源,同时也指创造良好的工作和生活环境,使人们在工作和休闲中发挥潜能、获得健康。根据人类活动的内容,可以将支持性环境分为支持性硬环境和支持性软环境。支持性硬环境指的是人类生存的物质环境,包括居住环境的空气质量、水质质量、道路、绿化、生活设施配套、各种垃圾收集和处理情况,以及地理条件和气候因素等。支持性软环境指的是社会人文环境,包括政策、经济、教育、就业、文化意识和价值观等方面的内容。

所谓健康的城市,也可以说是“不会让居民生病的城市”。而要做到这一点,就要从物质和精神两大环境着手。健康城市需要照顾到居民的“物质需要”,也就是提供清洁的空气、水和土壤。精神环境方面,则首先重在降低居民的精神压力,例如降低犯罪率、减轻噪声污染、改善交通状况和提高医疗与教育服务品质等。

（四） 由单部门主导向多部门合作、公众广泛参与转变

2005 年 8 月,在泰国曼谷召开的第六届全球健康促进会议通过了关于全球化世界中健康促进《曼谷宣言》。会议强调制订健康促进政策和建立伙伴关系是全球化背景下的健康促进的决定性因素。《曼谷宣言》提出健康促进行动纲领是健康城市建设的重要保障：以政府为主导,制订并执行一系列的健康促进政策;以社区、民间团体和企业为主要力量,建立伙伴关系与同盟,共同促进城市健康。这无疑明确了健康城市的建设不再仅仅是城市卫生部门、环境部门等单一政府管理部门的责任,而是成为多部门密切合作、公民广泛参与的全社会运动。

第三节 健康城市行动促进健康现代化

一、 中国健康城市的实践

城市,让生活更美好;健康,让人生更幸福。健康是人全面发展的基础,也是城市发展的重要目标。健康城市是城市发展所追求的一种更高境界,是未来城市的发展模式。

（一） 健康城市缘起： 爱国卫生运动

将爱国和卫生相结合,是中国的创举。爱国卫生运动,有着十分特殊的历史背景。

一是在抗美援朝、粉碎美帝细菌战争期间，在中央防疫委员会的领导下，各地掀起了群众性卫生运动的高潮，即“除四害运动”。广大城乡的卫生面貌有了不同程度的改善。

二是新中国成立之初，城乡疫病流行，群众缺医少药。迅速遏止疾病蔓延成为巩固新生政权、提高民族自信心的切入点。1952年中共中央成立“中央爱国卫生运动委员会”（现为“全国爱国卫生运动委员会”）。1957年9月20日，党的八届三中全会进一步明确，爱国卫生运动的任务和目的是：“除四害，讲卫生，消灭疾病，振奋精神，移风易俗，改造国家。”1958年1月，毛泽东主席为中共中央起草了《关于在全国开展以除四害为中心的爱国卫生运动的通知》，在杭州向全国发出了“除四害，讲卫生”的号召，并亲自视察了小营巷的卫生工作。在党和政府的领导下，全国各地大力开展爱国卫生运动，人民群众积极响应，取得了重大成就。自1989年起，在开展群众性爱国卫生活动的同时，建立了爱国卫生月制度，确定每年4月为爱国卫生月。（见表6-1）

表6-1　不同历史时期爱国卫生运动的工作方针

时间	内　　容
1978年	加强领导，动员群众，措施得力，持之以恒
1989年	政府组织，地方负责，部门协调，群众动手，科学治理，社会监督
2017年	以人民健康为中心，政府主导，跨部门协作，全社会动员，预防为主，群防群控，依法科学治理，全民共建共享

爱国卫生运动通过有效的社会组织，将中国的政治优势、文化优势转化为人民群众的健康福利，以较低的成本实现了较高的健康绩效，是新中国卫生奇迹的主要经验之一，被世界卫生组织和世界银行誉为“以最少投入获得了最大健康收益”的“中国模式”。2017年7月5日，世界卫生组织授予中国政府“社会健康治理杰出典范奖”，表彰我国爱国卫生运动取

得的辉煌成就。

（二） 创建国家卫生城市，推进健康城市

国家卫生城市是由全国爱国卫生运动委员会评选命名的国家级卫生优秀城市，这是我国城市卫生管理工作的最高荣誉，也是一座城市综合实力、城市品位、文明程度和健康水平的集中体现。创建国家卫生城市对推动城市卫生基础设施建设，加强城市卫生管理，改善城市卫生面貌，促进经济发展，提高市民文明卫生素质和健康水平，建设小康社会和促进精神文明建设具有积极的作用。

1989 年 10 月 19 日，全国爱国卫生运动委员会印发《关于开展创建国家卫生城市活动的通知》，创卫工作正式启动，成为改革开放后爱国卫生运动的重要载体和抓手。1994 年、1999 年、2005 年、2010 年和 2014 年，全国爱卫会先后对《国家卫生城市标准》进行了 5 次修订。

国家卫生城市的创建积累了许多中国经验：一是始终坚持党的领导，把人民群众健康作为党和政府的重要工作，放在经济社会发展全局中统筹考虑；二是始终坚持走中国特色卫生与健康发展道路，将社会主义制度的政治优势、组织优势、文化优势转化为一系列增进人民群众健康福祉的具体行动；三是始终坚持预防为主的策略，建立健全政府主导、多部门协作、全社会参与的工作机制，从治理健康影响因素入手，推动将健康融入所有政策；四是始终坚持人民群众的主体地位，坚持发动群众、依靠群众、造福群众，使每个人真正成为自身健康的第一责任人。

（三） 推进健康试点城市建设

面对城市化问题给人类健康带来的挑战，在《渥太华宪章》和“人人享有卫生保健”战略思想的基础上，世界卫生组织于 20 世纪 80 年代倡导了开展建设健康城市活动，并以此作为一项全球性战略行动。1984 年，在加拿

大多伦多召开的国际会议上，健康城市的理念首次被提出。2007 年底，爱卫办在全国范围内正式启动了建设健康城市、区（镇）活动，并确定上海市、杭州市、苏州市、大连市、克拉玛依市、张家港市，北京市东城区、北京市西城区、上海市闵行区七宝镇、上海市金山区张堰镇十个市（区、镇）为全国第一批建设健康城市试点，拉开了中国建设健康城市的新篇章。2016 年 7 月，全国爱卫会印发《关于开展健康城市健康村镇建设的指导意见》，标志着健康城市健康村镇建设在中国全面开展。目前，全国爱卫办在全国确定首批 38 个健康城市试点，积极探索健康城市建设的有效模式。

作为卫生城镇的升级版，健康城市建设与卫生城市创建的目标是一致的，都是为了提高人民群众健康水平。两者相比，卫生城市更注重硬件，重点在改善城乡环境卫生状况，重点解决预防控制传染病、寄生虫病、地方病等问题。而健康城市以卫生城市为基础，更加突出全面的社会健康管理，更加注重软件，注重进一步综合提升健康环境、健康社会、健康文化、健康服务和健康人群，着力解决慢性病等公共卫生问题，全面促进群众身心健康。

卫生是健康的前提，健康是生命的保障。国家卫生城市的创建活动为建设健康城市奠定了基础，创造了条件。健康城市的建设，不仅巩固和提高了国家卫生城市创建工作的成果，也丰富和深化了爱国卫生运动的内涵。

二、 健康城市行动

这里从上海以及北京的健康城市行动为例，从中窥见健康城市行动对城市健康现代化水平提升的重大意义。

（一） 健康上海行动

1. 健康上海行动方案

2019 年全国首个省级中长期健康行动方案《健康上海行动（2019—

2030年)》正式出炉，一系列新举措是对未来愿景的期许，更是对上海市民的健康承诺。《健康上海行动》在对照国家15个行动任务的基础上，按照中央对上海的战略定位和要求，增加了健康服务体系优化和长三角健康一体化、健康信息化、健康国际化等内容，最终形成18个重大专项行动、100条举措与40项考核指标，按照2022年和2030年两个时间节点分步推进实施。

《健康上海行动》将任务书与时间表写到最实处：从包含空气、水、绿化、垃圾分类的城市规划，到着重妇幼、学生、职业人群、老年人群与残疾人士的全生命健康管理，再到包括急救车反应速度、航空医疗救援等公共卫生体系的提升。《健康上海行动》将坚持"健康优先、预防为主、共建共享、促进公平"的基本原则，巩固健康城市建设成果，提升健康上海能级。

从作为健康第一责任人的个人，到社区、企业、学校与政府，在上海，全社会共同拥有走进健康之门的"金钥匙"。本次《健康上海行动》中还有一大亮点，即完善的考核机制和问责制度。相关执行情况将纳入各级党委和政府考核内容，健康理念将进入领导干部专题培训，并明确市、区、镇(街道)三级政府和社会各界共同参与的工作格局。

2. 推进实施健康上海行动2021年工作计划

为推进健康上海行动，上海研究制定了《关于本市深入推进爱国卫生运动的实施意见》，制定了健康上海行动第一轮三年计划。此外，还制定年度工作计划、健康上海行动监测和考核细则。

(1) 健康知识普及行动。建立全社会参与健康促进与教育的工作机制，充分发挥医疗卫生机构、学术团体、科学家、医务人员、教师、媒体在健康科普中的重要作用。利用新媒体拓展健康教育新渠道，完善健康资讯传播网络，建设和规范各类广播电视等健康栏目，践行《上海市民健康公约》，提升居民健康素养水平。

(2) 合理膳食行动。编制、发布营养健康科普知识；推进主流健康传播媒体营养科普计划，鼓励全社会参与合理膳食行动；开展健康食堂营养支持性社区等建设；通过对重点人群行为干预，落实减盐、减油、减糖的目标。

（3）全民健身行动。加快建设全民健身活力城市，努力营造“处处可健身、天天想健身、人人会健身”的全民健身城市环境，构建更高水平的全民健身公共服务体系，探索运动促进健康新模式，统筹做好疫情防控和全民健身事业发展。

（4）控烟行动。围绕控烟宣传和监督执法“六个一”管理模式，加大控烟宣传监管力度。

（5）心理健康促进行动。加强社会心理健康促进，完善心理健康服务网络。

（6）人群健康促进行动。通过跨部门协作、多措并举，不断提升妇幼、儿童青少年、职业人群、老年人、残疾人等全生命周期人群健康水平。

（7）慢性病防治行动。完善基于健康云平台和电子健康档案的慢性病多因素综合风险评估、筛查干预和管理机制，推进整合型的全程健康服务管理。优化高血压、糖尿病、癌症、慢阻肺等重点慢性病筛查策略，推动落实慢性病早诊早治。

（8）传染病及地方病防控行动。继续加强疫情防控工作，贯彻落实新冠肺炎疫情常态长效防控措施，全面推进新冠疫苗接种工作，确保城市公共卫生安全。

（9）公共卫生体系提升行动。提升卫生监管智慧水平，加强卫生监督机构和队伍建设，打造1—2个区级卫生监督机构国家示范项目。加强水上搜救体系和航空医疗救援体系建设。

（10）社区健康服务促进行动。推进社区卫生服务机构功能提升与建设优化，多策并举地提升社区卫生服务能级，让更多居民在区域内与家门口获得高品质的卫生健康服务。

（11）中医药促进健康行动。贯彻落实国家和本市工作部署，合力保障中医药高质量发展，为建设健康上海作出新贡献。

（12）健康环境促进行动。实现国家卫生区镇双覆盖，指导各区完成国家卫生区复审任务。提升水、土壤等生态环境和道路交通等安全环境。形成一套健康街镇、居村建设的指标和评价体系，推出一批市级健康街镇、健康村居。

（13）健康服务业发展行动。健康服务业进一步集聚发展，国际医疗旅游试点与家庭医生服务市场培育试点获得阶段性成效。

（14）健康信息化行动。通过便捷就医场景建设，运用5G、大数据、人工智能等数字化技术，扎实推进普惠性、基础性、兜底性民心工程和民生实事建设，优化就医服务流程，构建智慧医院新模式，全面提升市民就医体验，开创上海便捷就医服务数字化转型与数字医疗创新发展新局面。

（15）长三角健康一体化行动。贯彻落实长三角一体化国家战略，加快《长三角卫生健康一体化发展合作备忘录》和《长江三角洲区域公共卫生合作协议》各项任务落地，提升区域公共卫生风险防治能力，助力健康长三角建设。

（16）健康国际化行动。服务一带一路建设，推动与一带一路国家在卫生健康领域的交流合作。促进中医药开放发展，推动传统医学国际标准化发展，提升海派中医的国际影响力。加强与世界卫生组织等国际组织的合作，提升上海在卫生健康领域内的全球影响力。

（二） 健康北京行动

1. 启动2021年“健康北京周”主题宣传活动

《2020年度健康北京行动监测评估报告》数据显示，在健康中国行动推进委员会办公室开展的58项健康中国行动考核监测指标中，北京市有51项指标已经达到2022年的国家目标要求，本市居民健康水平持续向好。其中，2020年，北京市居民人均期望寿命达到82.43岁，婴儿死亡率和孕产妇死亡率分别达到1.98‰和4.98/10万，重大慢性病过早死亡率降至10.6%，居民健康素养水平达到36.4%，成人吸烟率降至20.3%，经常参加体育锻炼人数比率达到50.2%。

2019年7月健康中国行动实施以来，北京市委、市政府高度重视，积极响应，成立了健康北京行动推进委员会，发布《健康北京行动（2020—2030年）》，通过政府、社会和个人的共同努力，形成了全民行动、共建共享的工作格局，政策法律体系不断完善、健康北京网底更加牢固、跨部门健康行动长期开展、健康提素关口前移、重点环境有效治理、居民健康水平持续提升，为首都疫情防控和卫生健康事业发展提供了保障。

为倡导文明健康绿色环保生活方式，北京市宣传推广《健康北京行动（2020—2030年）》和《首都市民卫生健康公约》。"健康北京周"主题宣传活动以线上宣传为主，活动期间将开展"跟我学做健康菜"活动、夏季灭蚊灭蝇行动、"健康妇幼，护佑生命"宣传活动，发布企业健康达人指引，启动并开展"健康提素"线上竞答活动，各项健康活动将延续到年底。

健康北京行动推进办倡议广大市民积极参与"健康北京周"活动，主动增强健康意识，践行健康生活方式，争做健康达人。

2. 北京市全民健康生活方式行动（2021—2025年）

根据国家卫生计生委等五部门《关于印发全民健康生活方式行动方案（2017—2025年）的通知》（国卫办疾控发〔2017〕16号）要求，为进一步推动北京市全民健康生活方式行动工作深入开展提供了指南。

（1）行动目标

全面深入开展"三减三健"（减盐、减油、减糖，健康体重、健康口腔、健康骨骼）等专项行动，积极推广健康支持性环境建设，大力培训健康生活方式指导员，形成全社会共同行动推广践行健康生活方式的良好氛围，到2025年实现以下目标：

一是各类健康餐厅（健康食堂）创建不少于 1 500 家；

二是健康生活方式指导员活跃人数达到 60%；

三是人均每日食用盐、食用油摄入量及人群吸烟率、有害饮酒率持续降低，遏制肥胖率的上升趋势；

四是人群健康体检率、血脂检测率、高血压和糖尿病知晓率持续提高；

五是北京市居民健康素养水平达到 42%。

（2）扩大“三减三健”专项行动内涵

一是针对儿童青少年、职业人群、餐饮从业人员、家庭主厨、老年人等重点人群和其所处的重点场所，广泛开展核心信息宣传及主题教育活动，提高群众对少盐少油低糖饮食与健康关系的认知，帮助群众掌握口腔健康知识与保健技能，倡导科学运动、维持能量平衡、保持健康体重的生活理念，增强群众对骨质疏松的警惕意识和自我管理能力。

二是开展餐饮行业减盐、减油、减糖行动，通过开展人员培训、健康菜品征集评选、烹饪比赛等活动，引导餐饮企业、集体食堂积极采取控盐少油限糖措施。联合餐饮行业研发低盐少油菜品及套餐并进行推广。

三是落实《北京市健康口腔行动方案（2019—2025 年）》，开展重点人群口腔健康状况监测。进一步关口前移，开展 0—3 岁儿童口腔保健综合干预工作。不断完善口腔保健服务机制，继续做好北京市儿童口腔公共卫生服务项目。

四是推广合理膳食行动，加强儿童青少年超重肥胖干预，倡导机关、企事业单位积极开展工间操、健身等活动，举办“万步有约”职业人群健走激励大赛，组织开展运动处方培训。

五是引导群众积极参加健身操、健步走、太极拳、骑行等群众体育活动，加强居民肌肉骨骼疾病监测调查，开展骨质疏松健康管理基地建设及骨质疏松知识与技能培训。

（3）加强健康支持性环境建设

一是健康社区覆盖率在现有基础上逐年增长5%或40%以上后每年至少增加2家。将《营养健康食堂建设指南》《营养健康餐厅建设指南》等融入健康食堂、健康餐厅管理要求，丰富、提升健康食堂、健康餐厅内涵。健康食堂、健康餐厅、健康超市、健康单位每类机构每年至少新建2个，中小学校健康食堂每年创建不少于4所。

二是继续推进"健康学校""健康加油站/小屋""健康步道""健康主题公园""健康街区""健康社团""健康家庭"等支持性环境建设工作并逐年有增加。

三是各区每年建设健康支持性环境不少于14个，加强对本区域内健康支持性环境的检查指导，每年至少开展1次。

（4）强化健康生活方式指导员队伍建设

一是进一步扩大健康生活方式指导员招募范围，积极吸纳营养指导员、社会体育指导员等加入健康生活方式指导员队伍，在各类健康机构中应具备一定数量的健康生活方式指导员。各区每年新招募指导员不少于100名，并做好考核、认定工作。

二是加强指导员能力建设，对健康生活方式指导员队伍开展定期培训、考核和动态管理评估，每年举办或者组织参加"三减三健"相关培训至少1次，人员不少于200人。通过组织开展演讲比赛、知识竞赛、工作交流等多种方式，不断提高指导员健康指导能力，并从中遴选出优秀指导员。

三是持续开展健康生活方式指导员"五进"活动（进家庭、进社区、进单位、进学校、进医院），为居民提供个体化健康生活方式知识宣传和技能指导服务。

（5）加大健康生活方式核心信息宣传力度

一是大力宣传健康生活方式核心信息，每年围绕一个健康宣传主题，采取日常宣传和集中宣传相结合、主题宣传与科普宣教互辅佐、传统媒体与新媒体共推进的形式,传播健康生活方式核心信息,打造全民健康生活方式行动品牌,营造促进健康生活方式的舆论环境。

二是每年针对生活社区、机关企事业单位、学校等不同场所的不同人群,结合全民健康生活方式日、全民营养周、世界无烟日等各类健康主题日,至少组织4次以合理膳食、适量运动、控烟限酒、心理健康等内容为主题的大型宣传活动,每次活动累计参与人数不少于300人。

三是积极开发健康促进适宜技术,持续推广健康“小三件”(限量盐勺、限量油壶、健康腰围尺)等支持性工具,不断提高居民自我健康管理技能。

第七章

健康城市的国际实践及发展趋势

健康城市建设，健康的现代化，不仅要立足国家“十四五”的目标任务，还要借鉴国际健康城市建设的实践，把握当今国际社会健康城市发展新趋势，以更好地推进中国的健康城市建设，提高城市的国际化、现代化水平。

第一节　健康城市理念的演变

健康城市的理念缘起于20世纪欧洲国家的健康城市运动。健康城市的理念伴随着健康城市的运动而发展完善。

一、世界卫生组织的健康城市理念演变

从1948—2011年，世界卫生组织的健康城市理念演变经过了五个阶段。

第一阶段（1948年）：健康三维概念。“健康不仅是没有疾病或不虚弱，而是身体的、心理的和社会的完美状态”，关注人的生理、心理、社会健康。

第二阶段（1989年）：1989年，世界卫生组织进一步定义了四维健康新概念，即“一个人在身体健康、心理健康、社会适应健康和道德健康四个方

面皆健全”，[①]并进一步将健康城市定义为“一个不断创建和改进自然和社会环境，扩大社区资源，使人们在发挥生命功能和发展最大潜能方面能够互相支持的城市”。

第三阶段（20世纪90年代）：多维健康概念。（1）安全、高质量的物理环境；（2）可持续、稳定的生态系统；（3）稳固、相互支持的城市社区关系；（4）公众在涉及身心健康的社会福利和公共环境等方面拥有高度的参与权；（5）城市可以满足所有居民的基本生活需求；（6）居民能便利地获得广泛、多样的城市体验与资源；（7）城市经济具有活力，富有创造性；（8）鼓励居民的文化传统与其他群体相联系；（9）拥有有利于形成上述八个特征的生态社会模式；（10）拥有公众健康和病残护理服务标准，保证人人享有健康；（11）居民拥有高度良好的健康状况。强调健康人群、健康环境和健康社会的有机结合。

第四阶段（1992—1994年）[②]：提出4个方面共32项指标体系，即健康指标（3项）、健康服务指标（7项）、环境指标（14项）、社会经济指标（8项）。强调健康服务、环境和社会的统一性。

第五阶段（2010—2016年）：具体又包含2个方面的拓展完善。第一层面，2010年拓展健康概念：（1）强化欧洲内部健康事业，弥合各国发展鸿沟；（2）促进健康公平，降低国家间健康发展的差距；（3）健康理念深入生活与家庭的方方面面；（4）关注青年人健康，促进其为社会贡献；（5）老年人和残疾人拥有更健康的生活品质；（6）促进心理健康；（7）减少传染病和非传染病；（8）健康安全的环境；（9）生活健康，包括营养均衡、运动充足、健康的食物等；（10）降低酒、毒、烟伤害。同时提出高质量的医疗服务管理，注重对健康专业知识、观念和技能的人力资源培养，注重健康科研投入

① Mechanic D. Social policy, technology and the rationing of health care[J]. *Medical Care Review*, 1989, 46: 113－120.

② Webster P, Sanderson D. Health cities indicators: a suitable instrument to measure health[J]. *Urban health*, 2012(Suppl 1): 52－61.

和研究，建立健康信息和交流系统/平台；强调以人为本的公共卫生服务体系建设，强调对紧急事件的应急能力和社会监督；强调政策对健康促进的重要性。

第二个层面的完善（2013—2016年）：（1）2013年世界卫生组织第八届全球健康促进大会，开始审查落实“将卫生纳入所有改革”方面的经验，并对发展水平各异的国家制定了具体行动指导。（2）2016年，第七届全球健康促进大会发布的《健康城市上海共识》，提出从治理污染、消除歧视、促进可持续的城市交通等10个领域推进健康城市建设行动，规划健康城市治理路线图。

当今，健康城市的发展理念已成为世界各国的共识，世界上有超过4 000座城市开展了健康城市行动。健康城市行动正在广泛而深入开展起来。

二、 中国健康城市理念的演变

第一阶段，《国家卫生城市标准》（全国爱卫办2010、2014）包含：爱国卫生组织管理（4项）、健康教育和健康促进（4项）、市容环境卫生（8项）、环境保护（4项）、重点场所卫生（4项）、食品和生活饮用安全（5项）、公共卫生与医疗服务（8项）、病媒生物预防控制（3项），目标在于改善基本卫生条件、防控疾病传染。

第二阶段，《国家健康城市标准》（全国爱卫办2015）中提出6个方面共25项指标体系：健康环境（4项）、健康社会（8项）、健康服务（5项）、健康人群（3项）、健康文化（3项）、组织保障（2项），强调城乡建设与人的健康协调发展。

第三阶段：2016年7月，国务院全国爱国卫生运动委员会印发《关于开展健康城市健康村镇建设的指导意见》。2016年11月，全球健康促进大会在上海召开，达成《健康城市上海共识》。2016年11月，全国爱卫办发布

《关于开展健康城市试点的通知》，确定 38 个城市为全国健康城市建设首批试点城市。

第四阶段：2019 年 7 月，《国务院关于实施健康中国行动的意见》明确提出“推进健康城市、健康村镇建设”。这标志着中国健康城市建设，从健康理念进入全面深入实施阶段。

第二节　国外健康城市的实践

一、国外健康城市的演变

健康城市的概念最初起源于欧洲，随着时间的推移，健康城市运动的范围逐渐扩大，实施方案不断完善。在此过程中，健康城市的演变主要经历了缘起、探索、构建和发展四个阶段。

（一）缘起阶段

英国是最早关注城市健康问题的国家。19 世纪工业革命推动了英国生产力的迅速发展，进而加速了城市化进程。与此同时，城市健康安全问题不断涌现出来。一方面，工业的快速发展导致了空气与水资源污染；另一方面，城市人口过度集聚造成了大面积贫困区与棚户区出现，工人被迫居住在拥挤、阴暗潮湿和不通风的环境中，导致传染性疾病大面积蔓延，严重危害了居民健康。

因此，英国社会要求城市发展关注人居环境和居民健康的关系，新公共运动应运而生。此后，多项学术研究表明工人阶级疾病盛行的原因是生活环境脏乱和水资源严重污染。其中，英国科学家查德维克（Chadwick）发表的劳动人口卫生状况报告直接促进了英国城市健康协会的建立，该协会专项调查工人阶级的健康状态。1909 年,英国出台了《住宅和城市规划法》,这是第一部现代城市规划法。委员会工作的推进与法案的出台有效提高了公共卫生标准,初步改善了人居环境,更重要的是启发了世界对环境与健康之间关系的意识、促使世界关注城市规划与健康的联系。

(二) 探索阶段

“二战”后西方国家福利国家制度兴起,健康成为政府关注的重点话题。1948 年,WHO 提出健康三维观,即健康包括生理健康、心理健康和社会适应的完满状态三个维度。健康三维观更新了人们对健康的认识,强调了人体健康和社会的密切关系。城市人居环境作为社会的重要部分,对人体健康具有直接影响。此后,人体健康与城市人居环境的关系受到了更多关注,西方学者逐渐将健康话题纳入城市布局的讨论范畴。这些研究为健康城市建设提供了一定的理论依据。

1953 年,WHO 通过决议,提出在促进经济社会发展过程中,应加强国家的基本卫生服务供给能力。20 世纪 60 年代起,人们逐渐开始关注基层卫生服务的重要性,政府将提供基层卫生服务作为政策设计要点。

(三) 构建阶段

随着经济社会发展和科技进步,居民健康需求及期望的不断提高推动了健康城市发展进程。1977 年,以世界卫生大会提出 2000 年人人享有初级卫生保健为标志,健康城市运动进入构建阶段。1978 年,WHO 通过《阿拉木图宣言》,提出增进并保障居民健康对持续的经济社会发展是首要的,并有助于生活质量提高及世界和平。此后,1984 年召开的“2000 年健康多伦多”会议首次提出新公共卫生概念,强调多部门、多学科共同合作解决城市健康及相关问题。1986 年,WHO 开始实施健康城市计划,通过市民参与和公私部门协力合作,促使城市居民拥有健康生活。1988 年,WHO 首次定义了健康城市，认为其是一个不断创建和改善自然与社会环境，并不断扩大社区资源，使人们在享受生命和充分发挥潜能方面能够得到互相支持的城市。健康城市计划的出台和定义界定推动了其推广与发展进程。健康城市运动以加拿大为中心，逐步向世界各国扩散并进入高潮时期，范围涉及美国、欧洲、亚洲的日本和新加坡等。在此阶段，中国也于 1989 年加入健康城市运动的行列。

（四） 发展阶段

21 世纪是健康城市建设的发展时期。2000 年，WHO 在墨西哥城会议宣布启动国家健康促进计划，要求全球卫生政策与项目将健康放在首位，努力缩小公平差距，推动发展中国家的健康促进，标志着促进健康的国际合作进入新阶段。此后公布的《曼谷宪章》《内罗毕倡议》《赫尔辛基宣言》和《上海共识》等多国参与的会议成果，均将健康促进作为重中之重。在此阶段，国际合作的健康城市建设与研究不断涌现，各国积累了丰富的理论与实践经验。

二、 世界各地不同地区健康城市的实践

美洲地区是全球健康城市的发源地。自 20 世纪 70 年代以来，以美国和加拿大为代表，该地区健康教育与健康促进工作快速发展。1984 年，在加拿大召开的世界卫生组织国际会议首次提出了健康城市概念，加拿大多伦多率先响应，积极制订健康城市发展规划，采取一系列污染防治措施，并以健康社区为基本建设单元，积极推进健康城市建设。美国则通过非营利机构广泛宣传推广健康城市运动，成立了政府、民间机构、公众广泛参与的“健康城市与社区联盟”。

西太平洋地区是全球健康城市的重要实践者。20 世纪 80 年代末至 90 年代初，位于西太平洋地区的澳大利亚、日本等发达国家开始实施健康城市行动计划。随后，西太平洋地区的发展中国家也纷纷启动了健康城市建设

试点。例如，中国和马来西亚于1994年相继启动了“健康城市中国项目”和“健康城市马来西亚项目”。2003年，西太平洋健康城市联盟正式成立，制订了《健康城市地区指导纲要》，指导和促进地区间健康城市建设的交流与合作。

东南亚地区于1994年开始实施健康城市计划，1999年制定区域内健康城市建设行动框架，通过加强区域内的经验交流和资源共享，一定程度上推动了健康城市的建设，取得了较好成效。

非洲地区的健康城市工作启动较晚，1999年正式成立非洲地区健康城市工作网络和区域办公室，并充分借助国际资源促进健康城市的发展建设，广泛开展国际合作，如塞内加尔西部城市与法国西部城市共同开展了健康城市推进计划，成效显著。

东地中海地区于1990年启动健康城市建设，其重点在于解决供水不足、环境污染、住房保障等问题，尤其强调对非传染性疾病的预防和控制。其特点是重视开展部门之间、政府与民众之间的交流与对话，促进多部门合作，以实现各类健康促进活动的整合，并取得了显著成效。

以上世界各地的健康城市建设实践，虽然启动时间、建设重点和取得成效不尽相同，但在组织架构上基本采取了三级体系。首先是建立政策决策系统，争取政府的政治支持，进行广泛的社会动员。其次是组织项目协调系统，即成立项目执行委员会，并赋予一定的决策权和立法权，制定健康城市建设规划和行动计划，强化责任分工和相关的能力建设。第三是组建可落实的项目实施系统，这一阶段的重点在于分步骤落实战略规划、调动各相关部门协作、推动健康服务创新、鼓励社区公众参与、提升公众的健康意识、实施确保健康公平的政策等。

三、 世界卫生组织框架下的欧洲健康城市建设

以世界卫生组织健康城市理念为指导的欧洲健康城市建设，起步于

1987年,先后经历以下六个阶段。

第一阶段(1987—1992年):引入、推广健康城市的理念、方法和模式。创立新的组织,作为转变媒介,并引介在城市中展开健康工作的方法;参与城市数量35座;明确了城市在推进健康方面的重要地位和作用。

第二阶段(1993—1997年):制订综合性的城市健康规划。更具有行动导向,极力强调健康的公众政策和总体的健康城市规划;参与城市数量39座。

第三阶段(1998—2002年):提高健康公平和可持续发展。制定综合、详尽的健康发展规划,建立系统的健康城市评估和监测体系,着力促进健康公平;参与城市数量达到50座。

第四阶段(2003—2007年):推进健康城市规划、影响评价和健康老龄化。着力于健康城市规划、健康影响评估,重点促进老年人健康。这一阶段的民众参与性大大提高,治理范围扩大。

第五阶段(2008—2013年):实现所有地方性政策的公平性。强调政策中的健康和健康公平;倡导在制定诸如交通政策、住房政策、环境政策、教育政策、农业政策乃至财政、税收和经济政策等一系列政策时,突出健康的重要性。

第六阶段(2014年—至今):实现更加本地化的环境改善计划;创立灵活社区和支持性环境。更加关注于健康、公正、幸福;处理欧洲地区主要的传染病和非传染病;加强以人为本的设施系统和公共卫生服务体系容量,强化突发事件应急处理能力和社会监督;创立灵活社区和支持性环境。计划参与城市53座。

四、 美国、加拿大的健康城市实践

（一） 美国的健康城市实践

美国健康城市的构想不是从学术界、医疗界开始,而是从公共健康领域开始,由非营利组织、宗教组织等推动的。美国虽然借鉴了一些WHO的方法,但主要依照美国国情开展了一些健康城市活动。截至 2005 年,从统计数据来看,当时已有 1 500 个城市加入健康城市项目。

美国的印第安纳波利斯市是美国健康城市最早发展地。1988 年,由凯洛格基金会(W. K. Kellogg Foundation)发起并赞助三年,邀请印第安纳大学护理学院(Indiana University School of Nursing Department of Community Health Nursing)、印第安纳公共卫生协会(Indiana Public Health Association)及印第安纳州六个城市(Indianapolis, Fort Wayne, Gary, Jeffersonville, New Castle, Seymour)共同参与、规划并执行印第安纳健康城市计划。其时,世界卫生组织已在欧洲及加拿大成功地推动健康城市项目的发展。因此,最初印第安纳州准备借鉴欧洲和加拿大的经验,但由于美国地方分权的政治特性,最后印第安纳州对健康城市计划选择了以发展地区社区领导能力为最主要的推行策略,强调通过地方社区的参与和发展推动健康城市计划。①

1989 年美国卫生部(Department of Health and Human Services, DHHS)正式接受健康社区的概念,并开始在全国推广。1993 年美国旧金山召开第一次国际健康城市大会引起了强烈的反响。这次大会由美国内政部、美洲大众健康联合会、加州卫生部、加州健康城市协会、世界卫生组织、联合国儿童基金会、联合国教科文组织等共同发起。该大会的议题为“生活质量、环境和社会公正”。与会者通过讨论,一致认为应以社区为基础发现和弥补健康城市发展计划中存在的缺陷,同时强调强大的社区是试行健康促进和健康教育计划的基础。这次大会不仅对全世界健康城市发展具有重要意义,也对美国健康城市,尤其是健康社区产生了巨大的推进作用。1996 年美国成立了“健康城市与社区联盟”(CHCC)。

在美国,一些医疗协会和统计机构合作,每年或每隔几年评选一轮健康

① 根据王佩如、胡淑贞关于美国印第安纳州健康城市案例介绍改编。

城市。比如，盖洛普公司和田纳西州健维医疗中心有限公司共同编制的年度盖洛普·健维幸福指数，展示了生活在哪些城市的人最健康、最幸福；美国运动医学学会2011年根据《美国健身指数报告》，也评出了积极保持健康生活方式的20个城市。

2013年公布的健康城市排行，来自美国著名消费者维权网站"钱包迷"(NerdWallet)和美国肺脏协会，他们通过对美国50个大都会的普查，评出了美国最健康的15个城市，排名前三的分别是：波士顿(健康指数82分)、西雅图(健康指数79.9分)、波特兰(健康指数79.2分)。这项排名是根据城市里所有市民的整体健康状况、运动水平、空气洁净度、医疗保险覆盖率等综合情况打分得出的。评选指标很具体，像城市吸烟人数的减少比率，食用蔬果的增加比率，健身设施的增加比率(如游泳池、各类球场、休闲中心)，农贸市场提供新鲜蔬果的增加比率，道路上自行车道的增加比率，公园在居民区所占面积，以及心脑血管疾病、糖尿病、癌症的发病率降低的比率，等，都是评选健康城市的重要依据。

在评比中，波士顿之所以能力拔头筹，是由于这里有世界著名的马拉松比赛，有覆盖面为95.2%的医疗保险，医生覆盖率也是全美最高的，每10万居民中就有591名医生。它还有联邦政府资助的健康计划，如波士顿健康倡议项目、东北大学的健康儿童项目等。排名第二的西雅图，是户外运动者钟爱的城市。这里的居民热衷的户外运动包括皮划艇、远足、登山等，居民的户外运动意识比其他城市都高。西雅图公园提出的口号就是："去健康公园，让自己健康。"排名第三的波特兰，拥有超过5 000亩森林公园、国家级自然保护区和大量社区活动中心，清新的空气让它成为美国最环保的城市之一。

从排名可看出，健康城市的塑造与公众的努力、政府的支持都分不开。政府在城市的发展过程中，对工商业分布、园林面积等提早规划非常必要。

（二）加拿大的健康城市建设

加拿大建国历史不长，但城市化进程非常快，从17世纪初期城市化启动到1887年加拿大城镇人口达到22%，再到城市人口从1887年的110万上升到1921年的430万，城市人口的比例从1/4上升到1/2，在这个过程中出现了许多著名的城市，多伦多、蒙特利尔、温尼伯、卡尔加里、温哥华等。19世纪末20世纪初随着城市化进程的加快，加拿大城市的地理限制逐步打破，城市体系初步建立，一些问题也随之而来。

（1）城市急剧扩展带来了巨大的人口压力。工业化时期的城市一片欣欣向荣的景象，高楼林立，消费设施齐全，丰富的物资供应使其居民收入比乡村优厚，生活水平也相对较高，因此吸引着大批的农村居民涌入城市。大量的移民为城市人口带来了巨大的压力，短时期内城市人口膨胀的速度超过了城市发展的规模，使城市住房、公共服务设施不相适应，产生了供不应求等问题。

（2）住房紧张、贫民窟问题严重。随着人口的增加，住房出现紧张，地价和租金飞涨，市民生活负担加重。1901—1913年间办公室的租金上涨了3—4倍，一些商用租地费用提高，居住区的费用也飞涨，迫使市中心工作的人们到郊区居住。几家人合住一间房屋的现象屡见不鲜。贫民窟扩大，住宅区的破旧不堪与城市繁荣的发展形成鲜明对比。

（3）公共卫生问题严重。由于人口剧增，住房拥挤，造成居住区的卫生条件恶化，一些老屋年久失修，光线黑暗，通风条件恶化，街道垃圾遍地，污水四溢。同时一些家庭缺乏必要的卫生意识，垃圾、污水乱倒。此外，由于城市长期奉行放任自由政策，没有科学的规划，致使工厂区和住宅混杂一起。一些企业主为了追求最大的利润，不考虑工人的健康状况，致使工厂烟雾满天。工人由于缺少阳光、清洁的饮用水和卫生条件差，身体发育不良，皮肤病流行。

（4）城市交通问题凸起。20世纪初，无轨电车、高速铁路将人们迅速地带到城市的各个角落,但是随着城市的急剧发展,公路的不规则建设以及居住地与工作场所的分离,使得居民不仅需要付出更多时间和费用通勤,而且生活、工作日益不便。

（三） 通过城市改革推进健康城市建设

如何使城市真正成为健康环境与现代文明兼具的地方,加拿大人民踏上了城市改革的实践征程。

由于卫生条件恶劣对市民健康产生了严重威胁,在卫生健康专家 R. S · 李(R. S. lea)建议下,多伦多、蒙特利尔在 1910 年首次使用次氯酸对自来水进行消毒,并倡导在全国各城市设置水道过滤设施。与此同时,一些城市也相继建立了管理供水、城市卫生和城市规划的市政部门。1914 年 6 月,多伦多市工程处和承建商雇佣 5 000 名劳工完成了建筑人行道、水道工程,并且有了良好的供水、防火设备,使用了新型建筑材料,这些努力推动了城市发展。

为了解决城市交通问题,各地政府也相应采取了一些措施,如允许地方政府担保发行公司股票、降低税收等。随着资金的注入,公共交通网络初步形成。一些线路被延长,海滩和村庄附近也被公共交通覆盖。到 1913 年,所有人口稠密的加拿大城市都拥有了较为完备的电车系统,并出现了公共汽车。

在解决住房问题上,多伦多等城市政府进行了多种尝试,如建设高层住宅,规定提高住房的卫生条件等,但总体收效甚微,有些还起了反作用。规定住房的卫生条件后,提高了建房的成本,使低收入阶层更加难以接受。后来,城市政府开始采取宏观政策调控和微观适当介入的方法,给予减免税收和低息贷款,为中低收入阶层发放住房补贴。在政府的帮助下,穷人可以自己出资建房,或通过申请获得非营利性机构帮助建设房屋。这些措施大大缓解了城市居民住房难的问题。

加拿大健康城市初期阶段的城市改革在工商业界的积极参与下,在城市规划权威、公共卫生专家、政治精英的推动下取得了一定的成功，缓解了一些矛盾，并奠定城市管理与发展的初步框架。1873 年温尼伯市议会成立了医疗救济委员会，1886 年温哥华市建立了医疗健康专家指导的健康委员会，1892 年埃德蒙顿成立健康救济委员会等机构。这些改革使加拿大的城市化继续深入，人们的意识也逐渐发生了一些改变。人民认识到城市居民的健康与医生医院的关系并不是最密切的，而与公共卫生、提供公共卫生的市政设施、城市政府管理水平是最密切的。

加拿大是最早加入健康城市项目的国家之一，多伦多市一直被认为是健康城市项目的起源地。该国加入健康城市项目的城市还有渥太华等市。该国在开展健康城市活动中，依据自己国家的特点，开展了“健康社区”的活动，1988 年加拿大的健康社区活动已经覆盖了全国各主要城市，包括农村的一些乡镇。[①] 加拿大是世界上最健康的国家之一，卡尔加里市被评为加拿大健康和卫生质量最高的城市，并进入北美前三名。[②] 多伦多将健康城市、绿色城市、安全城市、可接近城市等相关力量联合，以扭转传统的市政组织系统，打破公园、治安、工程、公共卫生、都市计划等狭隘的专业领域，共同致力于城市的发展，并重点解决了社区人口结构的改变、健康不平等、环境污染及一些新的健康问题。

第三节　全球健康城市发展新趋势

健康城市建设是一个动态的永无止境的过程。近年来，全球健康城市建设又出现了一些新的发展趋势。

---

① U. S. Department of Health and Human Services. Healthy People in healthy communities: a community planning guide using healthy people 2010. Washington D. C.: Government Printing Office, 2001.

② 加拿大会议局（Conference Board of Canada）2006 年 12 月 12 日发布。

一、 发展理念：关注经济社会与人的健康协调发展

健康城市的理念源于包括健康问题在内的各类社会环境问题频发，以及人们健康观念的转变。人们开始意识到各类环境因素甚至比个人生活方式、医疗卫生条件对健康的影响更具普遍性，众多健康问题是物理环境和社会环境综合作用的结果；健康观念的转变使得健康问题的解决由医学模式转向社会综合模式，甚至在城市规划、建设和管理的各个环节都坚定践行健康城市理念。例如，在城市治理环节，包括居住、交通、大气环境等众多领域优先考虑健康相关的政策，并评估所有政策对健康的影响。在社会建设方面，重点保障居民在教育、住房、医疗、就业、安全等方面的基本需求，建立更加公平更可持续的社会保障制度。

2016 年 11 月，在上海召开的第九届全球健康促进大会明确了健康城市治理的五大原则，其中之一便是"社会、经济、环境所有健康决定因素"。大会认为，健康城市的发展目标是多元的，通过促进城市健康经济、健康文化、健康社会、健康环境和健康管理的协调发展，最终形成经济高效、社会和谐、环境友好、文化繁荣和宜居安全的可持续城市健康发展格局。

二、 城市规划：突出健康与空间治理现代化

世界卫生组织在 1994 年进一步完善健康城市的概念，意即让市民在享受生命和充分发挥潜能方面能够互相支持的城市。迄今全球已有数千座城市响应。一个健康的城市，从城市规划、建设到管理各方面，都应以人的健康为中心，保障市民的健康生活和工作，保障城市的健康发展。这一点，既是建设健康城市的基本要义，也是实现城市空间治理体系和治理能力现代化的根本目标。

中国在推进健康城市建设实践中，更深刻认识了健康与空间治理现代

化的重要性。

（一） 城市空间规划的“韧性”

20世纪90年代以来，中国逐渐扩大健康城市建设试点范围，截至目前已有38个试点。这些试点实践为中国积累了许多宝贵经验，同时也取得了显著成果，2019年中国人均期望寿命为76.1岁，比2000年的提高了4.7岁。但随着新冠疫情的爆发，城市规划与治理的潜在公共卫生安全问题相继暴露出来。

一方面，人口过度向核心城市集聚和快速的人口流动速度加速了传染性疾病的传播与暴发。例如，广东省作为中国常住人口和流动人口的大省，汇集了中国8.13%的常住人口，流动人口总量为3 400万人以上。其中，广州、深圳、东莞和佛山集聚了广东省超过80%的流动人口，尤其是广州和深圳这两个超大型城市以人口输入为主，在新冠疫情暴发期间负担了全省主要的疫情防控压力，确诊病例以境外输入型为主。另一方面，城市缺乏韧性，具体表现为医疗体系结构脆弱和社区治理不堪重负。全国各地为疫情暴发地武汉给予医疗资源援助，在医疗体系方面发挥了强大的外部支援作用；但从一个侧面也反映了地方医疗资源的匮乏，地方疾控部门的预警能力和医疗机构的防护能力不足影响了快速控制疫情。

在社区治理方面，疫情的突发性使社区担负了巨大压力，人力资源和物质资源的短缺问题值得反思，主要原因有两点：一是控制性详细规划编制单元与行政区划的社区管理单元不吻合，导致按详细规划配置的公共设施在社区之间分布不均衡，无法满足紧急需求；二是详细规划采用千人指标与服务半径配置公共设施，没有考虑居民年龄结构、教育结构和收入等关键信息，所以难以在紧急情况下满足居民需求。因此，当前有必要针对这些问题，结合理论框架和实践经验，按区域、城市和社区尺度分别探究未来可行的城市规划与治理优化措施。

（二）城市空间治理的现代化

空间治理是城市以至国家治理的重要组成部分，而空间规划、用途管制则是空间治理的重要内容。其核心在于：通过科学合理的国土空间规划编制及其有效实施和监督，建立空间规划体系，行使所有国土空间用途管制职责。现代化的空间治理必须践行生态文明思想，将生态保护与环境治理纳入空间规划和用途管制的重要考量内容，推行绿色发展方式和生活方式，构建完善的城市公共健康保障系统，让市民能够享受到公平可及的健康服务，才能降低国土空间的健康风险，从而建设高质量、可持续发展的健康城市。

自然资源部门承担着建立国土空间规划体系并监督实施、行使空间用途管制的重大职责，可以说是推进国土空间治理体系和治理能力现代化的主力军。要在新时代以生态文明建设为核心的新发展理念指引下，科学构建以空间规划为基础、以用途管制为主要手段的国土空间开发保护制度，科学构建以空间治理和空间结构优化为主要内容的空间规划体系，从而有力推进空间治理现代化，建设让人民健康生活、让城市健康发展的健康城市。

三、参与主体：注重非政府组织和社区层面的广泛参与

全球发展实践表明，非政府组织尤其是社区机构的参与一定程度上决定着健康城市计划的成功与否。自世界卫生组织推行健康城市项目以来，社区层面的参与，以及政府与非政府组织的互动与合作贯穿于健康城市需求评估、规划制订、活动实施与监测评价等各个环节，多组织合作、社区广泛参与已经成为健康城市建设的基本形式。

目前，我国健康城市的建设也充分借助“自上而下”和“自下而上”相结合的策略，强调推进健康社区、健康医院、健康学校、健康单位等“健康细胞工程”建设，倡导政府、居民、企业、学术机构等共同参与健康城市的规划、设计、执行和评估，最大程度促进健康城市的可持续发展。

四、 发展愿景： 坚持系统治理与共建共享

新时代，全球健康城市空间的治理的现代化，在上海的卫生健康发展“十四五”规划中有了很好的诠释。

2021年7月15日，上海市政府印发了《上海市卫生健康发展“十四五”规划》。“十四五”时期，上海卫生健康发展将深入践行“人民城市人民建，人民城市为人民”重要理念，推进高质量发展，为人民群众高品质生活奠定健康基础。坚持系统治理、共建共享，把卫生健康作为城市治理的重要内容，将健康融入所有政策，加快形成大卫生、大健康治理格局和全社会促进健康的强大合力。

三个总体目标：一是建设以人民健康为中心的高品质健康服务体系；二是建设具有全球影响力的健康科技创新中心和全球健康城市典范；三是建设成为全球公共卫生体系最健全的城市之一。

“七个分目标”：一是居民健康水平持续提升。市民健康素养水平达到36%以上，常见恶性肿瘤诊断时早期比例达到37%以上，人均健康预期寿命达到71岁以上。二是健康服务体系更加完善。基本建成现代化疾病预防控制体系，重大疫情和突发公共卫生事件应对能力达到国际一流水准，区域性医疗中心服务水平明显提升，初步建成适宜、综合、连续的社区健康服务体系。三是医疗服务品牌更加响亮。医学科技创新能力显著增强，打造一批世界知名、全国领先的医学学科，重大疑难疾病诊治能力逐步提升。四是健康服务业规模和质量显著提升，成为城市重要支柱产业。五是卫生健康智慧化程度不断提升，成为智慧化健康服务高地。六是医疗保障体系进一步完善，建成多层次医疗保障体系。七是全行业治理水平明显提高，基本建成智慧化监管体系。

第八章

健康城市的行动与全球健康治理

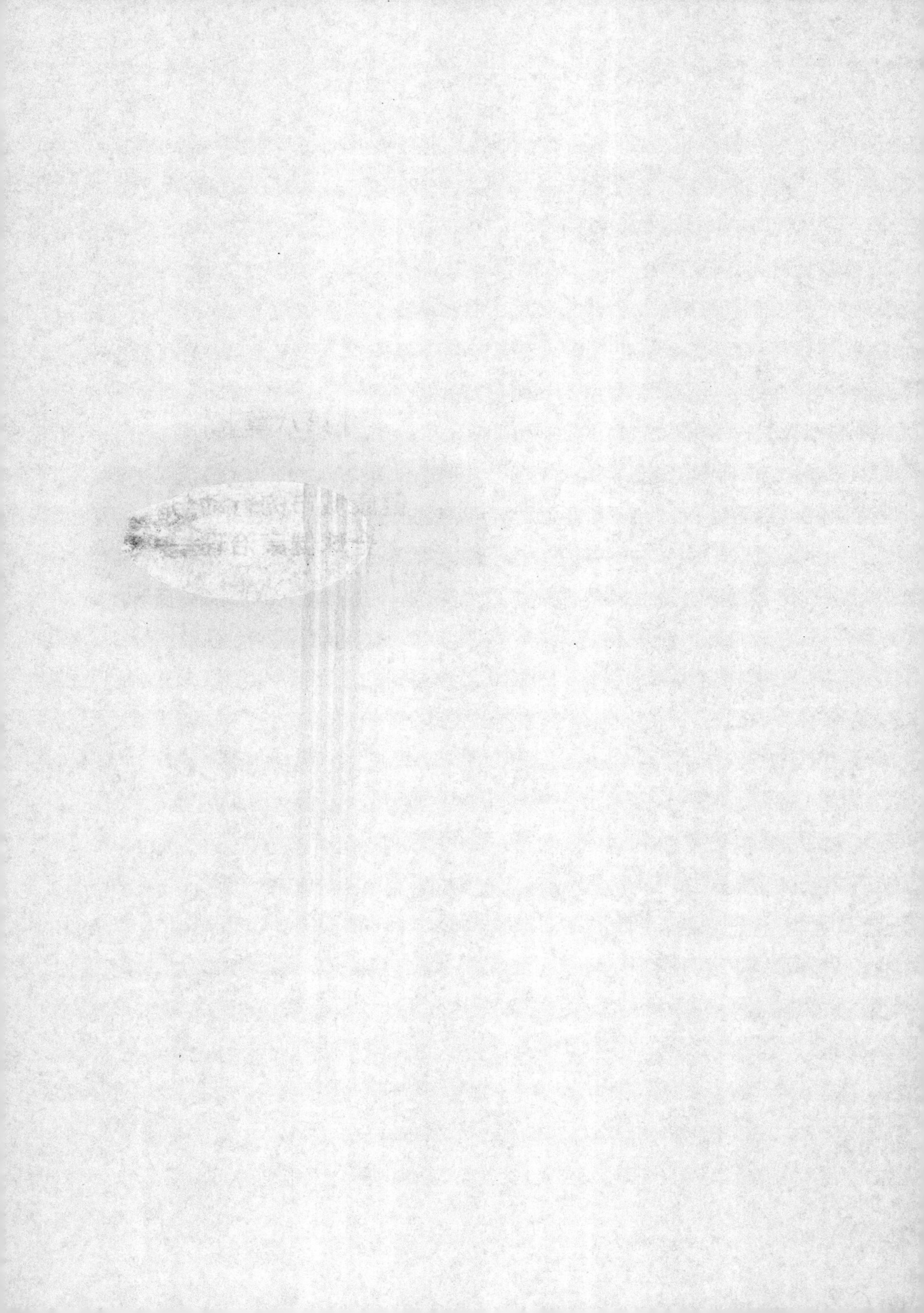

对中国健康城市的评价，将随着健康城市行动的全面深入推进而不断提高。健康中国行动推进委员会印发的《健康中国行动（2019—2030 年）》提出了 15 项具体行动，从个人、家庭、社会、政府多个层面协同推进健康城市和健康中国建设。"十四五"以来，围绕"以人民健康为本"的可持续发展理论，持续推进健康城市的行动，并在持续推进健康中国战略实施过程中，为全球健康治理提供中国方案。

第一节 "以人民健康为本"的健康城市行动

以全民健康为理念的中国健康城市建设，也是一场深刻的"以人民健康为本"的城市革命，是城市发展回归人民的需求，是回归"人民城市人民建"可持续推进健康城市行动的伟大实践。"以人民健康为本"的健康城市行动，要突出以下五大价值取向。

一、"以人民健康为本"的城市

老子曰："人法地，地法天，天法道，道法自然。"中国古代自然哲学追求人与自然、社会的相互联系，人们在适应环境、与自然界长期抗争的过程中，形成了对自然界和生态环境敬畏尊重的朴素情感，即“天人合一”。无论是《周礼·考工记·营国制度》中礼制城市的建造逻辑，还是《管子》中将城市看作“人居”、强调人与自然和谐共生的山水城市理论，具体延伸到建筑选址、规划布局、空间组合、细部处理及人际交往等诸多层面，都无一例外是对“天人合一”核心思想的外在映射，均在强调人与社会、人与自然以及社会与自然的和谐。①

由此溯源，总结其思想精华与价值导向，可以得出中国传统城市建设最重要的三个基本维度：人、自然和社会。不管社会、经济和文化背景如何，人类世代相传、生生不息，而城市的建设也始终贯彻着以人为中心的建设核心，并从三个基本维度中寻找与构建动态平衡。因此，以人民群众的利益为根本出发点和归宿点，强调“以人民健康为本”、充分展现了自然与社会的和谐，有助于探索一条适合中国的健康可持续的城市发展之路。

二、 以人民健康为导向的生态优先城市环境

生态环境是关系民生的重大社会问题，提高生态环境质量，既能协调社会与自然环境的和谐发展，又能创造了绿色财富，满足人民群众日益增长的优美生态环境需求。我们要将城市规划设计与环境治理相结合，在经济、社会发展的同时，坚持生态优先、绿色发展，并将“以人民健康为本”的健康城市理念贯穿于城市生态环境建设的各方面和全过程，绘就人城和谐、城绿相融的城市生态画卷。

在“绿水青山就是金山银山”理念的引领下，全国各地应加大森林、湿地、水等资源保护力度，加强生态环境的健康检测与风险评估，综合整治城市污染、改善空气质量和城市气候，维护好人民群众的健康生活；倡导绿色交通、绿色居住、绿色消费，降低污染浓度、树立环保意识；实现高能耗高污

---

① 洪亮平，乔杰.“体用之辩”——对中国城市设计学说及话语体系的讨论［J］.城市设计，2019（4）：48－52.

染产业向绿色可持续发展产业的转型与转移,提高污染治理的水平,保证绿水青山常在,实现经济发展与环境保护同步;利用大数据技术对城市相关生态指标数据的科学监测和评估分析,定向治理和减排评估,助力城市生态建设向智慧化、健康化方向迈进。

三、以人民健康为导向的多元社会主体参与机制

健康城市的行动不仅要依靠自上而下的政府引导,还需要加强自下而上的多元社会主体的参与,并形成常态的参与机制。

各政府部门之间需要建立起共同参与、协调合作、互相信任的纽带,从环境、治安、交通、公务、休闲、社会福利等各方面满足全体城市居民的健康美好生活需求,建设和谐友好、高效有序、秩序稳定、环境优良的城市发展新格局。同时,要加强全体市民健康意识的培养,因为广泛的群众参与是实现健康城市的社会基础。保证城市居民对福利政策和健康生活的参与决策权,建立社会成员参与健康城市建设行动的组织框架,通过网络覆盖、媒体宣传、社区引导等多方面、多渠道、全方位宣传健康城市观念,理顺任务结构、促进协调合作。将健康城市的行动视为一个有机整体,调动政府、社会机构和市民之间的合作积极性,城市中的每一个居民、每一个组织和部门都共同参与,为城市的健康进行策划、协调与组织,以人的健康为中心,在全民广泛开展共建共享健康城市行动。

四、以人民健康为导向促进公共服务的公平配置

人的全面发展是社会发展的根本目标,追求社会公平与和谐则是实现人的全面发展的重要保障。一个健康的城市应当保障和促进人们平等地享受社会服务和发展机会,不断完善城市的公共服务系统配置。一是积极推进医疗卫生体制改革,整合医疗卫生资源,加强疾病预防控制,促进医疗资源均等化分布,提升优质卫生资源的比例,真正走向医疗公平健康;二是整

合开发健康教育与健康促进的资源，健全其载体，优化其手段，增强其效果，实现居民健康教育全覆盖，使学生成为身心健康、人格健全、发展全面的完整社会人；三是满足老年人服务公平需求，健全保障机制、优化老年照护服务资源配置、加大医养结合力度、推进老年宜居社区建设、实现老年教育，娱乐资源向老年人公平有序开放；四是着力完善基础设施，构建布局合理、配套齐全、功能完备、安全高效的城市市政基础设施体系，不断完善城市公平正义的发展空间，保障社会健康公平的实现。

五、 以人民健康为导向的城市人文环境

2019 年 11 月 2 日，习近平总书记在上海考察时指出，文化是一座城市的灵魂，城市历史文化遗存是前人智慧的积淀，是城市内涵及特质的重要标志。[①] 城市的发展不仅是经济的发展和社会的进步，同时也是城市人文精神的体现。因地制宜是城市人文的人性化、情调化、艺术化的外在形态。

科学评价是健康城市的前提，优美生态是健康城市的基础，社会参与是健康城市的支撑，公平正义是健康城市的保障，魅力人文是健康城市的内核，每个城市独有的文化特质与魅力是城市发展生生不息的生命力。因此要注重保留城市历史文化记忆，延续城市传统文脉，在妥善处理保护传承与创新发展关系的前提下，通过批判性地继承发扬传统文化、兼容并蓄，打造健康城市人文多元化发展，发挥健康城市核心潜能，让人们记得住历史，进而坚定文化自信。

健康城市行动始终将“人”放在建设的首位，强调人民健康基本需求，重视“以人民健康为本”的城市精神塑造，激发潜在的城市生机和追求人的全面发展，是不同于西方的、具有中国特色的城市健康建设道路。健康城市

① 《习近平在上海考察》，《人民日报（海外版）》2019 年 11 月 4 日，第 2 版。

行动是一个可持续推进的系统工程，需要各个领域长期的协同合作，需要全民参与，为守护美好家园、共创健康中国而砥砺奋进。

第二节 健康城市与健康现代化治理

全民参与健康城市行动，是城市健康治理现代化的基础。没有全民参与、社会共治，也就不会有全民健康。

2016年在上海召开的全球健康促进大会期间，时任世界卫生组织总干事陈冯富珍高度评价“社会共治、群众参与健康之道”的“上海经验”。正因为上海在全国最早全面启动特大型城市建设健康城市行动，上海的“群众参与之道”被世界卫生组织赞誉为健康城市工作的样板城市。

健康城市行动是落实健康城市建设、健康中国战略的路线图，是落实健康中国行动，实施健康中国战略的有力抓手。

一、 健康城市的现代化治理

健康城市建设不仅需要有全民参与的健康行动的推动，而且要有政府部门与社会和全民参与的健康现代化治理。健康现代化治理是城市现代化治理的有机组成部分，也是实现国家治理体系和治理能力现代化的重要引擎。

（一） 坚持以人民健康为中心，提升城市健康治理的温度

不断提升新时代城市健康治理现代化水平，归根结底是为了保障和改善人民生活、增进人民福祉，使人民群众有更多的获得感、幸福感和安全感。

第一，打造健康的城市空间。无论是城市规划还是城市建设，无论是新城区建设还是旧城区改造，提高人民健康水平，要聚焦人民健康的需求，不

断完善城市空间布局。要合理安排生产、生活、生态空间，努力扩大休闲、健身、游憩的公共空间，积极创造宜业、宜居、宜游的良好环境，在最大限度上满足人民群众对健康城市空间的需要。

第二，发展健康的城市社会关系。要着力解决好城市就业、住房、教育、医疗、养老等突出问题，落实人民的健康保障；完善人民群众对城市健康治理的表达机制、参与机制、监督机制，提升城市健康基本公共服务的水平和质量，不断满足人民群众对于健康公平、城市正义、城市民主等方面的需要，促进城市健康社会关系构建。

第三，营造人民群众认同的城市品质。文化是城市的灵魂。城市健康现代化治理需要妥善处理好保护和发展传承城市文化的关系，通过延续城市历史文脉以确保城市的温度，增强城市文化记忆与个体记忆的关联，提升人民群众对健康城市建设的认同度，从而使人民群众在城市发展中增强家国情怀，坚定文化自信。

（二） 以科技创新的动力支撑，增强城市健康治理的效度

科学技术是提升城市健康治理能力和治理水平的重要手段。城市健康治理提质增效同样如此，需要加强医疗基础设施建设，完善城市健康网络平台，通过大数据健康产业联动、项目带动，引导各类新型基础设施布局落地，为城市健康治理体系提供坚实的物质基础。

此外，还需要综合运用大数据、物联网、云计算、区块链、人工智能等前沿技术，推动城市健康治理体系、治理手段、治理方式、治理理念的创新，促进健康城市建设从数字化到智能化再到智慧化的转型升级，着力构建集数据存储、运行管理、展示体验于一体的健康智慧中心，有效整合健康数据发布、信息交流、社会服务、社区管理数据库等功能。

运用健康大数据提升健康城市现代化治理效能，一方面有利于城市管理人员及时掌握健康城市发展和人民需求的动态信息，提高健康城市治理

问题和潜在风险的发现、反馈、处理效率，进而依托“城市大脑”合理配置公共资源，全面提升健康城市现代化治理服务水平。另一方面，有助于人民更全面地了解城市发展脉搏、更切实地感受健康城市现代化治理效度、更便捷地享受健康城市综合服务，确保人民群众对健康城市现代化建设的满意度不断提高、获得感不断增强。

（三） 推进健康社区建设，凸显城市健康治理的细度

健康社区是城市健康现代化治理的“最后一公里”，也是各种利益关系的交汇点、各种社会矛盾的集聚点和健康城市建设的着力点。

健康社区建设是对传统粗放式、经验化模式的反思和改革，有利于推动健康城市实现精细管理、精心组织、精准施策。一是激活基层党组织联系群众、服务群众的神经末梢，引导社区居民充分发挥主体能动性，积极参与健康城市治理决策、反映健康城市治理问题、监督健康城市治理工作，形成共建共治共享的健康社区治理格局；二是协调社区治理主体，凝聚全社会同心同向的健康治理合力，真正实现党建引领与健康城市治理深度融合；三是加强健康社区治理人才队伍建设，吸收更多优秀人才加入健康治理队伍，保障健康社区治理各项工作稳步有效开展；四是全面了解居民的健康需求，依托大数据的信息处理和分析功能，探索用数据决策、用数据管理、用数据创新的健康治理新路径，为社区居民提供更具个性化、差异化和精细化的健康公共服务。

（四） 贯彻健康发展新理念，推进城市健康绿色治理

贯彻健康绿色发展新理念：一要推动健康城市的绿色空间生产，积极打造以公园绿地为主的生活线、生态线、景观线，优化城市生态环境，塑造城市生态景观，构筑多层次、立体化的城市自然生态系统；二要加强城市生态治理的顶层设计，深化生态治理体制机制改革，推进城市生态政策制度和法

律法规体系建设；三要推动城市绿色生产方式改革，以绿色经济和循环经济为主攻方向，探索城市经济发展的生态化转型和城市经济发展方式的创新，进而引导人民群众形成健康绿色生活方式，树立节约集约循环利用的资源观，涵养节约友好、共治共享的健康绿色城市文化。

（五） 落实健康法治保障，加强城市健康治理的力度

法治是推进城市治理体系和治理能力现代化的重要依托。推进健康城市的法治化建设，一方面需要坚持有法必依、执法必严、违法必究的基本精神，强调运用法治思维和法治方式解决健康城市治理顽症难题；另一方面，要不断增强全社会的法治意识，引导人们在法治轨道上解决存在问题、维护自身权益、参与健康城市治理。真正从法治层面促进健康城市的公平正义，改善城市秩序、提升城市形象，不断提高人民的健康保障和公共服务供给水平。

二、 从城市健康治理走向全球健康治理

在数字化、信息化、全球化不断深入发展的新时代，健康城市、健康中国的建设日益与全球健康治理融为一体。最突出的表现就是当下全球新冠疫情的持续流行，使任何一个国家、任何一个城市的健康治理打上了“全球”的印记。换言之，离开了对全球的治理，脱离全球健康治理，该城市健康现代化治理是不现实的。所以在全球加剧了贫富差距、社会撕裂和各种风险演化的背景下，中国的健康城市行动、健康城市建设，必须融入全球的健康行动、全球的健康治理，在全球健康治理中贡献健康治理的中国智慧。

（一） 全球健康的内涵

全球健康以改善全球健康公平性为主要目标，对健康不公平和全球健康决定因素以及全球化对人类健康影响的认知；以全球卫生外交作为实施

载体，运用全球性健康社会决定因素的理念和全球健康治理的方式，关注跨越国界的全球性健康问题及健康决定因素；通过全球范围的共同行动，最终实现改善健康公平性和维护全球健康的目的。全球健康的内涵有五个方面：

第一，全球健康的目标是改善全球健康的公平性。改善全球健康公平性是全球健康的核心原则。① 全球健康兴起的初衷正是基于其应对全球性健康不公平的有效方式，全球健康集中关注全球范围健康的公平性和健康影响因素，而不仅仅是一个特定国家或地区人群的健康状况及其健康影响因素；关注健康和疾病及其决定因素的全球分布，重视全球化过程对健康的影响以及全球健康治理性质的变化；重视超越国家和政策部门界限的相互依存关系和应对策略。

第二，全球健康的关键是采取全球性共同行动应对跨越国界的健康问题。全球健康超越公共卫生和国际卫生的一个重要特征，是所关注的健康问题多为全球性的、跨越国界的，或许多国家共有的并受之影响的；既包括气候变化、全球化和城市化对人身体健康的危害与影响，如 H5N1、艾滋病病毒感染、新冠病毒大流行等，也包括烟草控制、营养缺乏、肥胖、损伤预防、移民健康等。② 随着对全球性健康决定因素认知的深化，人们应逐步认识到这些健康决定因素的波及范围的“全球化”，必须采取全球性的共同行动才能有效应对。

第三，全球健康的运作运用多学科理论和方法，具有多学科性、跨部门的特征。全球健康的多学科性和运用跨学科、跨部门的方法作为全球健康的显著特征是普遍公认的，也是全球健康的核心优势。全球健康涉及学科除了医疗卫生科学以外，还包括经济学、政治学、外交学、人类学、社会学、法

---

① Gostin L, Friedman E. *Towards a Framework Convention on Global Health: A Transformative Agenda for Global Health Justice* [J]. Social Science Electronic Publishing.

② Macfarlane S B, Jacobs M, Kaaya E E. In the name of global health: trends in academic institutions[J]. Public Health Policy, 2008, 29(4): 383 – 401.

律以及伦理学等；在实践中，跨学科方法的运用要通过跨部门的途径，包括农业、畜牧业、工程、政治、公民社会、伦理学和法律之间的合作。[①] 全球健康之所以要采用多学科和跨部门的方法，政治、社会和经济等诸多因素是导致全球性健康不公平和不良健康的主要原因。[②]

第四，全球健康实施的催化剂是全球卫生外交。2000 年八国首脑高峰会议中一个重要的变化是将外交政策与全球卫生问题联系在一起，由此全球健康开始变成了一个外交政策主要目标和战略[③]。发展全球卫生外交，构建全球健康伙伴关系成为其推动全球卫生发展实践的重要组成部分。全球卫生外交推动了各行为主体参与有关健康及其决定因素的全球政策环境的谈判，为解决全球健康及其相关问题所采取的全球治理行动，制定全球健康计划，并向中、低收入国家提供相关的资金援助和技术援助等。全球卫生外交已成为全球健康理念和目标实现的载体和催化剂。[④]

第五，全球健康的实施方式是全球健康治理。全球健康治理是跨部门应对健康社会决定因素的工具。全球健康的理论研究和实践层面都反映出，全球健康目标的实现必须通过完善的全球健康治理，国家和国际层面上的治理不善将损害全球健康目标的实现。为了引导全球健康治理模式和规范其核心要素，联合国开发计划署（The Unite Nations Development Programm，UNDP）工作组提出了良好治理的关键要素：效果、反应性、开放度，透明性、应对腐败、公正及其法律规则、决策的参与，以及防范跨国犯罪。[⑤]

---

① Velji A, Bryant J H. Global Health: Evolving Meanings[J]. Infect Dis Clin North Am, 2011, 25(2): 299 – 309.

② Rowson M, Willott C, Hughes R, et al. Conceptualising global health: theoretical issues and their relevance for teaching[J]. Global Health, 2012, 8: 36.

③ 罗艳华.试论“全球卫生外交”对中国的影响与挑战［J］.国际政治研究，2011（2）：45 – 61.

④ 任苒.全球健康的内涵与特征［J］.医学与哲学，2015（36）：1 – 3.

⑤ Fraser J. Panel: Good Governance Is Key To Achieving Global Health Goals[EB/OL]. (2014 – 05 – 09)[2015 – 01 – 18]. http://www. ip-watch. org/2014/05/09/panel-good-governance-is-key-to-achieving-global-health-goals/.

（二） 全球健康治理的特色

全球健康治理主要有以下两大特色。

1. 健康权：全球健康治理的价值根基

健康与人权之间具有密切的关系，健康权是人的一项基本权利。健康权以权利为基础、以人为中心，不同于功利主义、自由主义等学说，从而成为全球健康治理坚实的价值基础。

1946年，WHO首次将健康权纳入宪章序言，规定“享有最高的可获得的健康是人类的基本权利之一，不因种族、宗教、政治信仰、经济及社会条件而有区别”，并且将“实现人类最高可能的健康”作为组织设立的宗旨。之后，健康权被写入国际和区域层面的诸多人权条约中。[①]

20世纪40年代末至80年代末是健康权第一个兴起的高峰时期。其中，《经济、社会、文化权利国际公约》第12条对健康权作了最广泛的承认；《儿童权利公约》由于只有两个国家没有批准，表明已得到最广泛的承认。20世纪90年代前健康权国际保护的突出特点在于：强调对特定人群的保护，这也是这一时期健康权国际保护的另一个特点。在《消除对妇女一切形式歧视公约》和《儿童权利公约》中都有对妇女和儿童健康权的详细规定。

健康权也是WHO作为国际卫生工作指导机构的价值基础，以及与其他全球健康治理主体的本质区别所在。世界贸易组织（以下简称“WTO”）作为全球健康治理的主体，其框架下的诸多协定也包含了健康因素，[②]WTO也强调人权，但作为国际贸易组织，WTO的宗旨并非保护健康权而是促进贸易自由化。又如国际金融机构，特别是世界银行和国际货币基金组织也

---

① 在《世界人权宣言》（1948年）第25条、《经济、社会、文化权利国际公约》（1966年）第12条、《消除对妇女一切形式歧视公约》（1979年）第12条、《萨瓦尔多议定书》（1988年）第10条等中均可找到健康权规定。

② 如GATT1994第20条（b），GATS第14条（b），TRIPS第8条和第27条（2）（3），以及SPS、TBT、GATS中有关规定。

可以通过借贷政策、信贷协议和结构调整方案，实施对健康权的实质影响，但两者都是以相应经济政策的实现作为宗旨，而不是直接将保护健康权作为自身的价值基础。

2. 卫生知识：全球健康治理的权力基础

卫生知识是全球健康治理的权力基础。国际政治经济关系学的权力结构理论按权力的来源将权力分为安全结构权力、生产结构权力、金融结构权力和知识结构权力。尽管与安全结构、生产结构和金融结构权力相比，知识结构所衍生的力量是人们最容易忽视和低估的，[①]但在全球健康治理中，知识结构具有突出地位。医院的发展就与医学技术的进步有明显的联系。医院逐渐成为医疗技术和医学研究的中心，正是由于私人医生无法获得和拥有新医学技术。[②]

WHO 在全球健康治理主导地位的保持也是因为其拥有卫生专业知识。《世界卫生组织章程》第 21 条规定，世界卫生大会有权通过下列五方面规则：一是预防疾病在国际间蔓延的环境卫生与检疫的必需条件及其他方法；二是关于疾病、死因以及公共卫生工作的名称；三是检验方法的国际通用标准；四是出售给各国市场的生物、药物及其他类似制品的安全、纯净和功效的标准；五是出售给各国的生物、药物及其他类似制品的广告与标签。

WHO 一直在疾病的预防、公共卫生知识、检验方法、药品安全标准等方面持续不断地进行研究，因此具有全球健康治理绝对的权力。

在全球健康治理中，WHO 不同于 WTO、世界银行、全球基金等国际组织以及跨国制药公司等主体，正是在于它拥有知识结构上的权力。然而，在经济全球化背景下，生产、金融等要素越来越多地影响健康权的实现，这给 WHO 的发展带来了新的挑战。

---

① ［英］苏珊·斯特兰奇.国家与市场［M］.杨宇光，译.上海：人民出版社，2006：3.

② ［美］戴维·波谱诺.社会学（第十版）［M］.李强，等，译.北京：中国人民大学出版社，1999：344.

第三节　全球健康治理的实践

全球健康治理的实践可从政府与社会合作治理、健康的纵向与横向治理模式两个方面分析。

一、政府与社会合作治理

政府治理是指政府行政系统作为治理主体对社会公共事务的治理，包含政府对于自身、市场以及社会活动的管理。社会治理是特定的治理主体对于社会的管理，是对社会资源的调整和配置。① 在市场经济条件下，健康治理往往涉及社会各方面的利益相关者，这就要求合理定位政府治理行为，构建政府与社会协同合作的治理机制。因此，越来越多的国家通过政府与其他社会组织合作建立卫生政策网络，依托更多的平台和社会联盟，将现代信息网络技术有机地嵌入到健康治理结构与运行机制中，并动员全民的广泛参与，从而引导社会形成可持续发展的健康行为及生活方式。

（一）形成健康共享价值理念

健康治理所面临的最大挑战是企业参与健康治理的方式及其相关问题。如企业对“水、土壤”的污染，导致企业与社会公共利益冲突越来越大。② 发达国家特别是一些欧洲国家，其卫生保健服务与健康都是基于宪法所赋予的人权以及经济学中的公共物品等概念、理论，并将其作为引领健康治理的价值规范，也称之为“共享价值”③。发展中国家的企业常常会为

---

① Brinkerhoff D W, Bossert T J. Health Governance: Concepts, Experience, and Programming Options[R]. Bethesda, 2008.

② Bull B, McNeill D. *Development issues in global governance* [M]. London: Routledge, 2007.

③ Porter M, Kramer M. Creating shared value[J]. Harvard Business Review, 2011, 89(1): 1－17.

了市场利益而忽视健康。为此，就要敦促政府与企业共同关注健康问题，就要在相关政策的制定与实践过程中，将健康作为一个要素融入企业的发展战略与经营模式中，并构建类似于环保指数与消费者偏好指数等模型来评估企业对共享价值的影响及效果。[①] 同时，政府应强化其监管职能，以确保企业生产与经营方式遵守法律规范、社会道德以及与之有关的国际与国家标准。在国际卫生领域，引导企业通过与全球基金会等组织合作，共同抗击艾滋病、结核病和疟疾等，协助解决有关健康、营养和保健等问题。

（二） 建立健康沟通机制

当政府要出台相关卫生政策时，应尽可能邀请所有利益相关者进行广泛磋商，共同确定其目标与相关监督评价指标，明确具体实施措施以及相关的问责机制等。各方均为健康 2020 的战略目标及其相关优先领域献计献策，为最终战略规划的形成提供了科学的决策依据。欧盟许多卫生政策在制定时也都遵循类似做法。同时，政府卫生部门在与其他部门和社会团体进行协商与沟通时，应将自己视为众多跨部门参与者的一员，运用新的领导方式和信息沟通技能，建立新型的战略伙伴关系。

（三） 构建健康网络平台

以现代网络技术构建的健康平台治理主要体现在：不仅能够增加健康治理及相关政策的透明度，还能通过调查数据来判断社会公众对卫生服务质量的评价，分析评估国内各地区卫生系统的绩效，促进政府各部门及其决策者重视卫生系统所存在的问题，并采取相关的措施来促进卫生系统的可持续发展。

卫生信息网络平台不仅有助于全社会疾病防治、公共卫生与健康促进

---

① Raynaud O, Jané -Llopis E. Partnering for health governance transformation[M]. //Kickbusch I, Gleicher D. Governance for health. Berlin, 2012.

等信息的交流,也可以协调与统筹全社会的力量应对传染病与慢性非传染病的双重挑战。目前,柬埔寨、爱尔兰、马来西亚等国家已经建立了国际化的卫生信息平台。[①] 这种由多元组织、多级政府和多种部门参与并逐步形成的网络治理模式,有效解决了跨国界传染性疾病的传播。

(四) 公民参与及健康治理合作

公民参与健康及相关事务是尊重公民健康权利的重要表现。如美国通过公民参与制定年度预算;荷兰政府通过消费者调查等方式确定政府财政(包括卫生财政)的优先领域;瑞典通过议会的优先权委任制,委托政府或大学的相关研究机构进行调查与研究,提供以循证研究为基础的决策依据。[②]

健康知识素养作为健康治理的一个关键因素,不仅需要合作生产与创新更多的健康知识及教育模式,而且也需要通过发展社区居民广泛参与,进而构建一种更有亲和力与本土文化特点的健康教育及健康促进方式。特别是在健康食品、安全饮用水、临床诊断与药物利用等方面均需居民参与协作行动。加拿大政府向全社会公开健康2020发展战略及其评估指标体系,通过系统监测、开放数据,加强全民的健康素养,有效监督该战略的具体实施及进程。

欧洲各国通过采取"授权给病人"等方式,促进患者参与临床治疗决策。患者的有效参与已成为欧洲卫生改革的重要措施,也成为公民参与政府决策的有效模式。需要注意的是,应区分好作为消费者的病人和作为社会公民的角色转换。[③] 移动医疗与穿戴式保健技术的发展,正在逐步颠覆传统的医疗卫生服务模式及其医患关系。[④]

---

① Christensen T, Laegreid P. The whole of government approach to public sector reform [J]. *Public Administration Review*, 2007, 67(6): 1059 – 1066.

② Swedish Parliamentary Priorities Commission. Priorities in health care[R]. Stockholm, 1998.

③ Paterson R. *The Good Doctor : What Patients Want* [M]. Auckland: Auckland University Press, 2012.

④ Institute of Medicine. Health IT and Patient Safety: Building Safer Systems for Better Care, Committee on Patient Safety and Health Information Technology, Institute of Medicine[R]. Washington DC: 2012.

二、 健康的纵向与横向治理模式

（一） 纵向治理模式

纵向治理是指从地方、州（省）及中央政府以至相关国际组织等各层级部门之间在体制框架、法律法规以及相关政策等方面进行的有机整合。欧盟通过建立欧洲疾病预防和控制中心、欧洲职业安全与健康管理中心以及欧洲食品安全局等机构，协调统筹欧盟各国及其公民的健康权益，以应对欧洲健康及其相关问题。具体特点表现在以下三个方面：

一是建立国家和区域层面的公共卫生与卫生政策报告议会制度，卫生部长与公共卫生机构负责人及其他部门代表定期召开相关会议，以协调统筹区域健康及相关事务。

二是组建长期性的部门合作委员会，监督与评价各国健康发展战略及其相关项目的实施情况。

三是建立多部门的协调与统筹机制，以提供更多的非正式协商渠道，构建相关的契约机制来完善各部门之间的协作关系。通过评估相关政策对健康风险及社会决定因素的影响及效果来改变传统的“以疾病为中心”的治理模式。如世界卫生组织的“烟草控制公约”，联合国的“千年发展目标”，都对人们的生活方式和行为产生了巨大影响。①

（二） 横向治理模式

横向治理是指统筹协调政府各部门之间的职能，是指政府内各部门机构功能的整合（如各部委功能的整合），或功能性机构之间的整合（如医疗卫生与社会福利功能的整合），比较典型的做法是组建协调委员会、促进委员会或联席会议工作机制。

---

① World Health Organization. The Health for All policy framework for the WHO European Region[R]. 2005.

1. 组建健康协调委员会

在国家层面设立专门的健康管理与协调机构是一些国家实现大健康治理的重要措施。如在中央政府层级设置专门的战略性健康治理机构或健康行政推进委员会，负责跨部门的健康发展战略与项目，以及承担一些与卫生有关的具体事务，这些机构一般设在总理办公室或国务院。如芬兰所组建的公共卫生政策咨询委员会，是一个由 17 名成员所组成的跨部门专门委员会，其成员主要来自各政府部门、非政府组织以及相关的大学及研究机构。董事会以论坛的形式来讨论分析所面临的健康问题和挑战。目前，该委员会已逐步树立了一定的社会形象，并形成了一定的凝聚力与引导力，其相关的决策方案可以直接报送总理办公室，为高层领导在大健康治理方面提供了科学的决策依据。①

2. 强化项目管理

英国政府曾实施了一项跨政府部门的社会健康促进项目，首相办公室专门组建了一个委员会来协调各政府部门的相关事务。如交通运输部负责社区交通改造和拓宽自行车车道的资金；农业部负责食品卫生监督，并为 12 个样本社区构建社区花园和健康餐厅。健康中国行动推进委员会实施的 15 项专项行动通过健康科普品牌、全民健身等 30 多个项目，推进健康中国战略实施。相关实践表明，一些与健康有关的综合性规划项目（如健康 2020 战略健康行动），如果没有一个高层次的领导与协调机构，其项目将难以实施，且相关战略目标也不可能实现。②

3. 构建大部委

在政府大部制改革趋势下，虽然各国政府卫生机构设置因国情不同存在一定的差异，但卫生管理部门整合仍然是当今国际社会卫生改革与发展的重

① Wismar M, Ernst K. Health in all policies in Europe[R].//Kickbusch I, Buckett K. Implementing health in all policies. Adelaide, 2010.

② United Nations. Prevention and control of non-communicable diseases. Report of the Secretary-General: follow- up to the outcome of the Millennium Summit [R]. New York, 2011.

要发展趋势。主要表现为准大部委制、大部委制、超级部委制三种模式。[①②]

准大部委制。卫生部门职责范围并非完全意义的大部制体系，但经历了多次磨合与反复的整合正朝着大部制方向推进。德国联邦卫生部在1961年创建时作为一个单一的职能机构，随后与联邦家庭及青年部合并，1991年再次调整为单一的卫生部；2002年又涵盖了社会福利这一部分职能，称为联邦卫生与社会保障部（2005年恢复为联邦卫生部），主要承担医疗卫生、法定医疗保险等10项核心职责。中国医疗卫生、中医药管理、药品食品监督管理以及计划生育管理等职能也在经历多次调整与变迁后，在2013年组建国家卫生和计划生育委员会，承担医药、食品安全等17项主要职能。[③] 2018年全国两会，又撤销了卫计委，不再设立国务院深化医药卫生体制改革领导小组办公室，组建国家卫生健康委员会。

大部委制。美国的大部委制建立于1953年，当时称为健康、教育与社会福利部，1979年调整为人口健康与社会福利部，是联邦政府部门中一个最大的管理机构，承担公共卫生、社会福利、疾病监督与控制，以及食品和药物安全等300多项职能，每年管理约6万个政府财政支持项目。农业部则在食品安全等方面给予配合。[④]

超级部委制。法国、瑞典及匈牙利等国普遍是超级部委制。法国于1921年成立的卫生部涵盖了劳动、养老、计划生育、老年人、残疾人以及少数民族等相关事务的管理。目前，法国卫生部还负责管理体育运动和妇女事务。大区卫生管理体制的改革也是法国卫生改革的主要内容之一。[⑤] 瑞

---

① Raynaud O, Jané -Llopis E. Partnering for health governance transformation[M]. //Kickbusch I, Gleicher D. Governance for health. Berlin, 2012.

② Christine Brachthäuser. Global Governance as a multi-level process, the Sixth Pan-European International Relations Conference[C]. Turin, 2007.

③ 刘丽杭.国际社会健康治理的理念与实践［J］.中国卫生政策研究，2015（8）： 69－75.

④ Louise G, Trubek. *New Governance Practices in U.S. Health Care*, *Law and New Approaches to Governance in the European Union and the United States* [M]. Princeton University Press, 2005.

⑤ Rhona Macdonald, Richard Horton. Global health and the G8-is power just too sweet to share? [J]. *The Lancet* , 2008, 327(9633): 99－100.

典卫生和社会事务部涵盖了社会福利与保障、卫生保健与医疗服务、公共卫生与儿童权利保障、老年和残疾人管理等事务。该政府机构设有4个部长，分别负责卫生和社会福利、公共管理和住房管理、社会保障、儿童和老人事务。匈牙利于2010年组建了国家资源部，其职能包括卫生、教育、青年、体育和文化等社会事务。[①]

第四节　全球健康治理的“中国标杆”

中国在推进健康行动走向全球健康治理的过程中，关注培育和打造走向全球治理的“中国标杆”。2016年11月，第九届全球健康促进大会在上海成功举办。这是我国政府主办的一次“健康奥林匹克”，也是推进全球健康促进发展的重要里程碑。中国经验成为全球健康治理的“标杆”。2017年1月18日，《中华人民共和国政府和世界卫生组织关于“一带一路”卫生领域合作的谅解备忘录》签署。中国参与全球健康治理的经验进一步通过“一带一路”向全球传播。

一、 中国医疗队树立全球健康治理的良好形象

在长达半个世纪的时间里，从撒哈拉沙漠到维多利亚大瀑布，从乞力马扎罗山到东非大裂谷，中国医疗队珍珠般洒落在非洲大地，为受援国人民带来健康福祉。

中国向非洲派遣医疗队是最伟大、最无私的国际主义援助之一，展现了中华民族的博大情怀，是中国政府支持非洲民族独立、维护人民生存权利的真实写照。

---

① Inez Mikkelsen-Lopez, Kaspar Wyss, Don de Savigny. An approach to addressing governance from a health system framework perspective[J]. *BMC International Health and Human Rights*, 2011(11): 13.

1963 年，阿尔及利亚政府向中国政府提出派遣医疗队的请求。中国政府从北京、上海等地抽调最优秀的医生组成中国医疗队，不远万里，用精湛的医术赢得当地人民的称赞。中国医疗队的事迹很快传遍非洲，请求中国派遣医疗队的非洲国家不断增加。自此，一支支中国医疗队走出国门，谱写了“不畏艰苦、甘于奉献、救死扶伤、大爱无疆”的精神，树立了中国人民热爱和平、珍视生命的国际形象。

从 20 世纪 60 年代到 2005 年 7 月，中国先后向亚、非、拉、欧和大洋洲的 66 个国家和地区派遣过援外医疗队，累计派出医疗队员约 2.4 万人次，诊治患者近 2.7 亿人次。迄今已有 1 000 余名医疗队员获得受援国首脑颁发的勋章等多种荣誉，有 51 名医疗队队员因疾病、工伤、战乱、意外事故等在受援国牺牲。①

援外医疗队及队员不仅积极防治传染病、常见病和多发病，而且为受援国引进了心脏外科、肿瘤摘除、断肢再植、微创医学等高精尖医学临床技术，同时将针灸推拿等中国传统医药以及中西医结合的诊疗方法带到受援国。他们通过临床带教、学术讲座等各种形式培训了大批医务人员，留下了“不走的中国医疗队”。

二、 维护全球公共卫生安全

从抗击埃博拉病毒到防控寨卡疫情，从地震医学救援到台风灾后处理……哪里有疫情灾情，哪里就有中国医务人员的身影。2014 年以来，中国政府积极参与国际突发公共卫生事件和突发事件紧急医学救援，努力承担应尽的国际责任和义务，为维护全球公共卫生安全发挥了重要作用，体现了负责任大国的担当。

2014 年，西非埃博拉出血热疫情暴发后，中国政府和人民感同身受，率

① 《全球健康治理的“中国标杆”》，《人民日报》，2017 年 1 月 19 日，第 3 版。

先驰援，组织实施了中国在卫生领域规模最大的一次援外行动。中国向疫区及周边共13个国家提供了五轮援助，总价值超过1.2亿美元，整合中方援建的医院、抗疟中心、生物安全实验室、医疗队等资源，派遣了1 200多名医护人员，帮助疫区国家加强公共卫生能力建设。我国向塞拉利昂运送了移动生物安全实验室，援建并投入运行了固定生物安全实验室，提高埃博拉病毒检测能力；向几内亚、塞拉利昂、利比里亚等11国派遣了30余批公共卫生、临床医疗和实验室检测专家组，深入三国边远地区培训当地医护及公共卫生人员。中国援非抗疫队伍累计完成公共卫生培训12 471人次，为西非有关国家培训1万余名医疗护理和社区骨干防控人员。

2015年尼泊尔大地震后，中国政府快速反应，紧急展开救援行动，在12小时内组建了中国政府医疗队和中国政府防疫队，在震后48小时内乘坐包机抵达灾区救援一线。其中，中国政府防疫队是最早到达尼泊尔地震灾区的外国防疫队。4支中国政府医疗防疫队在尼两个月期间，为尼开展巡诊4 000多人次，救治伤员2 600多人次，协助制定11个灾后防疫技术方案，培训防疫骨干1 000余人。

中国公共卫生积极“走出去”，主动参与应对境外公共卫生危机。由国家卫生计生委指导、上海市组建的中国国际应急医疗队通过世界卫生组织评审，成为全球首批3支获得世卫组织认证的国际应急医疗队之一，展现了我国卫生应急的实力和水平。

截至2021年5月31日，全球新冠肺炎大流行期间，中国先后向27个国家派出29支医疗专家组，向150个国家提供抗疫援助，出口口罩206亿只，呼吸机9.67万台，向28个国家出口新冠疫苗。[①]

三、打造全球“健康丝绸之路”

2016年底，健康快车斯里兰卡光明行活动启动，这是健康快车活动首

① 参见《抗击新冠肺炎疫情的中国行动》白皮书。

次走出国门参与“一带一路”建设，掀开了中斯两国卫生领域合作的新篇章。活动持续一个月时间，累计为斯里兰卡503例白内障患者实施了免费手术。

2016年7月，世界卫生组织总干事陈冯富珍访华。访问期间，陈冯富珍与我国就2030年可持续发展议程、“一带一路”卫生合作等议题展开深入交流，并达成多项全球卫生合作共识。世界卫生组织欢迎中国对全球卫生的承诺，认同中国提出的“一带一路”倡议。

为落实双方达成的合作共识，国家卫生计生委与世界卫生组织积极磋商“一带一路”卫生领域合作的谅解备忘录，希望通过共同努力，促进与“一带一路”沿线国家等重点合作伙伴开展合作，携手打造“健康丝绸之路”。

在合作备忘录指导下，中国加强与世界卫生组织合作，以全面提升中国同“一带一路”沿线国家人民健康水平为主线，以周边国家为重点，以多双边合作机制为基础，创新合作模式，推进务实合作，促进我国及沿线国家卫生事业发展，打造全球“健康丝绸之路”。

加强同世界卫生组织总部、西太区和驻华代表处三个层级的政策和技术交流，总结提炼中国在上述重点领域的卫生事业发展成功经验，充分利用世卫组织在政策、技术上的优势和国际平台，向“一带一路”国家和国际社会推广。共同积极争取资金在“一带一路”沿线国家开展实质性合作项目，推进与“一带一路”沿线国家的医疗与公共卫生合作和交流。支持世卫组织申请实施中国—联合国和平发展基金项目。

积极参与全球卫生相关国际会议，积极与“一带一路”国家加强卫生体制政策、卫生领域相关国际标准、规范的磋商和沟通；并邀请世卫组织出席中国同“一带一路”国家举办的有关研讨会、中国-中东欧卫生部长论坛、中阿卫生部长论坛、金砖国家第七届卫生部长会议暨金砖国家传统医药高级别会议等。

继续加强与世卫组织和“一带一路”国家加强卫生应急合作，更好地参与全球突发公共卫生事件的处置工作，为维持全球卫生安全贡献力量。

四、促进全球健康治理体系的构建

健康是对人类命运共同体最好的诠释，全球性的公共卫生灾难不是一国能解决的，全人类必须携手合作才能有效加以遏制。

世界卫生组织公布的数据显示，截至 2021 年 12 月 22 日，全球累计新冠确诊病例达 275 233 892 例，死亡病例达 5 364 996 例。全球疫情形势依然严峻，德尔塔、奥密克戎病毒蔓延全球，疫情迟迟无法得到全面控制，与各国防控力度和强度不同有关。

实践证明，中国抗疫“双零”目标（零确诊、零疑似）是卓有成效的，中国积极参与抗疫国际合作，展现了负责任的大国担当，中国的有效经验也让世界对抗击疫情更有信心，对很多国家具有借鉴意义。中国取得突出的抗疫成绩，是因为牢牢抓住了四个要素：

一是坚持生命至上。中国政府始终把人民生命安全和身体健康放在第一位，将防控措施落实到位。中国有序推进复工复产，使国家发展获得了持久动力。

二是尊重科学。中国政府重视公共卫生专家的基本科学判断，进行严防严控，取得了良好效果。

三是举国同心。中国人民在防疫方面行动一致、齐心协力。

四是积极参与抗疫国际合作。疫情发生后，中国第一时间发布新冠病毒基因序列等信息，参与全球防疫科研工作，向其他国家提供物资支持、分享抗疫经验，展现了负责任的大国担当。

从目前情况看，新冠病毒很可能将与人类长期共存，这也将成为人类社会的一个基本状态。当前，世界多个国家的新冠疫苗进入接种阶段，让全球看到了战胜疫情的希望。但是，疫苗本身仍存在很多不确定性因素，比如不知道其抗体有效性能维持多长时间，是否对变异病毒有效等。

全球抗疫仍没有取得决定性的胜利，一个症结还在于新冠病毒对人类而言尚存在很多未解之谜。科学之谜未解，人类就没有办法采取有效措施彻底控制病毒，只能通过更多的防控实践、经验积累和科学研究，以提高应对能力。

全球抗疫很重要的一个方面是展开科研合作。疫情不可能短期内结束，各国需要合作进行疫苗、药物研发，要数据共享，这是低成本高成效的合作，尤其要在全球建立一个强有力的公共卫生体系，在诊断试剂、药物、疫苗分享和科技研发方面起主导作用。在这方面，世卫组织和联合国正发挥着指导和协调作用。

人类发展和自然环境是互动关系，因此总是会出现一些问题，为了避免出现大面积突发公共卫生事件，人类必须建立一个强大的全球健康治理体系，以便及早发现病原，采取有效防控措施。仅靠世界卫生组织是无法做到这一切的，因此世界卫生组织目前正在和联合国粮农组织、世界动物卫生组织、联合国环境规划署等其他伙伴密切合作，希望构建一个全球合作机制。对此，国际社会应予以高度重视和支持。

健康是人类永恒的话题，人们一旦生病就体会到健康的重要，健康时却忽视健康的重要和存在。必须持之以恒地维护健康，绝不能忽视！

健康是对人类命运共同体最好的诠释，全球性的公共卫生灾难不是一国能解决的，全人类必须携手合作才能有效加以遏制。为此，全球需要建立健康治理体系，每个国家也都需要建立这样的体系。从健康城市到健康中国战略的实施，为推进全球健康体系的建立，作出了重大贡献。

附　录

一、2021 年健康城市指数原始数据

（一） 2021 年省会城市健康城市指数

Ⅰ－1　健康服务

健康服务 地区	地方一般公共预算支出（全市）（万元）	Ⅰ－1－1 人均公共财政预算支出（元）	医院数（个）	Ⅰ－1－2 每万人口医院数（个）	医院床位数（张）	Ⅰ－1－3 每万人口医院床位数（张）	执业（助理）医师数（人）	Ⅰ－1－4 每万人口执业（助理）医师数（人）
来源	《2020 年中国城市统计年鉴》第 83 页	—	《2020 年中国城市统计年鉴》第 281 页	—	《2020 年中国城市统计年鉴》第 281 页	—	《2020 年中国城市统计年鉴》第 281 页	—
石家庄市	10 513 884	9 994.19	275	0.26	51 288	48.75	39 508	37.56
太原市	6 105 530	15 899.82	158	0.41	38 039	99.06	24 178	62.96
呼和浩特市	4 179 245	16 784.12	106	0.43	18 537	74.45	11 571	46.47

续 表

健康服务 / 地区	地方一般公共预算支出（全市）（万元）	Ⅰ-1-1人均公共财政预算支出（元）	医院数（个）	Ⅰ-1-2每万人口医院数（个）	医院床位数（张）	Ⅰ-1-3每万人口医院床位数（张）	执业（助理）医师数（人）	Ⅰ-1-4每万人口执业（助理）医师数（人）
来源	《2020年中国城市统计年鉴》第83页	—	《2020年中国城市统计年鉴》第281页	—	《2020年中国城市统计年鉴》第281页	—	《2020年中国城市统计年鉴》第281页	—
沈阳市	10 476 460	13 857.75	276	0.37	65 540	86.69	31 834	42.11
长春市	8 960 220	11 883.58	188	0.25	51 259	67.98	25 252	33.49
哈尔滨市	11 011 389	11 578.75	331	0.35	78 888	82.95	27 972	29.41
南京市	16 580 700	23 353.10	248	0.35	53 499	75.35	35 735	50.33
杭州市	19 528 530	24 564.19	343	0.43	79 957	100.57	48 962	61.59
合肥市	11 226 669	14 580.09	199	0.26	52 285	67.90	26 816	34.83
福州市	9 497 604	13 376.91	140	0.20	33 321	46.93	24 363	34.31
南昌市	8 341 066	15 561.69	138	0.26	31 082	57.99	16 778	31.30
济南市	11 973 158	15 022.78	289	0.36	56 315	70.66	38 267	48.01
郑州市	19 106 727	21 662.96	255	0.29	87 910	99.67	44 608	50.58
武汉市	22 371 003	24 692.06	407	0.45	82 836	91.43	41 327	45.61
长沙市	14 259 810	19 322.24	237	0.32	64 993	88.07	32 286	43.75

续 表

健康服务 / 地区	地方一般公共预算支出（全市）（万元）	Ⅰ－1－1 人均公共财政预算支出（元）	医院数（个）	Ⅰ－1－2 每万人口医院数（个）	医院床位数（张）	Ⅰ－1－3 每万人口医院床位数（张）	执业（助理）医师数（人）	Ⅰ－1－4 每万人口执业（助理）医师数（人）
来源	《2020 年中国城市统计年鉴》第 83 页	—	《2020 年中国城市统计年鉴》第 281 页	—	《2020 年中国城市统计年鉴》第 281 页	—	《2020 年中国城市统计年鉴》第 281 页	—
广州市	28 653 263	30 034.87	269	0.28	90 940	95.32	58 671	61.50
南宁市	7 891 986	10 092.05	137	0.18	41 058	52.50	26 995	34.52
海口市	2 658 645	14 528.11	64	0.35	16 388	89.55	9 601	52.46
成都市	20 069 493	13 379.66	629	0.42	123 762	82.51	68 398	45.60
贵阳市	7 188 224	16 794.92	189	0.44	34 624	80.90	19 781	46.22
昆明市	8 208 590	14 201.71	314	0.54	56 598	97.92	31 763	54.95
拉萨市	3 654 116	65 252.07	27	0.48	3 368	60.14	3 077	54.95
西安市	12 470 153	13 030.46	359	0.38	67 238	70.26	38 469	40.20
兰州市	4 566 617	13 754.87	129	0.39	27 532	82.93	14 337	43.18
西宁市	3 280 436	15 695.87	77	0.37	20 206	96.68	9 836	47.06
银川市	3 464 668	17 323.34	76	0.38	16 125	80.63	10 321	51.61
乌鲁木齐市	6 202 786	27 325.05	137	0.6	29 400	129.52	16 500	72.69

Ⅰ－2　健康保障

健康保障 / 地区	城镇单位从业人员期末人数（人）	城镇私营和个体从业人员（人）	城镇登记失业人员（人）	Ⅰ－2－5 城镇登记失业率（%）	Ⅰ－2－6 城镇单位就业人员平均工资（元）	城镇职工基本养老保险参保人数（全市）（人）	Ⅰ－2－7 每万人口城镇职工基本养老保险参保人数（全市）（人）
来源	《2020 年中国城市统计年鉴》第 162 页	《2020 年中国城市统计年鉴》第 162 页	《2020 年中国城市统计年鉴》第 162 页	—	《2020 年中国城市统计年鉴》第 225 页	《2020 年中国城市统计年鉴》第 288 页	—
石家庄市	1 069 381	2 118 137	54 539	1.68%	78 937	2 681 067	2 548.54
太原市	1 014 807	1 034 302	51 448	2.45%	82 860	1 557 176	4 055.15
呼和浩特市	448 633	1 243 401	43 813	2.52%	84 105	909 648	3 653.20
沈阳市	1 195 758	2 148 966	96 125	2.79%	87 696	4 347 389	5 750.51
长春市	1 182 710	—	50 116	—	88 082	2 250 313	2 984.50
哈尔滨市	1 046 650	—	94 798	—	82 385	2 659 190	2 796.20
南京市	2 025 190	4 730 511	60 800	0.89%	129 605	3 257 200	4 587.61
杭州市	2 865 445	3 504 336	53 151	0.83%	120 308	7 046 901	8 864.03
合肥市	1 709 072	1 848 052	111 042	3.03%	95 156	2 656 323	3 449.77

续 表

健康保障 / 地区	城镇单位从业人员期末人数（人）	城镇私营和个体从业人员（人）	城镇登记失业人员（人）	Ⅰ－2－5 城镇登记失业率（%）	Ⅰ－2－6 城镇单位就业人员平均工资（元）	城镇职工基本养老保险参保人数（全市）（人）	Ⅰ－2－7 每万人口城镇职工基本养老保险参保人数（全市）（人）
来源	《2020 年中国城市统计年鉴》第 162 页	《2020 年中国城市统计年鉴》第 162 页	《2020 年中国城市统计年鉴》第 162 页	—	《2020 年中国城市统计年鉴》第 225 页	《2020 年中国城市统计年鉴》第 288 页	—
福州市	1 761 930	2 041 781	35 726	0.93%	88 952	2 200 902	3 099.86
南昌市	1 250 904	1 426 510	34 094	1.26%	88 470	2 117 652	3 950.84
济南市	1 465 324	2 835 096	35 294	0.81%	100 593	4 083 321	5 123.36
郑州市	1 892 438	2 377 741	52 979	1.23%	88 030	4 558 000	5 167.80
武汉市	2 144 215	2 595 600	88 100	1.82%	98 043	4 823 000	5 323.40
长沙市	1 368 477	2 463 100	58 080	1.49%	98 459	3 548 366	4 808.08
广州市	4 002 180	—	35 350	—	123 498	7 689 932	8 060.73
南宁市	1 090 054	1 274 721	30 980	1.29%	90 986	1 565 917	2 002.45
海口市	530 850	813 214	11 405	0.84%	85 121	822 140	4 492.57

续 表

健康保障 地区	城镇单位从业人员期末人数（人）	城镇私营和个体从业人员（人）	城镇登记失业人员（人）	Ⅰ－2－5 城镇登记失业率（%）	Ⅰ－2－6 城镇单位就业人员平均工资（元）	城镇职工基本养老保险参保人数（全市）（人）	Ⅰ－2－7 每万人口城镇职工基本养老保险参保人数（全市）（人）
来源	《2020 年中国城市统计年鉴》第 162 页	《2020 年中国城市统计年鉴》第 162 页	《2020 年中国城市统计年鉴》第 162 页	—	《2020 年中国城市统计年鉴》第 225 页	《2020 年中国城市统计年鉴》第 288 页	—
成都市	6 493 342	3 460 178	199 300	1.96%	97 519	8 873 546	5 915.70
贵阳市	1 078 203	—	34 914	—	92 650	2 400 129	5 607.78
昆明市	1 172 788	1 983 736	79 984	2.47%	94 063	1 759 275	3 043.73
拉萨市	188 860	—	4 005	—	127 057	82 056	1 465.29
西安市	2 113 143	2 104 348	125 231	2.88%	96 867	4 426 900	4 625.81
兰州市	700 274	1 256 160	30 942	1.56%	88 393	1 030 827	3 104.90
西宁市	361 758	406 100	36 049	4.48%	91 494	458 541	2 193.98
银川市	375 067	526 748	32 736	3.50%	94 559	942 166	4 710.83
乌鲁木齐市	776 970	760 522	37 985	2.41%	90 729	1 530 354	6 741.65

地区 \ 健康保障	城镇职工基本医疗保险参保人数（全市）（人）	Ⅰ－2－8 每万人口城镇基本医疗保险参保人数（人）	失业保险参保人数（全市）（人）	Ⅰ－2－9 每万人口失业保险参保人数（人）	新冠肺炎累计确诊（人）	Ⅰ－2－10 每万户籍人口新冠肺炎感染人数	新冠肺炎累计治愈（人）	Ⅰ－2－11 新冠肺炎治愈率（%）
来源	《2020 年中国城市统计年鉴》第 288 页	—	《2020 年中国城市统计年鉴》第 288 页	—	国家卫健委、各省市区卫健委、各省市区政府公开数据（截至 2021.7.30）	—	国家卫健委、各省市区卫健委、各省市区政府公开数据（截至 2021.7.30）	—
石家庄市	1 691 950	1 608.32	957 380	910.06	898	0.85	897	99.89
太原市	1 676 199	4 365.10	1 028 757	2 679.05	21	0.05	21	100.00
呼和浩特市	752 493	3 022.06	643 569	2 584.61	7	0.03	7	100.00
沈阳市	3 459 146	4 575.59	1 460 050	1 931.28	77	0.10	74	96.10
长春市	—	—	1 060 680	1 406.74	150	0.20	150	100.00
哈尔滨市	2 314 402	2 433.65	1 002 100	1 053.73	410	0.43	406	99.02
南京市	4 555 845	6 416.68	3 086 400	4 347.04	278	0.39	94	33.81
杭州市	6 711 227	8 441.79	4 866 498	6 121.38	181	0.23	181	100.00
合肥市	2 156 202	2 800.26	1 746 400	2 268.05	176	0.23	175	99.43
福州市	1 594 228	2 245.39	1 307 643	1 841.75	72	0.10	71	98.61

续 表

地区 \ 健康保障	城镇职工基本医疗保险参保人数（全市）（人）	Ⅰ－2－8 每万人口城镇基本医疗保险参保人数（人）	失业保险参保人数（全市）（人）	Ⅰ－2－9 每万人口失业保险参保人数（人）	新冠肺炎累计确诊（人）	Ⅰ－2－10 每万户籍人口新冠肺炎感染人数	新冠肺炎累计治愈（人）	Ⅰ－2－11 新冠肺炎治愈率（%）
来源	《2020 年中国城市统计年鉴》第 288 页	—	《2020 年中国城市统计年鉴》第 288 页	—	国家卫健委、各省市区卫健委、各省市区政府公开数据（截至 2021.7.30）	—	国家卫健委、各省市区卫健委、各省市区政府公开数据（截至 2021.7.30）	—
南昌市	1 319 602	2 461.94	644 316	1 202.08	231	0.43	231	100.00
济南市	2 880 425	3 614.08	1 897 049	2 380.24	47	0.06	47	100.00
郑州市	1 989 000	2 255.10	2 120 000	2 403.63	157	0.18	152	96.82
武汉市	4 810 200	5 309.27	2 585 600	2 853.86	50 340	55.56	46 471	92.31
长沙市	2 658 635	3 602.49	1 659 680	2 248.89	243	0.33	240	98.77
广州市	8 031 247	8 418.50	6 442 012	6 752.63	523	0.55	522	99.81
南宁市	1 146 266	1 465.81	621 565	794.84	56	0.07	56	100.00
海口市	694 433	3 794.72	512 761	2 801.97	39	0.21	39	100.00
成都市	9 236 300	6 157.53	5 386 693	3 591.13	163	0.11	155	95.09

续 表

健康保障 地区	城镇职工基本医疗保险参保人数（全市）（人）	Ⅰ－2－8 每万人口城镇基本医疗保险参保人数（人）	失业保险参保人数（全市）（人）	Ⅰ－2－9 每万人口失业保险参保人数（人）	新冠肺炎累计确诊（人）	Ⅰ－2－10 每万户籍人口新冠肺炎感染人数	新冠肺炎累计治愈（人）	Ⅰ－2－11 新冠肺炎治愈率（%）
来源	《2020 年中国城市统计年鉴》第 288 页	—	《2020 年中国城市统计年鉴》第 288 页	—	国家卫健委、各省市区卫健委、各省市区政府公开数据（截至 2021.7.30）	—	国家卫健委、各省市区卫健委、各省市区政府公开数据（截至 2021.7.30）	—
贵阳市	1 520 468	3 552.50	858 490	2 005.82	36	0.08	35	97.22
昆明市	1 711 268	2 960.67	1 190 175	2 059.13	53	0.09	53	100.00
拉萨市	110 244	1 968.64	74 544	1 331.14	1	0.02	1	100.00
西安市	3 495 727	3 652.80	2 199 900	2 298.75	121	0.13	118	97.52
兰州市	1 057 869	3 186.35	600 165	1 807.73	36	0.11	34	94.44
西宁市	318 396	1 523.43	185 000	885.17	15	0.07	15	100.00
银川市	826 834	4 134.17	562 175	2 810.88	34	0.17	34	100.00
乌鲁木齐市	1 355 300	5 970.48	956 697	4 214.52	845	3.72	845	100.00

Ⅰ－3 健康环境

地区 \ 健康环境	Ⅰ－3－12 污水处理厂集中处理率（%）	Ⅰ－3－13 城市建成区绿化覆盖率（市辖区）（%）	公园绿地面积（市辖区）（公顷）	Ⅰ－3－14 人均城市公园绿地面积（市辖区）（平方米）	Ⅰ－3－15 生活垃圾无害化处理率（市辖区）（%）
来源	《2020 年中国城市统计年鉴》第 62 页	《2020 年中国城市统计年鉴》第 41 页	《2020 年中国城市统计年鉴》第 41 页	—	《2020 年中国城市统计年鉴》第 62 页
石家庄市	99.84	42.90	4 804	11.25	100.00
太原市	95.22	45.93	4 601	15.34	—
呼和浩特市	98.15	40.10	4 137	29.34	99.90
沈阳市	95.65	39.19	7 290	11.89	100.00
长春市	94.46	40.83	5 292	11.89	96.17
哈尔滨市	—	35.70	5 143	9.30	—
南京市	—	45.20	10 543	14.85	100.00
杭州市	95.96	40.58	9 246	14.07	100.00
合肥市	94.98	43.08	5 836	20.05	100.00
福州市	94.66	45.39	4 804	16.57	100.00
南昌市	93.24	—	3 466	11.04	100.00

续 表

地区 \ 健康环境	Ⅰ－3－12 污水处理厂集中处理率（%）	Ⅰ－3－13 城市建成区绿化覆盖率（市辖区）（%）	公园绿地面积（市辖区）（公顷）	Ⅰ－3－14 人均城市公园绿地面积（市辖区）（平方米）	Ⅰ－3－15 生活垃圾无害化处理率（市辖区）（%）
来源	《2020 年中国城市统计年鉴》第 62 页	《2020 年中国城市统计年鉴》第 41 页	《2020 年中国城市统计年鉴》第 41 页	—	《2020 年中国城市统计年鉴》第 62 页
济南市	97.73	41.38	7 750	11.15	100.00
郑州市	98.06	41.05	9 704	24.44	100.00
武汉市	95.05	40.02	9 530	10.52	100.00
长沙市	98.40	41.40	4 444	12.21	100.00
广州市	97.00	45.50	32 081	33.63	100.00
南宁市	95.42	39.81	4 499	11.30	100.00
海口市	107.29	41.00	1 958	10.70	100.00
成都市	—	43.46	11 911	13.60	100.00
贵阳市	98.36	40.39	5 196	19.46	98.00
昆明市	94.97	41.95	4 499	13.84	100.00
拉萨市	97.49	—	—	—	96.42

续 表

健康环境 地区	Ⅰ-3-12 污水处理厂集中处理率（%）	Ⅰ-3-13 城市建成区绿化覆盖率（市辖区）（%）	公园绿地面积（市辖区）（公顷）	Ⅰ-3-14 人均城市公园绿地面积（市辖区）（平方米）	Ⅰ-3-15 生活垃圾无害化处理率（市辖区）（%）
来源	《2020 年中国城市统计年鉴》第 62 页	《2020 年中国城市统计年鉴》第 41 页	《2020 年中国城市统计年鉴》第 41 页	—	《2020 年中国城市统计年鉴》第 62 页
西安市	96.38	39.57	6 363	7.75	98.87
兰州市	97.7	38.55	2 899	13.67	99.95
西宁市	94.91	40.58	1 688	16.71	96.19
银川市	95.6	41.25	2 431	19.45	100.00
乌鲁木齐市	99	41.97	3 778	17.02	100.00

健康环境 地区	年末实有城市道路面积（万平方米）	Ⅰ-3-16 人均城市道路面积（市辖区）（平方米）	Ⅰ-3-17 可吸入细颗粒物年平均浓度（微克/立方米）	Ⅰ-3-18 全年公共汽（电）车客运总量（万人次）
来源	《2020 年中国城市统计年鉴》第 295 页	—	《2020 年中国城市统计年鉴》第 62 页	《2020 年中国城市统计年鉴》第 302 页
石家庄市	6 243	14.62	67	37 239
太原市	6 257	20.86	56	34 485

续 表

健康环境 地区	年末实有城市道路面积（万平方米）	Ⅰ-3-16 人均城市道路面积（市辖区）（平方米）	Ⅰ-3-17 可吸入细颗粒物年平均浓度（微克/立方米）	Ⅰ-3-18 全年公共汽（电）车客运总量（万人次）
来源	《2020 年中国城市统计年鉴》第 295 页	—	《2020 年中国城市统计年鉴》第 62 页	《2020 年中国城市统计年鉴》第 302 页
呼和浩特市	2 994	21.23	—	37 196
沈阳市	8 152	13.3	43	110 031
长春市	7 638	17.16	—	69 132
哈尔滨市	6 642	12.01	—	106 093
南京市	16 314	22.98	40	91 518
杭州市	9 341	14.22	—	95 044
合肥市	8 551	29.38	44	56 050
福州市	4 278	14.75	—	44 620
南昌市	3 933	12.53	35	37 521
济南市	12 232	17.6	53	84 719
郑州市	6 297	15.86	58	92 807
武汉市	12 361	13.64	45	143 092

续 表

健康环境 地区	年末实有城市道路面积（万平方米）	Ⅰ-3-16 人均城市道路面积（市辖区）（平方米）	Ⅰ-3-17 可吸入细颗粒物年平均浓度（微克/立方米）	Ⅰ-3-18 全年公共汽（电）车客运总量（万人次）
来源	《2020 年中国城市统计年鉴》第 295 页	—	《2020 年中国城市统计年鉴》第 62 页	《2020 年中国城市统计年鉴》第 302 页
长沙市	4 950	13.60	47	67 996
广州市	—	—	30	224 090
南宁市	5 434	13.65	33	33 107
海口市	1 860	10.16	17	14 700
成都市	12 962	14.80	43	164 197
贵阳市	3 040	11.39	27	55 357
昆明市	3 993	12.29	26	75 094
拉萨市	—	—	12	8 553
西安市	11 763	14.33	57	140 520
兰州市	2 820	13.30	47	78 335
西宁市	1 699	16.82	44	34 048
银川市	2 698	21.58	33	29 358
乌鲁木齐市	6 617	29.81	50	105 061

（二） 2021 年计划单列市健康城市指数

I－1　健康服务

健康服务 地区	地方一般公共预算支出（全市）（万元）	I－1－1 人均公共财政预算支出（元）	医院数（个）	I－1－2 每万人口医院数（个）	医院床位数（张）	I－1－3 每万人口医院床位数（张）	执业（助理）医师数（人）	I－1－4 每万人口执业（助理）医师数（人）
来源	《2020 年中国城市统计年鉴》第 83 页	—	《2020 年中国城市统计年鉴》第 281 页	—	《2020 年中国城市统计年鉴》第 281 页	—	《2020 年中国城市统计年鉴》第 281 页	—
大连市	10 162 849	16 966.36	200	0.33	45 356	75.72	22 681	37.86
宁波市	17 678 895	29 077.13	180	0.30	37 354	61.44	29 565	48.63
厦门市	9 129 770	34 979.96	63	0.24	17 539	67.20	15 207	58.26
青岛市	15 759 729	18 964.78	427	0.51	58 492	70.39	37 813	45.5
深圳市	45 527 336	82 626.74	144	0.26	47 366	85.96	40 315	73.17

Ⅰ－2　健康保障

地区 \ 健康保障	城镇单位从业人员期末人数（人）	城镇私营和个体从业人员（人）	城镇登记失业人员（人）	Ⅰ－2－5 城镇登记失业率（%）	Ⅰ－2－6 城镇单位就业人员平均工资（元）	城镇职工基本养老保险参保人数（全市）（人）	Ⅰ－2－7 每万人口城镇职工基本养老保险参保人数（全市）（人）
来源	《2020 年中国城市统计年鉴》第 162 页	《2020 年中国城市统计年鉴》第 162 页	《2020 年中国城市统计年鉴》第 162 页	—	《2020 年中国城市统计年鉴》第 225 页	《2020 年中国城市统计年鉴》第 288 页	—
大连市	999 016	1 315 796	64 092	2.69%	95 442	2 169 785	3 622.35
宁波市	1 581 458	4 177 900	57 080	0.98%	110 878	4 682 466	7 701.42
厦门市	1 269 027	2 531 450	24 900	0.65%	97 779	2 927 800	11 217.62
青岛市	1 466 362	—	82 805	—	103 125	4 571 691	5 501.43
深圳市	4 956 093	7 817 152	49 996	0.39%	127 757	12 136 911	22 027.06

健康保障 / 地区	城镇职工基本医疗保险参保人数（全市）（人）	Ⅰ－2－8 每万人口城镇基本医疗保险参保人数（人）	失业保险参保人数（全市）（人）	Ⅰ－2－9 每万人口失业保险参保人数（人）	新冠肺炎累计确诊病率（人）	Ⅰ－2－10 每万户籍人口新冠肺炎感染人数	新冠肺炎累计治愈病率（人）	Ⅰ－2－11 新冠肺炎治愈率（%）
来源	《2020 年中国城市统计年鉴》第 288 页	—	《2020 年中国城市统计年鉴》第 288 页	—	国家卫健委、各省市区卫健委、各省市区政府公开数据（截至 2021.7.30）	—	国家卫健委、各省市区卫健委、各省市区政府公开数据（截至 2021.7.30）	—
大连市	3 410 368	5 693.44	1 601 294	2 673.28	162	0.27	161	99.38
宁波市	4 265 971	7 016.4	2 972 095	4 888.31	157	0.26	157	100.00
厦门市	2 738 800	10 493.49	2 406 600	9 220.69	35	0.13	35	100.00
青岛市	3 886 589	4 677.00	2 393 431	2 880.18	80	0.10	79	98.75
深圳市	12 395 741	22 496.81	11 666 407	21 173.15	431	0.78	428	99.30

Ⅰ－3　健康环境

地区 \ 健康环境	Ⅰ－3－12 污水处理厂集中处理率（%）	Ⅰ－3－13 城市建成区绿化覆盖率（市辖区）（%）	公园绿地面积（市辖区）（公顷）	Ⅰ－3－14 人均城市公园绿地面积（市辖区）（平方米）	Ⅰ－3－15 生活垃圾无害化处理率（市辖区）（%）
来源	《2020 年中国城市统计年鉴》第 62 页	《2020 年中国城市统计年鉴》第 41 页	《2020 年中国城市统计年鉴》第 41 页	—	《2020 年中国城市统计年鉴》第 62 页
大连市	98.30	44.00	4 117	10.17	100
宁波市	84.19	41.69	4 556	15.14	100
厦门市	92.70	45.13	5 237	20.07	100
青岛市	97.52	40.22	8 922	16.87	100
深圳市	97.72	43.40	20 077	36.44	100

健康环境 / 地区	年末实有城市道路面积（万平方米）	Ⅰ－3－16 人均城市道路面积（市辖区）（平方米）	Ⅰ－3－17 可吸入细颗粒物年平均浓度（微克/立方米）	Ⅰ－3－18 全年公共汽（电）车客运总量（万人次）
来源	《2020 年中国城市统计年鉴》第 295 页	—	《2020 年中国城市统计年鉴》第 62 页	《2020 年中国城市统计年鉴》第 302 页
大连市	4 684	11.57	35	92 212
宁波市	4 210	13.99	29	42 376
厦门市	5 825	22.32	24	77 552
青岛市	10 227	19.33	37	108 339
深圳市	11 374	20.64	24	200 321

（三）2021年地级城市健康城市指数

Ⅰ-1 健康服务

健康服务 / 地区	地方一般公共预算支出（全市）（万元）	Ⅰ-1-1人均公共财政预算支出（元）	医院数（个）	Ⅰ-1-2每万人口医院数（个）	医院床位数（张）	Ⅰ-1-3每万人口医院床位数（张）	执业（助理）医师数（人）	Ⅰ-1-4每万人口执业（助理）医师数（人）
来源	《2020年中国城市统计年鉴》第83页	—	《2020年中国城市统计年鉴》第281页	—	《2020年中国城市统计年鉴》第281页	—	《2020年中国城市统计年鉴》第281页	—
河北省								
唐山市	7 975 076	10 549.04	212	0.28	37 131	49.12	24 272	32.11
秦皇岛市	3 179 413	10 562.83	68	0.23	14 282	47.45	9 850	32.72
邯郸市	6 972 080	6 571.23	256	0.24	38 888	36.65	26 065	24.57
保定市	8 777 475	7 224.26	367	0.30	47 662	39.23	34 071	28.04
廊坊市	6 397 682	13 245.72	190	0.39	20 252	41.93	16 171	33.48
山西省								
大同市	3 633 627	11 426.5	132	0.42	18 904	59.45	10 150	31.92
阳泉市	1 322 650	10 020.08	47	0.36	6 052	45.85	4 240	32.12

续 表

健康服务 / 地区	地方一般公共预算支出（全市）（万元）	Ⅰ-1-1 人均公共财政预算支出（元）	医院数（个）	Ⅰ-1-2 每万人口医院数（个）	医院床位数（张）	Ⅰ-1-3 每万人口医院床位数（张）	执业（助理）医师数（人）	Ⅰ-1-4 每万人口执业（助理）医师数（人）
来源	《2020 年中国城市统计年鉴》第 83 页	—	《2020 年中国城市统计年鉴》第 281 页	—	《2020 年中国城市统计年鉴》第 281 页	—	《2020 年中国城市统计年鉴》第 281 页	—
晋中市	3 710 587	11 076.38	110	0.33	13 631	40.69	8 022	23.95
运城市	3 741 868	7 279.90	274	0.53	24 791	48.23	13 278	25.83
临汾市	4 112 039	9 540.69	194	0.45	18 808	43.64	11 907	27.63
内蒙古自治区								
包头市	3 645 308	16 201.37	103	0.46	16 998	75.55	9 247	41.10
乌海市	1 029 679	23 401.80	27	0.61	3 089	70.20	1 629	37.02
赤峰市	5 452 234	11 852.68	106	0.23	23 693	51.51	13 662	29.70
通辽市	3 793 068	11 965.51	85	0.27	14 766	46.58	20 142	63.54
鄂尔多斯市	6 266 762	38 211.96	95	0.58	10 593	64.59	6 229	37.98

续 表

地区 \ 健康服务	地方一般公共预算支出（全市）（万元）	Ⅰ－1－1 人均公共财政预算支出（元）	医院数（个）	Ⅰ－1－2 每万人口医院数（个）	医院床位数（张）	Ⅰ－1－3 每万人口医院床位数（张）	执业（助理）医师数（人）	Ⅰ－1－4 每万人口执业（助理）医师数（人）
来源	《2020 年中国城市统计年鉴》第 83 页	—	《2020 年中国城市统计年鉴》第 281 页	—	《2020 年中国城市统计年鉴》第 281 页	—	《2020 年中国城市统计年鉴》第 281 页	—
辽宁省								
鞍山市	3 269 833	9 617.16	105	0.31	18 937	55.7	7 081	20.83
锦州市	3 609 910	12 320.51	76	0.26	15 529	53.00	6 264	21.38
铁岭市	2 272 629	7 863.77	65	0.22	12 088	41.83	5 165	17.87
吉林省								
吉林市	4 206 010	10 208.76	170	0.41	26 730	64.88	13 758	33.39
四平市	3 250 169	10 220.66	79	0.25	15 749	49.53	7 849	24.68
辽源市	1 331 042	11 376.43	41	0.35	6 065	51.84	3 131	26.76
通化市	2 672 969	12 432.41	71	0.33	10 869	50.55	6 112	28.43
白山市	2 006 272	17 147.62	39	0.33	7 756	66.29	3 635	31.07

续表

健康服务／地区	地方一般公共预算支出（全市）（万元）	Ⅰ-1-1 人均公共财政预算支出（元）	医院数（个）	Ⅰ-1-2 每万人口医院数（个）	医院床位数（张）	Ⅰ-1-3 每万人口医院床位数（张）	执业（助理）医师数（人）	Ⅰ-1-4 每万人口执业（助理）医师数（人）
来源	《2020 年中国城市统计年鉴》第 83 页	—	《2020 年中国城市统计年鉴》第 281 页	—	《2020 年中国城市统计年鉴》第 281 页	—	《2020 年中国城市统计年鉴》第 281 页	—
黑龙江省								
齐齐哈尔市	4 825 811	9 157.14	133	0.25	29 922	56.78	10 755	20.41
鸡西市	1 734 778	10 264.96	68	0.40	11 429	67.63	4 783	28.30
佳木斯市	2 979 246	12 786.46	95	0.41	15 422	66.19	6 510	27.94
牡丹江市	2 063 561	8 254.24	85	0.34	15 674	62.70	8 347	33.39
江苏省								
徐州市	8 822 100	8 466.51	177	0.17	43 616	41.86	28 042	26.91
苏州市	21 414 500	29 618.95	221	0.31	60 649	83.89	35 541	49.16
南通市	9 726 400	12 797.89	229	0.30	36 461	47.98	20 851	27.44
连云港市	4 660 300	8 727.15	90	0.17	18 972	35.53	12 870	24.10

续 表

健康服务 地区	地方一般公共预算支出（全市）（万元）	Ⅰ-1-1 人均公共财政预算支出（元）	医院数（个）	Ⅰ-1-2 每万人口医院数（个）	医院床位数（张）	Ⅰ-1-3 每万人口医院床位数（张）	执业（助理）医师数（人）	Ⅰ-1-4 每万人口执业（助理）医师数（人）
来源	《2020 年中国城市统计年鉴》第 83 页	—	《2020 年中国城市统计年鉴》第 281 页	—	《2020 年中国城市统计年鉴》第 281 页	—	《2020 年中国城市统计年鉴》第 281 页	—
扬州市	6 119 500	13 390.59	76	0.17	17 788	38.92	12 557	27.48
浙江省								
温州市	10 841 222	13 030.31	147	0.18	38 313	46.05	30 136	36.22
嘉兴市	7 668 853	21 068.28	87	0.24	23 744	65.23	13 422	36.87
绍兴市	6 408 697	14 305.13	89	0.2	22 001	49.11	16 312	36.41
金华市	6 643 295	13 502.63	145	0.29	30 305	61.60	18 938	38.49
安徽省								
芜湖市	5 024 765	12 884.01	79	0.2	18 611	47.72	9 052	23.21
蚌埠市	3 375 154	8 743.92	88	0.23	18 086	46.85	7 818	20.25
淮南市	2 620 841	6 702.92	79	0.2	14 991	38.34	6 494	16.61

续 表

健康服务 / 地区	地方一般公共预算支出（全市）（万元）	Ⅰ－1－1 人均公共财政预算支出（元）	医院数（个）	Ⅰ－1－2 每万人口医院数（个）	医院床位数（张）	Ⅰ－1－3 每万人口医院床位数（张）	执业（助理）医师数（人）	Ⅰ－1－4 每万人口执业（助理）医师数（人）
来源	《2020 年中国城市统计年鉴》第 83 页	—	《2020 年中国城市统计年鉴》第 281 页	—	《2020 年中国城市统计年鉴》第 281 页	—	《2020 年中国城市统计年鉴》第 281 页	—
马鞍山市	2 533 325	11 062.55	64	0.28	8 599	37.55	5 377	23.48
福建省								
莆田市	2 358 640	6 479.78	54	0.15	16 494	45.31	5 972	16.41
泉州市	6 582 451	8 649.74	127	0.17	31 051	40.80	17 783	23.37
漳州市	4 404 412	8 437.57	89	0.17	21 244	40.70	10 560	20.23
江西省								
景德镇市	2 361 873	13 812.12	27	0.16	8 009	46.84	3 495	20.44
萍乡市	2 757 979	13 789.90	33	0.17	7 922	39.61	4 695	23.48
九江市	6 517 998	12 415.23	62	0.12	18 798	35.81	10 942	20.84
赣州市	10 074 419	10 248.65	101	0.10	31 623	32.17	16 652	16.94

续 表

健康服务 地区	地方一般公共预算支出（全市）（万元）	Ⅰ-1-1 人均公共财政预算支出（元）	医院数（个）	Ⅰ-1-2 每万人口医院数（个）	医院床位数（张）	Ⅰ-1-3 每万人口医院床位数（张）	执业（助理）医师数（人）	Ⅰ-1-4 每万人口执业（助理）医师数（人）
来源	《2020 年中国城市统计年鉴》第 83 页	—	《2020 年中国城市统计年鉴》第 281 页	—	《2020 年中国城市统计年鉴》第 281 页	—	《2020 年中国城市统计年鉴》第 281 页	—
吉安市	5 427 662	10 051.23	75	0.14	18 231	33.76	9 171	16.98
山东省								
淄博市	4 997 410	11 514.77	157	0.36	24 202	55.76	17 268	39.79
烟台市	7 745 446	11 861.33	190	0.29	32 017	49.03	20 434	31.29
泰安市	4 145 498	7 234.73	110	0.19	25 742	44.92	15 533	27.11
威海市	3 431 670	13 352.80	69	0.27	15 869	61.75	9 964	38.77
河南省								
开封市	4 246 028	7 568.68	93	0.17	24 098	42.96	13 322	23.75
洛阳市	6 475 723	8 692.25	158	0.21	40 061	53.77	20 866	28.01
平顶山市	4 047 227	7 100.40	90	0.16	25 204	44.22	12 543	22.01

续表

健康服务 / 地区	地方一般公共预算支出（全市）（万元）	Ⅰ-1-1人均公共财政预算支出（元）	医院数（个）	Ⅰ-1-2每万人口医院数（个）	医院床位数（张）	Ⅰ-1-3每万人口医院床位数（张）	执业（助理）医师数（人）	Ⅰ-1-4每万人口执业（助理）医师数（人）
来源	《2020年中国城市统计年鉴》第83页	—	《2020年中国城市统计年鉴》第281页	—	《2020年中国城市统计年鉴》第281页	—	《2020年中国城市统计年鉴》第281页	—
安阳市	4 045 206	6 431.17	100	0.16	23 702	37.68	14 926	23.73
鹤壁市	1 444 942	8 449.95	53	0.31	8 124	47.51	4 215	24.65
湖北省								
宜昌市	5 969 918	15 268.33	98	0.25	22 093	56.5	11 507	29.43
襄阳市	7 296 831	12 367.51	81	0.14	25 404	43.06	14 607	24.76
荆州市	4 895 679	7 685.52	68	0.11	21 915	34.4	12 569	19.73
黄冈市	5 343 399	7 240.38	67	0.09	22 489	30.47	12 319	16.69
咸宁市	2 802 677	9 189.1	38	0.12	10 797	35.4	7 080	23.21
湖南省								
湘潭市	3 165 869	10 954.56	74	0.26	16 465	56.97	8 118	28.09

续　表

健康服务 / 地区	地方一般公共预算支出（全市）（万元）	Ⅰ－1－1 人均公共财政预算支出（元）	医院数（个）	Ⅰ－1－2 每万人口医院数（个）	医院床位数（张）	Ⅰ－1－3 每万人口医院床位数（张）	执业（助理）医师数（人）	Ⅰ－1－4 每万人口执业（助理）医师数（人）
来源	《2020 年中国城市统计年鉴》第 83 页	—	《2020 年中国城市统计年鉴》第 281 页	—	《2020 年中国城市统计年鉴》第 281 页	—	《2020 年中国城市统计年鉴》第 281 页	—
岳阳市	5 324 337	9 340.94	114	0.20	23 796	41.75	14 684	25.76
常德市	6 085 388	10 075.15	111	0.18	25 350	41.97	18 034	29.86
张家界市	1 879 511	11 121.37	30	0.18	6 693	39.60	4 213	24.93
益阳市	3 824 188	8 084.96	94	0.20	19 422	41.06	11 032	23.32
广东省								
韶关市	3 825 719	11 352.28	56	0.17	14 263	42.32	7 655	22.72
珠海市	6 157 366	46 295.98	44	0.33	9 186	69.07	7 740	58.20
汕头市	3 865 350	6 757.60	52	0.09	16 872	29.50	10 980	19.20
佛山市	9 413 223	20 419.14	127	0.28	35 530	77.07	20 937	45.42

续 表

健康服务 / 地区	地方一般公共预算支出（全市）（万元）	Ⅰ-1-1 人均公共财政预算支出（元）	医院数（个）	Ⅰ-1-2 每万人口医院数（个）	医院床位数（张）	Ⅰ-1-3 每万人口医院床位数（张）	执业（助理）医师数（人）	Ⅰ-1-4 每万人口执业（助理）医师数（人）
来源	《2020 年中国城市统计年鉴》第 83 页	—	《2020 年中国城市统计年鉴》第 281 页	—	《2020 年中国城市统计年鉴》第 281 页	—	《2020 年中国城市统计年鉴》第 281 页	—
广西壮族自治区								
柳州市	4 991 352	12 668.41	67	0.17	19 864	50.42	11 939	30.30
桂林市	4 956 951	9 162.57	73	0.13	17 919	33.12	12 608	23.30
北海市	2 005 587	11 142.15	28	0.16	6 420	35.67	4 127	22.93
防城港市	1 395 345	13 953.45	16	0.16	2 805	28.05	2 185	21.85
海南省								
三亚市	2 153 861	34 188.27	31	0.49	4 764	75.62	2 708	42.98
四川省								
攀枝花市	1 373 279	12 715.55	31	0.29	9 460	87.59	2 682	24.83

续 表

地区＼健康服务	地方一般公共预算支出（全市）（万元）	Ⅰ－1－1人均公共财政预算支出（元）	医院数（个）	Ⅰ－1－2每万人口医院数（个）	医院床位数（张）	Ⅰ－1－3每万人口医院床位数（张）	执业（助理）医师数（人）	Ⅰ－1－4每万人口执业（助理）医师数（人）
来源	《2020年中国城市统计年鉴》第83页	—	《2020年中国城市统计年鉴》第281页	—	《2020年中国城市统计年鉴》第281页	—	《2020年中国城市统计年鉴》第281页	—
泸州市	4 430 935	8 705.18	157	0.31	24 750	48.62	10 953	21.52
德阳市	2 881 965	7 505.12	92	0.24	18 101	47.14	9 616	25.04
绵阳市	4 534 296	8 539.16	122	0.23	27 265	51.35	13 588	25.59
南充市	5 551 943	7 668.43	166	0.23	32 949	45.51	14 067	19.43
贵州省								
六盘水市	3 213 086	9 102.23	116	0.33	14 484	41.03	6 089	17.25
遵义市	7 433 951	9 076.86	207	0.25	40 077	48.93	17 498	21.37
安顺市	3 005 059	9 788.47	78	0.25	11 097	36.15	4 648	15.14
毕节市	6 802 894	7 252.55	527	0.56	41 377	44.11	11 726	12.50
云南省								
曲靖市	5 415 779	8 119.61	116	0.17	26 681	40.00	10 976	16.46

续 表

健康服务 地区	地方一般公共预算支出（全市）（万元）	Ⅰ－1－1 人均公共财政预算支出（元）	医院数（个）	Ⅰ－1－2 每万人口医院数（个）	医院床位数（张）	Ⅰ－1－3 每万人口医院床位数（张）	执业（助理）医师数（人）	Ⅰ－1－4 每万人口执业（助理）医师数（人）
来源	《2020 年中国城市统计年鉴》第 83 页	—	《2020 年中国城市统计年鉴》第 281 页	—	《2020 年中国城市统计年鉴》第 281 页	—	《2020 年中国城市统计年鉴》第 281 页	—
玉溪市	2 926 903	13 243.9	67	0.30	11 117	50.30	6 659	30.13
保山市	2 709 248	10 262.3	57	0.22	10 699	40.53	5 848	22.15
丽江市	1 729 756	14 063.06	38	0.31	5 699	46.33	2 678	21.77
普洱市	3 014 284	11 867.26	62	0.24	12 360	48.66	4 994	19.66
陕西省								
铜川市	1 235 897	15 644.27	44	0.56	5 435	68.80	2 662	33.70
宝鸡市	3 502 199	9 289.65	90	0.24	20 860	55.33	10 739	28.49
咸阳市	4 037 620	8 815.76	157	0.34	25 149	54.91	11 834	25.84
延安市	4 471 761	19 110.09	63	0.27	11 460	48.97	5 264	22.50

续 表

地区 \ 健康服务	地方一般公共预算支出（全市）（万元）	Ⅰ-1-1 人均公共财政预算支出（元）	医院数（个）	Ⅰ-1-2 每万人口医院数（个）	医院床位数（张）	Ⅰ-1-3 每万人口医院床位数（张）	执业（助理）医师数（人）	Ⅰ-1-4 每万人口执业（助理）医师数（人）
来源	《2020 年中国城市统计年鉴》第 83 页	—	《2020 年中国城市统计年鉴》第 281 页	—	《2020 年中国城市统计年鉴》第 281 页	—	《2020 年中国城市统计年鉴》第 281 页	—
榆林市	7 435 183	19 312.16	108	0.28	17 493	45.44	8 722	22.65
甘肃省								
嘉峪关市	318 623	15 172.52	8	0.38	1 564	74.48	1 179	56.14
金昌市	663 076	14 735.02	17	0.38	2 795	62.11	1 856	41.24
白银市	1 902 167	10 509.21	97	0.54	8 014	44.28	3 807	21.03
天水市	3 114 115	8 371.28	119	0.32	15 882	42.69	5 991	16.10
酒泉市	1 575 967	15 918.86	40	0.40	6 226	62.89	2 896	29.25
青海省								
海东市	2 469 180	14 272.72	56	0.32	4 975	28.76	3 106	17.95

续 表

地区 \ 健康服务	地方一般公共预算支出（全市）（万元）	Ⅰ-1-1 人均公共财政预算支出（元）	医院数（个）	Ⅰ-1-2 每万人口医院数（个）	医院床位数（张）	Ⅰ-1-3 每万人口医院床位数（张）	执业（助理）医师数（人）	Ⅰ-1-4 每万人口执业（助理）医师数（人）
来源	《2020 年中国城市统计年鉴》第 83 页	—	《2020 年中国城市统计年鉴》第 281 页	—	《2020 年中国城市统计年鉴》第 281 页	—	《2020 年中国城市统计年鉴》第 281 页	—
宁夏回族自治区								
石嘴山市	1 166 359	15 551.45	58	0.77	4 526	60.35	2 321	30.95
吴忠市	2 193 369	15 338.24	50	0.35	5 617	39.28	3 058	21.38
固原市	2 358 056	16 041.2	11	0.07	4 626	31.47	2 977	20.25
中卫市	1 729 013	14 172.24	29	0.24	4 174	34.21	2 082	17.07
新疆维吾尔自治区								
克拉玛依市	1 200 741	38 733.58	20	0.65	2 383	76.87	1 303	42.03
吐鲁番市	1 114 427	17 689.32	20	0.32	3 143	49.89	1 662	26.38
哈密市	1 205 164	21 520.79	34	0.61	3 977	71.02	2 273	40.59

Ⅰ-2 健康保障

健康保障 / 地区	城镇单位从业人员期末人数（人）	城镇私营和个体从业人员（人）	城镇登记失业人员（人）	Ⅰ-2-5 城镇登记失业率（%）	Ⅰ-2-6 城镇单位就业人员平均工资（元）	城镇职工基本养老保险参保人数（全市）（人）	Ⅰ-2-7 每万人口城镇职工基本养老保险参保人数（全市）（人）	城镇职工基本医疗保险参保人数（全市）（人）	Ⅰ-2-8 每万人口城镇基本医疗保险参保人数（人）	失业保险参保人数（全市）（人）	Ⅰ-2-9 每万人口失业保险参保人数（人）
来源	《2020年中国城市统计年鉴》第162页	《2020年中国城市统计年鉴》第162页	《2020年中国城市统计年鉴》第162页	—	《2020年中国城市统计年鉴》第225页	《2020年中国城市统计年鉴》第288页	—	《2020年中国城市统计年鉴》第288页	—	《2020年中国城市统计年鉴》第288页	—
河北省											
唐山市	779 209	1 074 677	39 008	2.06%	77 990	2 450 555	3 241.47	1 755 625	2 322.26	976 012	1 291.02
秦皇岛市	275 565	530 498	17 742	2.15%	80 184	950 665	3 158.36	694 528	2 307.4	398 226	1 323.01
邯郸市	621 340	1 094 431	65 565	3.68%	66 540	1 586 002	1 494.82	938 525	884.57	613 006	577.76
保定市	817 571	1 207 604	48 052	2.32%	71 315	1 587 494	1 306.58	1 343 844	1 106.04	583 339	480.11
廊坊市	390 771	861 395	9 819	0.78%	91 534	973 331	2 015.18	717 234	1 484.96	367 096	760.03
山西省											
大同市	383 258	57 814	—	—	70 638	768 524	2 416.74	—	—	461 808	1 452.23
阳泉市	216 281	203 842	7 580	1.77%	65 202	357 453	2 707.98	390 786	2 960.5	263 754	1 998.14

续 表

健康保障 / 地区	城镇单位从业人员期末人数（人）	城镇私营和个体从业人员（人）	城镇登记失业人员（人）	Ⅰ－2－5城镇登记失业率（%）	Ⅰ－2－6城镇单位就业人员平均工资（元）	城镇职工基本养老保险参保人数（全市）（人）	Ⅰ－2－7每万人口城镇职工基本养老保险参保人数（全市）（人）	城镇职工基本医疗保险参保人数（全市）（人）	Ⅰ－2－8每万人口城镇基本医疗保险参保人数（人）	失业保险参保人数（全市）（人）	Ⅰ－2－9每万人口失业保险参保人数（人）
来源	《2020年中国城市统计年鉴》第162页	《2020年中国城市统计年鉴》第162页	《2020年中国城市统计年鉴》第162页	—	《2020年中国城市统计年鉴》第225页	《2020年中国城市统计年鉴》第288页	—	《2020年中国城市统计年鉴》第288页	—	《2020年中国城市统计年鉴》第288页	—
晋中市	376 550	385 184	13 811	1.78%	69 202	609 790	1 820.27	596 986	1 782.05	331 606	989.87
运城市	363 272	576 301	—	—	62 679	649 223	1 263.08	498 622	970.08	351 903	684.64
临汾市	370 993	—	12 247	—	66 670	634 293	1 471.68	—	—	367 121	851.79
内蒙古自治区											
包头市	340 898	984 124	54 080	3.92%	81 889	1 060 700	4 714.22	892 000	3 964.44	434 000	1 928.89
乌海市	84 292	196 800	8 408	2.90%	85 776	188 002	4 272.77	201 409	4 577.48	86 641	1 969.11
赤峰市	313 158	468 785	28 950	3.57%	77 181	797 130	1 732.89	624 481	1 357.57	264 129	574.19
通辽市	226 494	438 559	18 690	2.73%	75 329	549 800	1 734.38	352 073	1 110.64	223 100	703.79
鄂尔多斯市	339 869	588 048	23 631	2.48%	99 292	506 098	3 085.96	457 944	2 792.34	272 720	1 662.93

续 表

健康保障 地区	城镇单位从业人员期末人数（人）	城镇私营和个体从业人员（人）	城镇登记失业人员（人）	Ⅰ-2-5 城镇登记失业率（%）	Ⅰ-2-6 城镇单位就业人员平均工资（元）	城镇职工基本养老保险参保人数（全市）（人）	Ⅰ-2-7 每万人口城镇职工基本养老保险参保人数（全市）（人）	城镇职工基本医疗保险参保人数（全市）（人）	Ⅰ-2-8 每万人口城镇基本医疗保险参保人数（人）	失业保险参保人数（全市）（人）	Ⅰ-2-9 每万人口失业保险参保人数（人）
来源	《2020 年中国城市统计年鉴》第 162 页	《2020 年中国城市统计年鉴》第 162 页	《2020 年中国城市统计年鉴》第 162 页	—	《2020 年中国城市统计年鉴》第 225 页	《2020 年中国城市统计年鉴》第 288 页	—	《2020 年中国城市统计年鉴》第 288 页	—	《2020 年中国城市统计年鉴》第 288 页	—
辽宁省											
鞍山市	374 789	582 698	38 416	3.86%	60 962	1 219 654	3 587.22	962 185	2 829.96	530 764	1 561.07
锦州市	222 966	300 237	28 354	5.14%	65 771	818 000	2 791.81	951 231	3 246.52	310 045	1 058.17
铁岭市	193 966	217 614	27 090	6.18%	60 166	658 174	2 277.42	570 620	1 974.46	233 300	807.27
吉林省											
吉林市	359 103	518 032	35 157	3.85%	69 766	1 353 588	3 285.41	822 642	1 996.7	328 761	797.96
四平市	177 179	251 551	15 036	3.39%	65 239	781 368	2 457.13	259 699	816.66	132 907	417.95
辽源市	87 373	—	11 177	—	63 708	342 438	2 926.82	208 365	1 780.9	88 303	754.73
通化市	185 630	276 809	9 107	1.93%	60 226	708 680	3 296.19	—	—	146 784	682.72
白山市	138 640	—	11 336	—	58 424	497 100	4 248.72	—	—	119 716	1 023.21

续表

健康保障 / 地区	城镇单位从业人员期末人数（人）	城镇私营和个体从业人员（人）	城镇登记失业人员（人）	Ⅰ－2－5 城镇登记失业率（%）	Ⅰ－2－6 城镇单位就业人员平均工资（元）	城镇职工基本养老保险参保人数（全市）（人）	Ⅰ－2－7 每万人口城镇职工基本养老保险参保人数（全市）（人）	城镇职工基本医疗保险参保人数（全市）（人）	Ⅰ－2－8 每万人口城镇基本医疗保险参保人数（人）	失业保险参保人数（全市）（人）	Ⅰ－2－9 每万人口失业保险参保人数（人）
来源	《2020 年中国城市统计年鉴》第 162 页	《2020 年中国城市统计年鉴》第 162 页	《2020 年中国城市统计年鉴》第 162 页	—	《2020 年中国城市统计年鉴》第 225 页	《2020 年中国城市统计年鉴》第 288 页	—	《2020 年中国城市统计年鉴》第 288 页	—	《2020 年中国城市统计年鉴》第 288 页	—
黑龙江省											
齐齐哈尔市	278 796	—	36 224	—	65 440	639 500	1 213.47	751 537	1 426.07	206 900	392.6
鸡西市	150 764	—	—	—	63 528	339 699	2 010.05	373 358	2 209.22	160 200	947.93
佳木斯市	229 135	236 428	18 211	3.76%	50 485	296 000	1 270.39	377 574	1 620.49	149 000	639.48
牡丹江市	192 033	—	22 001	—	65 154	379 636	1 518.54	—	—	164 650	658.6
江苏省											
徐州市	742 053	1 737 687	32 413	1.29%	78 568	2 060 117	1 977.08	1 596 548	1 532.2	827 084	793.75
苏州市	2 915 281	5 428 833	39 557	0.47%	105 572	5 815 169	8 043.11	7 608 942	10 524.12	5 182 021	7 167.39
南通市	1 611 410	1 410 603	37 301	1.22%	86 797	2 399 803	3 157.64	2 260 853	2 974.81	1 190 717	1 566.73

续　表

健康保障 / 地区	城镇单位从业人员期末人数（人）	城镇私营和个体从业人员（人）	城镇登记失业人员（人）	Ⅰ－2－5城镇登记失业率（%）	Ⅰ－2－6城镇单位就业人员平均工资（元）	城镇职工基本养老保险参保人数（全市）（人）	Ⅰ－2－7每万人口城镇职工基本养老保险参保人数（全市）（人）	城镇职工基本医疗保险参保人数（全市）（人）	Ⅰ－2－8每万人口城镇基本医疗保险参保人数（人）	失业保险参保人数（全市）（人）	Ⅰ－2－9每万人口失业保险参保人数（人）
来源	《2020年中国城市统计年鉴》第162页	《2020年中国城市统计年鉴》第162页	《2020年中国城市统计年鉴》第162页	—	《2020年中国城市统计年鉴》第225页	《2020年中国城市统计年鉴》第288页	—	《2020年中国城市统计年鉴》第288页	—	《2020年中国城市统计年鉴》第288页	—
连云港市	426 994	—	12 139	—	—	1 039 562	1 946.75	804 518	1 506.59	453 162	848.62
扬州市	858 104	1 454 966	87 411	3.64%	81 837	1 569 837	3 435.09	1 428 790	3 126.46	725 486	1 587.50
浙江省											
温州市	999 305	2 551 508	38 219	1.06%	90 677	3 158 767	3 796.59	2 109 421	2 535.36	1 337 079	1 607.07
嘉兴市	739 692	—	30 260	—	97 767	1 876 426	5 155.02	2 429 910	6 675.58	1 490 394	4 094.49
绍兴市	1 029 472	1 393 065	36 690	1.49%	80 842	2 603 275	5 810.88	2 029 936	4 531.11	1 268 108	2 830.60
金华市	695 327	—	16 955	—	90 635	2 462 515	5 005.11	1 719 700	3 495.33	1 037 719	2 109.18
安徽省											
芜湖市	462 462	662 457	14 075	1.24%	79 161	924 198	2 369.74	781 084	2 002.78	474 946	1 217.81

续表

健康保障 地区	城镇单位从业人员期末人数（人）	城镇私营和个体从业人员（人）	城镇登记失业人员（人）	Ⅰ－2－5城镇登记失业率（%）	Ⅰ－2－6城镇单位就业人员平均工资（元）	城镇职工基本养老保险参保人数（全市）（人）	Ⅰ－2－7每万人口城镇职工基本养老保险参保人数（全市）（人）	城镇职工基本医疗保险参保人数（全市）（人）	Ⅰ－2－8每万人口城镇基本医疗保险参保人数（人）	失业保险参保人数（全市）（人）	Ⅰ－2－9每万人口失业保险参保人数（人）
来源	《2020年中国城市统计年鉴》第162页	《2020年中国城市统计年鉴》第162页	《2020年中国城市统计年鉴》第162页	—	《2020年中国城市统计年鉴》第225页	《2020年中国城市统计年鉴》第288页	—	《2020年中国城市统计年鉴》第288页	—	《2020年中国城市统计年鉴》第288页	—
蚌埠市	277 486	248 660	14 113	2.61%	75 285	717 466	1 858.72	530 676	1 374.81	248 600	644.04
淮南市	265 849	—	21 855	—	91 156	664 338	1 699.07	589 025	1 506.46	290 425	742.77
马鞍山市	271 052	578 334	20 234	2.33%	83 815	703 446	3 071.82	512 479	2 237.90	271 661	1 186.29
福建省											
莆田市	451 454	1 212 824	8 673	0.52%	70 204	389 864	1 071.05	320 126	879.47	239 889	659.04
泉州市	1 292 809	1 934 127	18 594	0.57%	72 321	1 493 494	1 962.54	960 068	1 261.59	728 956	957.89
漳州市	517 320	773 392	13 912	1.07%	86 313	904 878	1 733.48	722 381	1 383.87	445 286	853.04
江西省											
景德镇市	141 605	253 397	17 825	4.32%	71 069	459 255	2 685.7	353 155	2 065.23	130 507	763.20

续　表

健康保障 地区	城镇单位从业人员期末人数（人）	城镇私营和个体从业人员（人）	城镇登记失业人员（人）	Ⅰ－2－5 城镇登记失业率（%）	Ⅰ－2－6 城镇单位就业人员平均工资（元）	城镇职工基本养老保险参保人数（全市）（人）	Ⅰ－2－7 每万人口城镇职工基本养老保险参保人数（全市）（人）	城镇职工基本医疗保险参保人数（全市）（人）	Ⅰ－2－8 每万人口城镇基本医疗保险参保人数（人）	失业保险参保人数（全市）（人）	Ⅰ－2－9 每万人口失业保险参保人数（人）
来源	《2020 年中国城市统计年鉴》第 162 页	《2020 年中国城市统计年鉴》第 162 页	《2020 年中国城市统计年鉴》第 162 页	—	《2020 年中国城市统计年鉴》第 225 页	《2020 年中国城市统计年鉴》第 288 页	—	《2020 年中国城市统计年鉴》第 288 页	—	《2020 年中国城市统计年鉴》第 288 页	—
萍乡市	166 059	—	20 325	—	76 607	557 412	2 787.06	287 213	1 436.07	160 556	802.78
九江市	413 605	—	21 418	—	77 121	716 432	1 364.63	602 422	1 147.47	353 360	673.07
赣州市	565 964	—	41 325	—	70 640	1 376 822	1 400.63	699 622	711.72	376 323	382.83
吉安市	405 009	352 106	26 272	3.35%	68 643	852 413	1 578.54	433 452	802.69	235 995	437.03
山东省											
淄博市	687 508	389 936	28 232	2.55%	78 815	1 274 559	2 936.77	1 377 142	3 173.14	872 509	2 010.39
烟台市	883 888	1 070 176	43 998	2.20%	82 280	2 629 004	4 026.04	2 336 867	3 578.66	1 200 792	1 838.89
泰安市	495 701	502 817	21 829	2.14%	67 883	1 414 607	2 468.77	1 081 816	1 887.99	640 635	1 118.04
威海市	479 314	348 710	8 803	1.05%	71 202	1 266 625	4 928.50	963 875	3 750.49	595 964	2 318.93

续 表

健康保障 / 地区	城镇单位从业人员期末人数（人）	城镇私营和个体从业人员（人）	城镇登记失业人员（人）	Ⅰ－2－5 城镇登记失业率（%）	Ⅰ－2－6 城镇单位就业人员平均工资（元）	城镇职工基本养老保险参保人数（全市）（人）	Ⅰ－2－7 每万人口城镇职工基本养老保险参保人数（全市）（人）	城镇职工基本医疗保险参保人数（全市）（人）	Ⅰ－2－8 每万人口城镇基本医疗保险参保人数（人）	失业保险参保人数（全市）（人）	Ⅰ－2－9 每万人口失业保险参保人数（人）
来源	《2020 年中国城市统计年鉴》第 162 页	《2020 年中国城市统计年鉴》第 162 页	《2020 年中国城市统计年鉴》第 162 页	—	《2020 年中国城市统计年鉴》第 225 页	《2020 年中国城市统计年鉴》第 288 页	—	《2020 年中国城市统计年鉴》第 288 页	—	《2020 年中国城市统计年鉴》第 288 页	—
河南省											
开封市	375 188	375 568	31 652	4.05%	59 288	469 136	836.25	634 240	1 130.55	237 091	422.62
洛阳市	683 268	1 043 454	84 359	4.66%	75 283	880 481	1 181.85	1 206 862	1 619.95	672 088	902.13
平顶山市	495 686	506 885	14 288	1.41%	62 154	925 333	1 623.39	709 295	1 244.38	585 016	1 026.34
安阳市	492 443	458 162	29 648	3.02%	62 727	1 048 792	1 667.40	615 214	978.08	422 624	671.9
鹤壁市	176 892	232 535	4 192	1.01%	58 801	263 188	1 539.11	233 837	1 367.47	140 548	821.92
湖北省											
宜昌市	834 008	1 106 421	29 577	1.50%	60 135	1 242 183	3 176.94	1 003 494	2 566.48	554 723	1 418.73
襄阳市	1 114 801	518 273	34 698	2.08%	69 683	1 202 818	2 038.67	860 489	1 458.46	422 700	716.44

续 表

健康保障 / 地区	城镇单位从业人员期末人数（人）	城镇私营和个体从业人员（人）	城镇登记失业人员（人）	I－2－5城镇登记失业率（%）	I－2－6城镇单位就业人员平均工资（元）	城镇职工基本养老保险参保人数（全市）（人）	I－2－7每万人口城镇职工基本养老保险参保人数（全市）（人）	城镇职工基本医疗保险参保人数（全市）（人）	I－2－8每万人口城镇基本医疗保险参保人数（人）	失业保险参保人数（全市）（人）	I－2－9每万人口失业保险参保人数（人）
来源	《2020年中国城市统计年鉴》第162页	《2020年中国城市统计年鉴》第162页	《2020年中国城市统计年鉴》第162页	—	《2020年中国城市统计年鉴》第225页	《2020年中国城市统计年鉴》第288页	—	《2020年中国城市统计年鉴》第288页	—	《2020年中国城市统计年鉴》第288页	—
荆州市	377 372	1 612 794	48 059	2.36%	67 213	1 339 107	2 102.21	688 430	1 080.74	323 875	508.44
黄冈市	791 195	286 076	20 743	1.89%	49 970	1 006 337	1 363.60	486 485	659.19	233 578	316.5
咸宁市	210 396	—	14 681	—	54 950	450 700	1 477.70	287 909	943.96	168 997	554.09
湖南省											
湘潭市	338 275	201 545	19 153	3.43%	69 324	682 775	2 362.54	502 245	1 737.87	342 023	1 183.47
岳阳市	506 588	525 987	28 223	2.66%	64 825	1 123 000	1 970.18	548 600	962.46	398 600	699.30
常德市	472 685	—	30 479	—	72 037	1 313 681	2 174.97	576 246	954.05	328 448	543.79
张家界市	98 876	152 821	4 477	1.75%	72 258	219 437	1 298.44	137 573	814.04	107 003	633.15
益阳市	268 881	295 244	13 406	2.32%	69 867	738 369	1 561.03	374 158	791.03	225 113	475.93

续 表

健康保障 / 地区	城镇单位从业人员期末人数（人）	城镇私营和个体从业人员（人）	城镇登记失业人员（人）	Ⅰ-2-5 城镇登记失业率（%）	Ⅰ-2-6 城镇单位就业人员平均工资（元）	城镇职工基本养老保险参保人数（全市）（人）	Ⅰ-2-7 每万人口城镇职工基本养老保险参保人数（全市）（人）	城镇职工基本医疗保险参保人数（全市）（人）	Ⅰ-2-8 每万人口城镇基本医疗保险参保人数（人）	失业保险参保人数（全市）（人）	Ⅰ-2-9 每万人口失业保险参保人数（人）
来源	《2020 年中国城市统计年鉴》第 162 页	《2020 年中国城市统计年鉴》第 162 页	《2020 年中国城市统计年鉴》第 162 页	—	《2020 年中国城市统计年鉴》第 225 页	《2020 年中国城市统计年鉴》第 288 页	—	《2020 年中国城市统计年鉴》第 288 页	—	《2020 年中国城市统计年鉴》第 288 页	—
广东省											
韶关市	307 380	297 737	10 920	1.77%	87 326	683 112	2 027.04	619 011	1 836.83	321 094	952.8
珠海市	760 784	367 125	11 042	0.97%	100 878	1 350 415	10 153.5	1 348 304	10 137.62	1 086 178	8 166.75
汕头市	523 951	—	18 571	—	76 697	652 437	1 140.62	585 071	1 022.85	877 314	1 533.77
佛山市	1 516 386	1 598 683	24 874	0.79%	86 401	3 202 120	6 946.03	3 476 991	7 542.28	2 832 250	6 143.71
广西壮族自治区											
柳州市	625 973	812 534	29 908	2.04%	77 035	1 133 848	2 877.79	909 315	2 307.91	483 842	1 228.03
桂林市	395 468	822 580	27 410	2.20%	78 252	1 003 911	1 855.66	774 110	1 430.89	451 415	834.41
北海市	138 268	430 897	7 265	1.26%	74 639	319 618	1 775.66	254 436	1 413.53	140 826	782.37

续 表

健康保障 / 地区	城镇单位从业人员期末人数（人）	城镇私营和个体从业人员（人）	城镇登记失业人员（人）	Ⅰ－2－5 城镇登记失业率（%）	Ⅰ－2－6 城镇单位就业人员平均工资（元）	城镇职工基本养老保险参保人数（全市）（人）	Ⅰ－2－7 每万人口城镇职工基本养老保险参保人数（全市）（人）	城镇职工基本医疗保险参保人数（全市）（人）	Ⅰ－2－8 每万人口城镇基本医疗保险参保人数（人）	失业保险参保人数（全市）（人）	Ⅰ－2－9 每万人口失业保险参保人数（人）
来源	《2020 年中国城市统计年鉴》第 162 页	《2020 年中国城市统计年鉴》第 162 页	《2020 年中国城市统计年鉴》第 162 页	—	《2020 年中国城市统计年鉴》第 225 页	《2020 年中国城市统计年鉴》第 288 页	—	《2020 年中国城市统计年鉴》第 288 页	—	《2020 年中国城市统计年鉴》第 288 页	—
防城港市	73 565	161 407	3 307	1.39%	78 165	147 614	1 476.14	119 759	1 197.59	75 110	751.1
海南省											
三亚市	140 196	250 434	4 074	1.03%	87 058	325 360	5 164.44	296 376	4 704.38	189 816	3 012.95
四川省											
攀枝花市	284 337	239 649	12 430	2.32%	88 005	356 538	3 301.28	416 404	3 855.59	—	—
泸州市	431 840	663 380	10 656	0.96%	76 607	1 158 570	2 276.17	525 373	1 032.17	298 869	587.17
德阳市	289 074	211 311	18 916	3.64%	84 108	714 402	1 860.42	810 975	2 111.91	370 797	965.62
绵阳市	440 498	—	19 516	—	76 270	1 307 104	2 461.59	755 513	1 422.81	412 487	776.81
南充市	435 892	1 191 709	27 287	1.65%	80 702	1 308 984	1 807.99	570 286	787.69	223 881	309.23

续 表

健康保障 / 地区	城镇单位从业人员期末人数（人）	城镇私营和个体从业人员（人）	城镇登记失业人员（人）	Ⅰ-2-5 城镇登记失业率（%）	Ⅰ-2-6 城镇单位就业人员平均工资（元）	城镇职工基本养老保险参保人数（全市）（人）	Ⅰ-2-7 每万人口城镇职工基本养老保险参保人数（全市）（人）	城镇职工基本医疗保险参保人数（全市）（人）	Ⅰ-2-8 每万人口城镇基本医疗保险参保人数（人）	失业保险参保人数（全市）（人）	Ⅰ-2-9 每万人口失业保险参保人数（人）
来源	《2020 年中国城市统计年鉴》第 162 页	《2020 年中国城市统计年鉴》第 162 页	《2020 年中国城市统计年鉴》第 162 页	—	《2020 年中国城市统计年鉴》第 225 页	《2020 年中国城市统计年鉴》第 288 页	—	《2020 年中国城市统计年鉴》第 288 页	—	《2020 年中国城市统计年鉴》第 288 页	—
贵州省											
六盘水市	252 300	332 888	21 369	3.52%	86 650	294 023	832.93	341 300	966.86	195 908	554.98
遵义市	477 260	—	22 874	—	94 643	1 118 799	1 366.05	809 900	988.89	447 315	546.17
安顺市	201 784	182 927	9 540	2.42%	81 854	301 571	982.32	210 038	684.16	127 943	416.75
毕节市	331 186	—	13 861	—	81 544	548 800	585.07	368 400	392.75	263 100	280.49
云南省											
曲靖市	348 104	941 548	15 371	1.18%	79 179	490 663	735.63	449 708	674.22	257 200	385.61
玉溪市	182 208	430 572	9 997	1.61%	94 006	346 025	1 565.72	288 257	1 304.33	171 300	775.11
保山市	155 953	183 685	9 603	2.75%	81 222	237 659	900.22	171 832	650.88	98 596	373.47

续 表

健康保障／地区	城镇单位从业人员期末人数（人）	城镇私营和个体从业人员（人）	城镇登记失业人员（人）	Ⅰ－2－5 城镇登记失业率（%）	Ⅰ－2－6 城镇单位就业人员平均工资（元）	城镇职工基本养老保险参保人数（全市）（人）	Ⅰ－2－7 每万人口城镇职工基本养老保险参保人数（全市）（人）	城镇职工基本医疗保险参保人数（全市）（人）	Ⅰ－2－8 每万人口城镇基本医疗保险参保人数（人）	失业保险参保人数（全市）（人）	Ⅰ－2－9 每万人口失业保险参保人数（人）
来源	《2020 年中国城市统计年鉴》第 162 页	《2020 年中国城市统计年鉴》第 162 页	《2020 年中国城市统计年鉴》第 162 页	—	《2020 年中国城市统计年鉴》第 225 页	《2020 年中国城市统计年鉴》第 288 页	—	《2020 年中国城市统计年鉴》第 288 页	—	《2020 年中国城市统计年鉴》第 288 页	—
丽江市	85 590	195 886	8 549	2.95%	97 757	147 326	1 197.77	130 729	1 062.84	54 167	440.38
普洱市	155 133	207 220	11 164	2.99%	89 834	282 361	1 111.66	218 456	860.06	124 315	489.43
陕西省											
铜川市	117 634	—	7 985	—	66 831	208 168	2 635.04	200 460	2 537.47	97 433	1 233.33
宝鸡市	402 399	428 530	21 689	2.54%	66 984	758 417	2 011.72	5 233 806	13 882.77	275 048	729.57
咸阳市	427 717	526 497	35 342	3.57%	64 021	844 355	1 843.57	665 200	1 452.4	401 987	877.70
延安市	348 460	409 326	10 628	1.38%	74 830	279 005	1 192.33	327 658	1 400.25	212 554	908.35
榆林市	488 673	735 325	9 005	0.73%	82 830	426 779	1 108.52	443 901	1 152.99	294 528	765.01

续 表

健康保障 地区	城镇单位从业人员期末人数（人）	城镇私营和个体从业人员（人）	城镇登记失业人员（人）	I－2－5城镇登记失业率（%）	I－2－6城镇单位就业人员平均工资（元）	城镇职工基本养老保险参保人数（全市）（人）	I－2－7每万人口城镇职工基本养老保险参保人数（全市）（人）	城镇职工基本医疗保险参保人数（全市）（人）	I－2－8每万人口城镇基本医疗保险参保人数（人）	失业保险参保人数（全市）（人）	I－2－9每万人口失业保险参保人数（人）
来源	《2020年中国城市统计年鉴》第162页	《2020年中国城市统计年鉴》第162页	《2020年中国城市统计年鉴》第162页	—	《2020年中国城市统计年鉴》第225页	《2020年中国城市统计年鉴》第288页	—	《2020年中国城市统计年鉴》第288页	—	《2020年中国城市统计年鉴》第288页	—
甘肃省											
嘉峪关市	58 639	82 031	2 864	2.00%	80 651	128 780	6 132.38	107 588	5 123.24	65 451	3 116.71
金昌市	91 508	134 485	3 981	1.73%	79 103	92 854	2 063.42	122 859	2 730.20	67 359	1 496.87
白银市	156 573	393 427	4 463	0.80%	74 018	157 936	872.57	240 568	1 329.10	123 571	682.71
天水市	240 297	214 992	13 233	2.82%	63 692	245 035	658.70	278 634	749.02	135 096	363.16
酒泉市	132 937	159 135	5 844	1.96%	72 880	138 267	1 396.64	128 697	1 299.97	90 775	916.92
青海省											
海东市	77 987	157 600	165 854	41.31%	90 662	104 688	605.13	78 066	451.25	47 405	274.02

续 表

健康保障 / 地区	城镇单位从业人员期末人数（人）	城镇私营和个体从业人员（人）	城镇登记失业人员（人）	Ⅰ－2－5 城镇登记失业率（%）	Ⅰ－2－6 城镇单位就业人员平均工资（元）	城镇职工基本养老保险参保人数（全市）（人）	Ⅰ－2－7 每万人口城镇职工基本养老保险参保人数（全市）（人）	城镇职工基本医疗保险参保人数（全市）（人）	Ⅰ－2－8 每万人口城镇基本医疗保险参保人数（人）	失业保险参保人数（全市）（人）	Ⅰ－2－9 每万人口失业保险参保人数（人）
来源	《2020 年中国城市统计年鉴》第 162 页	《2020 年中国城市统计年鉴》第 162 页	《2020 年中国城市统计年鉴》第 162 页	—	《2020 年中国城市统计年鉴》第 225 页	《2020 年中国城市统计年鉴》第 288 页	—	《2020 年中国城市统计年鉴》第 288 页	—	《2020 年中国城市统计年鉴》第 288 页	—
宁夏回族自治区											
石嘴山市	71 788	137 486	23 074	9.93%	70 781	298 982	3 986.43	208 535	2 780.47	132 429	1 765.72
吴忠市	99 952	196 046	2 673	0.89%	80 278	255 627	1 787.6	163 423	1 142.82	101 046	706.62
固原市	72 332	87 216	3 426	2.10%	81 025	96 744	658.12	93 947	639.10	67 878	461.76
中卫市	62 425	153 646	2 631	1.20%	87 883	138 148	1 132.36	117 966	966.93	68 435	560.94
新疆维吾尔自治区											
克拉玛依市	149 096	130 283	872	0.31%	126 026	85 810	2 768.06	231 654	7 472.71	159 827	5 155.71
吐鲁番市	162 118	67 443	3 716	1.59%	88 632	125 868	1 997.9	110 486	1 753.75	73 615	1 168.49
哈密市	158 795	148 820	2 438	0.79%	86 194	248 589	4 439.09	208 859	3 729.63	115 271	2 058.41

Ⅰ-3 健康环境

健康环境 地区	Ⅰ-3-12 污水处理厂集中处理率（%）	Ⅰ-3-13 城市建成区绿化覆盖率（市辖区）（%）	公园绿地面积（市辖区）（公顷）	Ⅰ-3-14 人均城市公园绿地面积（市辖区）（平方米）	Ⅰ-3-15 生活垃圾无害化处理率（市辖区）（%）
来源	《2020 年中国城市统计年鉴》第 62 页	《2020 年中国城市统计年鉴》第 41 页	《2020 年中国城市统计年鉴》第 41 页	—	《2020 年中国城市统计年鉴》第 62 页
河北省					
唐山市	99.00	42.31	3 245	9.69	100.00
秦皇岛市	96.90	41.71	2 402	16.34	100.00
邯郸市	98.80	44.00	3 294	8.62	100.00
保定市	91.34	42.82	1 906	6.60	91.93
廊坊市	99.90	47.26	894	10.16	100.00
山西省					
大同市					
阳泉市	96.66	37.9	626	9.07	86.70
晋中市	96.60	37.04	986	15.41	99.92

续 表

地区 \ 健康环境	Ⅰ-3-12 污水处理厂集中处理率（%）	Ⅰ-3-13 城市建成区绿化覆盖率（市辖区）（%）	公园绿地面积（市辖区）（公顷）	Ⅰ-3-14 人均城市公园绿地面积（市辖区）（平方米）	Ⅰ-3-15 生活垃圾无害化处理率（市辖区）（%）
来源	《2020 年中国城市统计年鉴》第 62 页	《2020 年中国城市统计年鉴》第 41 页	《2020 年中国城市统计年鉴》第 41 页	—	《2020 年中国城市统计年鉴》第 62 页
运城市	100	37.76	623	8.77	
临汾市	97	39.41	661	8.06	100.00
内蒙古自治区					
包头市	95.88	44.55	2 952	18.80	100.00
乌海市	98.30	43.00	1 070	24.32	100.00
赤峰市	95.61	39.70	1 817	14.20	100.00
通辽市	98.16	42.19	962	11.45	99.74
鄂尔多斯市	98.24	42.39	1 967	63.45	99.13
辽宁省					
鞍山市	95.09	42.14	1 970	13.49	92.61
锦州市	97.07	38.87	1 395	14.68	100.00

续 表

地区 \ 健康环境	Ⅰ－3－12 污水处理厂集中处理率（%）	Ⅰ－3－13 城市建成区绿化覆盖率（市辖区）（%）	公园绿地面积（市辖区）（公顷）	Ⅰ－3－14 人均城市公园绿地面积（市辖区）（平方米）	Ⅰ－3－15 生活垃圾无害化处理率（市辖区）（%）
来源	《2020 年中国城市统计年鉴》第 62 页	《2020 年中国城市统计年鉴》第 41 页	《2020 年中国城市统计年鉴》第 41 页	—	《2020 年中国城市统计年鉴》第 62 页
铁岭市	—	34.16	340	8.10	—
吉林省					
吉林市	97.18	44.00	1 754	9.74	99.81
四平市	95.88	37.38	549	8.19	93.92
辽源市	94.98	37.30	489	10.87	100.00
通化市	99.21	38.44	666	15.49	46.86
白山市	93.54	34.75	311	5.98	57.55
黑龙江省					
齐齐哈尔市	90.90	37.69	865	6.60	—
鸡西市	95.00	39.80	742	9.76	—
佳木斯市	87.50	41.4	860	11.32	94.00

续 表

健康环境 地区	Ⅰ-3-12 污水处理厂集中处理率（%）	Ⅰ-3-13 城市建成区绿化覆盖率（市辖区）（%）	公园绿地面积（市辖区）（公顷）	Ⅰ-3-14 人均城市公园绿地面积（市辖区）（平方米）	Ⅰ-3-15 生活垃圾无害化处理率（市辖区）（%）
来源	《2020 年中国城市统计年鉴》第 62 页	《2020 年中国城市统计年鉴》第 41 页	《2020 年中国城市统计年鉴》第 41 页	—	《2020 年中国城市统计年鉴》第 62 页
牡丹江市	81.36	27.87	393	4.57	100.00
江苏省					
徐州市	95.20	43.70	3 194	9.31	100.00
苏州市	92.00	42.10	4 685	12.49	100.00
南通市	88.70	44.40	3 326	15.47	100.00
连云港市	92.10	41.80	1 571	6.98	100.00
扬州市	89.20	44.10	2 406	10.33	100.00
浙江省					
温州市	96.54	38.22	2 920	16.78	100.00
嘉兴市	96.94	39.00	1 321	14.05	100.00
绍兴市	96.58	43.73	2 344	10.46	100.00

续 表

健康环境 地区	Ⅰ-3-12 污水处理厂集中处理率（%）	Ⅰ-3-13 城市建成区绿化覆盖率（市辖区）（%）	公园绿地面积（市辖区）（公顷）	Ⅰ-3-14 人均城市公园绿地面积（市辖区）（平方米）	Ⅰ-3-15 生活垃圾无害化处理率（市辖区）（%）
来源	《2020 年中国城市统计年鉴》第 62 页	《2020 年中国城市统计年鉴》第 41 页	《2020 年中国城市统计年鉴》第 41 页	—	《2020 年中国城市统计年鉴》第 62 页
金华市	96.39	41.14	1 000	10.00	100.00
安徽省					
芜湖市	95.04	43.06	2 089	13.83	100.00
蚌埠市	95.13	42.73	1 324	11.41	100.00
淮南市	94.25	44.64	1 550	8.47	100.00
马鞍山市	94.52	45.28	1 130	13.78	100.00
福建省					
莆田市	95.15	45.43	1 240	5.04	99.50
泉州市	90.89	43.24	2 062	17.47	100.00
漳州市	94.24	45.46	840	13.13	99.95

续 表

地区 \ 健康环境	Ⅰ-3-12 污水处理厂集中处理率（%）	Ⅰ-3-13 城市建成区绿化覆盖率（市辖区）（%）	公园绿地面积（市辖区）（公顷）	Ⅰ-3-14 人均城市公园绿地面积（市辖区）（平方米）	Ⅰ-3-15 生活垃圾无害化处理率（市辖区）（%）
来源	《2020 年中国城市统计年鉴》第 62 页	《2020 年中国城市统计年鉴》第 41 页	《2020 年中国城市统计年鉴》第 41 页	—	《2020 年中国城市统计年鉴》第 62 页
江西省					
景德镇市	95.48	50.06	844	17.58	99.95
萍乡市	93.97	45.50	764	8.68	100.00
九江市	93.90	48.68	1 237	12.13	100.00
赣州市	89.95	49.89	2 512	10.87	100.00
吉安市	92.12	46.42	857	14.28	100.00
山东省					
淄博市	97.82	45.05	3 666	12.64	100.00
烟台市	97.68	40.48	3 876	19.98	100.00
泰安市	96.99	45.06	2 410	13.93	100.00
威海市	97.62	45.61	2 582	18.85	100.00

续 表

健康环境 / 地区	Ⅰ-3-12 污水处理厂集中处理率（%）	Ⅰ-3-13 城市建成区绿化覆盖率（市辖区）（%）	公园绿地面积（市辖区）（公顷）	Ⅰ-3-14 人均城市公园绿地面积（市辖区）（平方米）	Ⅰ-3-15 生活垃圾无害化处理率（市辖区）（%）
来源	《2020 年中国城市统计年鉴》第 62 页	《2020 年中国城市统计年鉴》第 41 页	《2020 年中国城市统计年鉴》第 41 页	—	《2020 年中国城市统计年鉴》第 62 页
河南省					
开封市	96.36	40.92	1 251	7.27	100.00
洛阳市	90.20	44.15	2 969	14.21	100.00
平顶山市	98.33	41.62	1 186	10.68	98.91
安阳市	97.71	41.90	925	7.77	100.00
鹤壁市	96.54	43.19	727	11.18	100.00
湖北省					
宜昌市	95.90	40.33	1 185	9.26	100.00
襄阳市	95.00	40.49	2 338	10.25	100.00
荆州市	95.49	37.49	1 099	10.18	100.00
黄冈市	79.90	41.54	390	11.14	100.00

续 表

健康环境 / 地区	Ⅰ－3－12 污水处理厂集中处理率（%）	Ⅰ－3－13 城市建成区绿化覆盖率（市辖区）（%）	公园绿地面积（市辖区）（公顷）	Ⅰ－3－14 人均城市公园绿地面积（市辖区）（平方米）	Ⅰ－3－15 生活垃圾无害化处理率（市辖区）（%）
来源	《2020 年中国城市统计年鉴》第 62 页	《2020 年中国城市统计年鉴》第 41 页	《2020 年中国城市统计年鉴》第 41 页	—	《2020 年中国城市统计年鉴》第 62 页
咸宁市	90.58	41.39	615	9.76	100.00
湖南省					
湘潭市	96.29	41.85	985	11.45	100.00
岳阳市	86.58	42.71	1 114	10.04	97.51
常德市	97.83	44.40	1 118	7.93	100.00
张家界市	96.10	41.00	223	4.13	100.00
益阳市	96.35	40.06	658	4.87	100.00
广东省					
韶关市	94.42	50.19	1 053	11.45	100.00
珠海市	96.62	46.87	6 360	47.82	100.00
汕头市	97.06	43.33	4 335	7.69	100.00

续 表

健康环境 / 地区	Ⅰ-3-12 污水处理厂集中处理率（%）	Ⅰ-3-13 城市建成区绿化覆盖率（市辖区）（%）	公园绿地面积（市辖区）（公顷）	Ⅰ-3-14 人均城市公园绿地面积（市辖区）（平方米）	Ⅰ-3-15 生活垃圾无害化处理率（市辖区）（%）
来源	《2020 年中国城市统计年鉴》第 62 页	《2020 年中国城市统计年鉴》第 41 页	《2020 年中国城市统计年鉴》第 41 页	—	《2020 年中国城市统计年鉴》第 62 页
佛山市	99.17	45.09	3 417	7.41	100.00
广西壮族自治区					
柳州市	82.51	43.98	2 625	14.19	100.00
桂林市	95.78	40.81	1 433	10.69	100.00
北海市	95.40	41.22	605	8.64	100.00
防城港市	60.93	42.58	673	11.41	100.00
海南省					
三亚市	91.80	41.05	875	13.89	100.00
四川省					
攀枝花市	44.84	41.33	891	13.71	100.00
泸州市	88.22	42.10	2 299	15.13	100.00

续 表

健康环境 地区	Ⅰ-3-12 污水处理厂集中处理率（%）	Ⅰ-3-13 城市建成区绿化覆盖率（市辖区）（%）	公园绿地面积（市辖区）（公顷）	Ⅰ-3-14 人均城市公园绿地面积（市辖区）（平方米）	Ⅰ-3-15 生活垃圾无害化处理率（市辖区）（%）
来源	《2020 年中国城市统计年鉴》第 62 页	《2020 年中国城市统计年鉴》第 41 页	《2020 年中国城市统计年鉴》第 41 页	—	《2020 年中国城市统计年鉴》第 62 页
德阳市	94.05	42.40	911	9.69	100.00
绵阳市	94.88	40.74	1 850	10.57	—
南充市	93.10	44.50	1 975	10.18	99.90
贵州省					
六盘水市	93.75	38.18	436	8.72	93.86
遵义市	95.08	42.65	2 320	10.22	81.14
安顺市	93.20	38.84	1 036	7.85	73.25
毕节市	—	36.12	607	3.59	91.40
云南省					
曲靖市	97.15	38.83	1 061	7.47	100.00
玉溪市	94.54	41.54	606	8.08	95.75

续 表

地区 \ 健康环境	Ⅰ-3-12 污水处理厂集中处理率（%）	Ⅰ-3-13 城市建成区绿化覆盖率（市辖区）（%）	公园绿地面积（市辖区）（公顷）	Ⅰ-3-14 人均城市公园绿地面积（市辖区）（平方米）	Ⅰ-3-15 生活垃圾无害化处理率（市辖区）（%）
来源	《2020 年中国城市统计年鉴》第 62 页	《2020 年中国城市统计年鉴》第 41 页	《2020 年中国城市统计年鉴》第 41 页	—	《2020 年中国城市统计年鉴》第 62 页
保山市	92.50	37.35	375	3.99	100.00
丽江市	94.61	39.90	389	24.31	100.00
普洱市	94.22	40.58	275	11.46	98.68
陕西省					
铜川市	93.73	39.73	496	7.09	96.05
宝鸡市	95.13	41.00	1 166	8.39	96.40
咸阳市	92.77	38.70	798	14.51	99.30
延安市	91.89	41.00	520	7.76	98.60
榆林市	—	37.55	965	16.64	—
甘肃省					
嘉峪关市	98.00	—	—	—	100.00

续　表

地区 \ 健康环境	Ⅰ-3-12 污水处理厂集中处理率（%）	Ⅰ-3-13 城市建成区绿化覆盖率（市辖区）（%）	公园绿地面积（市辖区）（公顷）	Ⅰ-3-14 人均城市公园绿地面积（市辖区）（平方米）	Ⅰ-3-15 生活垃圾无害化处理率（市辖区）（%）
来源	《2020 年中国城市统计年鉴》第 62 页	《2020 年中国城市统计年鉴》第 41 页	《2020 年中国城市统计年鉴》第 41 页	—	《2020 年中国城市统计年鉴》第 62 页
金昌市	96.3	39.57	475	22.62	100.00
白银市	93.13	36.48	389	7.78	100.00
天水市	95.44	39.49	705	5.34	100.00
酒泉市	97.64	37.50	457	11.15	100.00
青海省					
海东市	—	21.42	196	4.78	95.30
宁夏回族自治区					
石嘴山市	99.84	43.16	1 290	29.32	100.00
吴忠市	93.97	42.29	467	11.39	98.12
固原市	94.02	39.45	731	15.89	100.00
中卫市	97.39	42.47	392	9.33	99.56

续 表

健康环境 / 地区	Ⅰ-3-12 污水处理厂集中处理率（%）	Ⅰ-3-13 城市建成区绿化覆盖率（市辖区）（%）	公园绿地面积（市辖区）（公顷）	Ⅰ-3-14 人均城市公园绿地面积（市辖区）（平方米）	Ⅰ-3-15 生活垃圾无害化处理率（市辖区）（%）
来源	《2020 年中国城市统计年鉴》第 62 页	《2020 年中国城市统计年鉴》第 41 页	《2020 年中国城市统计年鉴》第 41 页	—	《2020 年中国城市统计年鉴》第 62 页
新疆维吾尔自治区					
克拉玛依市	95.28	42.55	528	17.03	100.00
吐鲁番市	96.07	48.17	171	5.90	100.00
哈密市	95.09	40.17	338	7.86	92.47

健康环境 / 地区	年末实有城市道路面积（万平方米）	Ⅰ-3-16 人均城市道路面积（市辖区）（平方米）	Ⅰ-3-17 可吸入细颗粒物年平均浓度（微克/立方米）	Ⅰ-3-18 全年公共汽（电）车客运总量（万人次）
来源	《2020 年城市统计年鉴》第 295 页	—	《2020 年中国城市统计年鉴》第 62 页	《2020 年城市统计年鉴》第 302 页
河北省				
唐山市	3 931	11.73	54	20 163

续 表

健康环境 / 地区	年末实有城市道路面积（万平方米）	Ⅰ-3-16 人均城市道路面积（市辖区）（平方米）	Ⅰ-3-17 可吸入细颗粒物年平均浓度（微克/立方米）	Ⅰ-3-18 全年公共汽（电）车客运总量（万人次）
来源	《2020 年城市统计年鉴》第 295 页	—	《2020 年中国城市统计年鉴》第 62 页	《2020 年城市统计年鉴》第 302 页
秦皇岛市	2 378	16.18	44	11 499
邯郸市	4 173	10.92	65	15 139
保定市	3 275	11.33	59	12 071
廊坊市	1 161	13.19	48	5 980
山西省				
大同市	—	—	—	22 168
阳泉市	845	12.25	51	17 062
晋中市	—	—	45	4 307
运城市	420	5.92	61	12 279
临汾市	—	—	—	6 075
内蒙古自治区				
包头市	3 176	20.23	38	23 196

续 表

地区 \ 健康环境	年末实有城市道路面积（万平方米）	Ⅰ-3-16 人均城市道路面积（市辖区）（平方米）	Ⅰ-3-17 可吸入细颗粒物年平均浓度（微克/立方米）	Ⅰ-3-18 全年公共汽（电）车客运总量（万人次）
来源	《2020 年城市统计年鉴》第 295 页	—	《2020 年中国城市统计年鉴》第 62 页	《2020 年城市统计年鉴》第 302 页
乌海市	1 510	34.32	—	4 511
赤峰市	2 491	19.46	—	8 816
通辽市	1 226	14.60	—	5 086
鄂尔多斯市	2 945	95.00	22	5 556
辽宁省				
鞍山市	3 144	21.53	43	—
锦州市	1 029	10.83	47	12 177
铁岭市	—	—	41	3 580
吉林省				
吉林市	1 660	9.22	38	24 655
四平市	702	10.48	36	7 962

续 表

健康环境 / 地区	年末实有城市道路面积（万平方米）	Ⅰ－3－16 人均城市道路面积（市辖区）（平方米）	Ⅰ－3－17 可吸入细颗粒物年平均浓度（微克/立方米）	Ⅰ－3－18 全年公共汽（电）车客运总量（万人次）
来源	《2020 年城市统计年鉴》第 295 页	—	《2020 年中国城市统计年鉴》第 62 页	《2020 年城市统计年鉴》第 302 页
辽源市	452	10.04	36	4 716
通化市	431	10.02	29	7 402
白山市	428	8.23	29	4 402
黑龙江省				
齐齐哈尔市	1 246	9.51	28	11 400
鸡西市	729	9.59	31	9 414
佳木斯市	637	8.38	29	10 000
牡丹江市	1 070	12.44	33	13 368
江苏省				
徐州市	4 783	13.94	57	39 237
苏州市	11 389	30.37	36	53 184

续 表

健康环境 地区	年末实有城市道路面积（万平方米）	Ⅰ－3－16 人均城市道路面积（市辖区）（平方米）	Ⅰ－3－17 可吸入细颗粒物年平均浓度（微克/立方米）	Ⅰ－3－18 全年公共汽（电）车客运总量（万人次）
来源	《2020 年城市统计年鉴》第 295 页	—	《2020 年中国城市统计年鉴》第 62 页	《2020 年城市统计年鉴》第 302 页
南通市	3 145	14.63	37	13 929
连云港市	2 651	11.78	42	14 484
扬州市	2 912	12.50	43	20 823
浙江省				
温州市	3 587	20.61	26	27 193
嘉兴市	1 883	20.03	35	8 415
绍兴市	3 464	15.46	36	18 032
金华市	—	—	31	8 392
安徽省				
芜湖市	3 757	24.88	44	12 690
蚌埠市	2 550	21.98	—	14 227

续 表

地区 \ 健康环境	年末实有城市道路面积（万平方米）	Ⅰ-3-16 人均城市道路面积（市辖区）（平方米）	Ⅰ-3-17 可吸入细颗粒物年平均浓度（微克/立方米）	Ⅰ-3-18 全年公共汽（电）车客运总量（万人次）
来源	《2020 年城市统计年鉴》第 295 页	—	《2020 年中国城市统计年鉴》第 62 页	《2020 年城市统计年鉴》第 302 页
淮南市	2 087	11.40	—	10 621
马鞍山市	1 623	19.79	43	6 154
福建省				
莆田市	1 482	6.02	25	6 702
泉州市	3 748	31.76	24	9 739
漳州市	1 385	21.64	24	5 287
江西省				
景德镇市	1 485	30.94	27	3 457
萍乡市	1 164	13.23	40	7 679
九江市	1 774	17.39	46	9 561
赣州市	3 681	15.94	32	8 540

续　表

健康环境 地区	年末实有城市道路面积（万平方米）	Ⅰ－3－16 人均城市道路面积（市辖区）（平方米）	Ⅰ－3－17 可吸入细颗粒物年平均浓度（微克/立方米）	Ⅰ－3－18 全年公共汽（电）车客运总量（万人次）
来源	《2020 年城市统计年鉴》第 295 页	—	《2020 年中国城市统计年鉴》第 62 页	《2020 年城市统计年鉴》第 302 页
吉安市	1 185	19.75	34	6 821
山东省				
淄博市	5 538	19.10	56	13 680
烟台市	—	—	35	30 062
泰安市	3 217	18.60	53	8 678
威海市	3 416	24.93	29	22 533
河南省				
开封市	756	4.40	61	9 139
洛阳市	3 443	16.47	62	22 385
平顶山市	1 497	13.49	60	9 932
安阳市	1 491	12.53	71	8 560

续 表

健康环境 / 地区	年末实有城市道路面积（万平方米）	Ⅰ-3-16 人均城市道路面积（市辖区）（平方米）	Ⅰ-3-17 可吸入细颗粒物年平均浓度（微克/立方米）	Ⅰ-3-18 全年公共汽（电）车客运总量（万人次）
来源	《2020 年城市统计年鉴》第 295 页	—	《2020 年中国城市统计年鉴》第 62 页	《2020 年城市统计年鉴》第 302 页
鹤壁市	1 015	15.62	100	3 066
湖北省				
宜昌市	2 786	21.77	45	16 050
襄阳市	2 346	10.29	60	22 012
荆州市	1 113	10.31	—	14 377
黄冈市	1 012	28.91	40	2 232
咸宁市	1 285	20.40	36	1 785
湖南省				
湘潭市	2 383	27.71	—	10 858
岳阳市	1 433	12.91	43	18 686
常德市	1 650	11.70	48	11 010

续 表

健康环境 地区	年末实有城市道路面积（万平方米）	Ⅰ－3－16 人均城市道路面积（市辖区）（平方米）	Ⅰ－3－17 可吸入细颗粒物年平均浓度（微克/立方米）	Ⅰ－3－18 全年公共汽（电）车客运总量（万人次）
来源	《2020 年城市统计年鉴》第 295 页	—	《2020 年中国城市统计年鉴》第 62 页	《2020 年城市统计年鉴》第 302 页
张家界市	472	8.74	31	7 831
益阳市	1 273	9.43	54	7 600
广东省				
韶关市	848	9.22	26	—
珠海市	6 921	52.04	25	39 073
汕头市	3 540	6.28	23	12 432
佛山市	—	—	30	55 851
广西壮族自治区				
柳州市	3 244	17.54	38	17 100
桂林市	1 670	12.46	37	19 119
北海市	1 325	18.93	28	1 515

续 表

健康环境 / 地区	年末实有城市道路面积（万平方米）	Ⅰ－3－16 人均城市道路面积（市辖区）（平方米）	Ⅰ－3－17 可吸入细颗粒物年平均浓度（微克/立方米）	Ⅰ－3－18 全年公共汽（电）车客运总量（万人次）
来源	《2020 年城市统计年鉴》第 295 页	—	《2020 年中国城市统计年鉴》第 62 页	《2020 年城市统计年鉴》第 302 页
防城港市	928	15.73	29	1 228
海南省				
三亚市	1 016	16.13	14	5 427
四川省				
攀枝花市	1 010	15.54	30	10 978
泸州市	1 766	11.62	41	23 181
德阳市	1 619	17.22	40	5 342
绵阳市	2 675	15.29	36	22 735
南充市	2 210	11.39	42	11 792
贵州省				
六盘水市	662	13.24	22	14 454

续 表

健康环境 / 地区	年末实有城市道路面积（万平方米）	Ⅰ－3－16 人均城市道路面积（市辖区）（平方米）	Ⅰ－3－17 可吸入细颗粒物年平均浓度（微克/立方米）	Ⅰ－3－18 全年公共汽（电）车客运总量（万人次）
来源	《2020 年城市统计年鉴》第 295 页	—	《2020 年中国城市统计年鉴》第 62 页	《2020 年城市统计年鉴》第 302 页
遵义市	1 290	5.68	22	29 880
安顺市	1 130	8.56	25	6 905
毕节市	462	2.73	23	7 560
云南省				
曲靖市	1 613	11.36	21	11 514
玉溪市	950	12.67	23	3 613
保山市	669	7.12	20	1 381
丽江市	208	13.00	16	4 661
普洱市	448	18.67	24	1 345
陕西省				
铜川市	559	7.99	47	4 699

续 表

健康环境 / 地区	年末实有城市道路面积（万平方米）	Ⅰ－3－16 人均城市道路面积（市辖区）（平方米）	Ⅰ－3－17 可吸入细颗粒物年平均浓度（微克/立方米）	Ⅰ－3－18 全年公共汽（电）车客运总量（万人次）
来源	《2020 年城市统计年鉴》第 295 页	—	《2020 年中国城市统计年鉴》第 62 页	《2020 年城市统计年鉴》第 302 页
宝鸡市	1 386	9.97	44	23 197
咸阳市	505	9.18	66	11 084
延安市	579	8.64	31	13 205
榆林市	1 671	28.81	—	9 495
甘肃省				
嘉峪关市	—	—	22	2 124
金昌市	487	23.19	22	1 851
白银市	719	14.38	27	5 397
天水市	653	4.95	—	12 600
酒泉市	612	14.93	25	2 794
青海省				
海东市	438	10.68	34	1 568

续 表

健康环境 / 地区	年末实有城市道路面积（万平方米）	I－3－16 人均城市道路面积（市辖区）（平方米）	I－3－17 可吸入细颗粒物年平均浓度（微克/立方米）	I－3－18 全年公共汽（电）车客运总量（万人次）
来源	《2020 年城市统计年鉴》第 295 页	—	《2020 年中国城市统计年鉴》第 62 页	《2020 年城市统计年鉴》第 302 页
宁夏回族自治区				
石嘴山市	1 581	35.93	36	962
吴忠市	—	—	32	3 132
固原市	815	17.72	26	2 621
中卫市	588	14.00	33	1 351
新疆维吾尔自治区				
克拉玛依市	1 225	39.52	26	3 923
吐鲁番市	—	—	—	350
哈密市	588	13.67	30	4 680

二、2021年健康城市指数

（一）2021年中国省会城市健康城市指数

表1 2021年省会城市健康城市指数得分和排名

排名	省会城市	省会城市健康城市指数各维度的百分制得分			省会城市健康城市指数百分制得分
		健康服务	健康保障	健康环境	
1	杭州市	86.02	97.68	87.26	91.06
2	广州市	83.37	97.19	90.49	91.03
3	乌鲁木齐市	96.15	83.06	87.95	88.45
4	南京市	77.46	87.32	86.58	84.14
5	成都市	76.45	82.09	87.93	82.15
6	武汉市	81.00	78.42	87.19	81.83
7	太原市	83.94	71.49	87.37	79.99
8	银川市	77.89	74.32	87.28	79.28
9	拉萨市	88.29	68.20	84.38	79.08
10	贵阳市	77.63	73.01	86.97	78.58
11	海口市	78.16	72.44	87.18	78.58
12	郑州市	79.42	70.37	88.35	78.48
13	昆明市	84.01	67.82	87.15	78.48
14	济南市	74.34	75.05	87.12	78.46
15	长沙市	75.89	73.63	87.13	78.36
16	沈阳市	75.06	73.81	87.02	78.15
17	呼和浩特市	76.50	68.34	88.25	76.76
18	西安市	71.93	72.80	86.62	76.69
19	兰州市	75.22	66.92	87.00	75.43

续 表

排名	省会城市	省会城市健康城市指数各维度的百分制得分			省会城市健康城市指数百分制得分
		健康服务	健康保障	健康环境	
20	合肥市	67.26	68.79	87.67	74.00
21	西宁市	78.41	58.97	85.76	72.84
22	南昌市	64.60	65.71	86.77	71.70
23	福州市	61.34	65.52	87.47	70.85
24	长春市	65.85	63.26	85.58	70.73
25	哈尔滨市	69.57	59.30	83.21	69.55
26	石家庄市	63.52	58.19	87.05	68.45
27	南宁市	60.95	59.31	86.42	67.94
	平均值	76.39	73.03	87.02	78.24

表 2 2021 年省会城市健康服务指数得分和排名

排名	省会城市	省会城市健康服务指数得分	省会城市健康服务指数百分制得分
1	乌鲁木齐市	11.444 180 05	96.15
2	拉萨市	9.649 042 276	88.29
3	杭州市	9.159 776 452	86.02
4	昆明市	8.736 320 882	84.01
5	太原市	8.722 254 907	83.94
6	广州市	8.603 511 229	83.37
7	武汉市	8.121 096 265	81.00
8	郑州市	7.808 852 740	79.42
9	西宁市	7.610 714 266	78.41
10	海口市	7.561 571 887	78.16
11	银川市	7.510 961 745	77.89

续 表

排名	省会城市	省会城市健康服务指数得分	省会城市健康服务指数百分制得分
12	贵阳市	7.459 742 471	77.63
13	南京市	7.427 702 474	77.46
14	呼和浩特市	7.244 600 136	76.50
15	成都市	7.235 851 661	76.45
16	长沙市	7.129 744 117	75.89
17	兰州市	7.004 739 404	75.22
18	沈阳市	6.973 684 142	75.06
19	济南市	6.841 711 435	74.34
20	西安市	6.403 971 996	71.93
21	哈尔滨市	5.990 642 706	69.57
22	合肥市	5.599 435 042	67.26
23	长春市	5.367 057 933	65.85
24	南昌市	5.166 355 062	64.60
25	石家庄市	4.994 447 386	63.52
26	福州市	4.658 349 793	61.34
27	南宁市	4.599 102 557	60.95
	平均值	7.223 163 741	76.39
	百分标准值	12.379 087 85	100.00

表 3　2021 年省会城市健康保障指数得分和排名

排名	省会城市	省会城市健康保障指数得分	省会城市健康保障指数百分制得分
1	杭州市	10.559 988 05	97.68
2	广州市	10.454 742 22	97.19

续 表

排名	省会城市	省会城市健康保障指数得分	省会城市健康保障指数百分制得分
3	南京市	8.437 854 851	87.32
4	乌鲁木齐市	7.635 526 984	83.06
5	成都市	7.457 912 298	82.09
6	武汉市	6.805 534 903	78.42
7	济南市	6.234 007 503	75.05
8	银川市	6.112 138 330	74.32
9	沈阳市	6.028 714 871	73.81
10	长沙市	5.999 388 674	73.63
11	贵阳市	5.899 150 930	73.01
12	西安市	5.865 166 670	72.80
13	海口市	5.808 381 734	72.44
14	太原市	5.656 939 744	71.49
15	郑州市	5.479 667 409	70.37
16	合肥市	5.236 721 654	68.79
17	呼和浩特市	5.169 094 981	68.34
18	拉萨市	5.147 199 281	68.20
19	昆明市	5.090 670 254	67.82
20	兰州市	4.955 526 748	66.92
21	南昌市	4.778 699 218	65.71
22	福州市	4.751 222 586	65.52
23	长春市	4.428 904 408	63.26
24	南宁市	3.892 653 120	59.31
25	哈尔滨市	3.891 561 752	59.30

续 表

排名	省会城市	省会城市健康保障指数得分	省会城市健康保障指数百分制得分
26	西宁市	3.849 044 541	58.97
27	石家庄市	3.747 360 976	58.19
	平均值	5.902 732 396	73.03
	百分标准值	11.067 220 48	100.00

表 4　2021 年省会城市健康环境指数得分和排名

排名	省会城市	省会城市健康环境指数得分	省会城市健康环境指数百分制得分
1	广州市	36.530 742 03	90.49
2	郑州市	34.823 849 68	88.35
3	呼和浩特市	34.747 448 31	88.25
4	乌鲁木齐市	34.507 459 45	87.95
5	成都市	34.498 521 37	87.93
6	合肥市	34.290 853 47	87.67
7	福州市	34.138 606 40	87.47
8	太原市	34.058 631 13	87.37
9	银川市	33.986 527 16	87.28
10	杭州市	33.969 848 67	87.26
11	武汉市	33.918 148 86	87.19
12	海口市	33.912 095 65	87.18
13	昆明市	33.888 092 03	87.15
14	长沙市	33.873 730 30	87.13
15	济南市	33.861 353 63	87.12
16	石家庄市	33.810 849 88	87.05

续 表

排名	省会城市	省会城市健康环境指数得分	省会城市健康环境指数百分制得分
17	沈阳市	33.786 445 15	87.02
18	兰州市	33.771 456 36	87.00
19	贵阳市	33.744 713 27	86.97
20	南昌市	33.587 965 21	86.77
21	西安市	33.473 811 03	86.62
22	南京市	33.445 091 39	86.58
23	南宁市	33.322 933 85	86.42
24	西宁市	32.813 030 43	85.76
25	长春市	32.676 906 39	85.58
26	拉萨市	31.766 487 88	84.38
27	哈尔滨市	30.891 229 40	83.21
	平均值	33.781 364 01	87.02
	百分标准值	44.615 575 39	100.00

附表 省会城市健康城市指数的主成分分析计算结果：

1. 省会城市健康服务指数各评价指标的主成分

主成分	特征值	贡献率	累计贡献率	特征值平方根
第 1 主成分	2.623 965 056	65.599 126%	65.599 126%	1.619 865 753
第 2 主成分	0.786 462 298	19.661 557%	85.260 684%	0.886 827 096
第 3 主成分	0.442 626 864	11.065 672%	96.326 355%	0.665 302 084
第 4 主成分	0.146 945 783	3.673 644 6%	100.000 00%	0.383 335 079

2. 省会城市健康服务指数各评价指标的主成分载荷

变量（评价指标）	第 1 主成分	第 2 主成分	第 3 主成分	第 4 主成分
A1	0.390 553 403	0.861 321 333	−0.051 645 412	0.320 821 370
A2	0.505 386 062	−0.198 719 986	−0.812 367 158	−0.212 496 817
A3	0.528 415 247	−0.467 178 713	0.271 753 200	0.654 730 154
A4	0.559 312 341	0.019 493 023	0.513 363 956	−0.650 574 497

3. 省会城市健康服务指数中各评价指标的系数

	评　价　指　标	在省会城市中的平均值	在健康服务指数中的系数
健康服务	人均公共财政预算支出（元/人）	17 321.428 89	4.418 513e−5
	每万人口医院数（个/万人）	0.365 925 926	4.281 202 981
	每万人口医院床位数（张/万人）	79.317 777 78	0.028 747 306
	每万人口执业（助理）医师数（人/万人）	43.985 925 93	0.054 268 074

4. 省会城市健康保障指数各评价指标的主成分

主成分	特征值	贡献率	累计贡献率	特征值平方根
第 1 主成分	3.313 460 657	47.335 152%	47.335 152%	1.820 291 366
第 2 主成分	1.263 062 422	18.043 749%	65.378 901%	1.123 860 499
第 3 主成分	1.008 995 350	14.414 219%	79.793 120%	1.004 487 606
第 4 主成分	0.852 259 237	12.175 132%	91.968 252%	0.923 178 876
第 5 主成分	0.433 803 942	6.197 199 2%	98.165 452%	0.658 637 945
第 6 主成分	0.089 988 295	1.285 547 1%	99.450 999%	0.299 980 491
第 7 主成分	0.038 430 097	0.549 001 4%	100.000 00%	0.196 035 957

5. 省会城市健康保障指数各评价指标的主成分载荷

变量（评价指标）	第 1 主成分	第 2 主成分	第 3 主成分	第 4 主成分
B1	0.075 767 715	－0.562 819 71	－0.254 391 95	－0.777 299 28
B2	－0.395 762 11	0.339 078 273	－0.200 913 59	－0.199 651 15
B3	－0.470 971 84	－0.326 150 59	0.069 057 643	0.254 333 693
B4	－0.529 903 67	－0.161 561 60	0.018 792 697	－0.012 532 11
B5	－0.524 276 55	－0.159 376 08	－0.085 250 17	0.065 637 806
B6	－0.093 938 40	0.008 689 381	0.932 833 788	－0.318 815 79
B7	0.226 558 857	－0.640 552 34	0.111 130 007	0.430 291 458

6. 省会城市健康保障指数中各评价指标的系数

	评 价 指 标	在省会城市中的平均值	在健康保障指数中的系数
健康保障	城镇登记失业率（%）	2.301 111 111	－0.050 159 55
	城镇单位就业人员年平均工资（元/人/年）	95 726.555 56	2.958 180e－5
	每万人口城镇职工基本养老保险参保人数（人/万人）	4 375.121 111	2.720 540e－4
	每万人口城镇基本医疗保险参保人数（人/万人）	3 781.067 407	2.808 740e－4
	每万人口失业保险参保人数（人/万人）	2 503.188 889	3.662 390e－4
	每万户籍人口新冠肺炎感染人数（人/万人）	2.388 888 889	－8.989 010e－5
	新冠肺炎治愈率（%）	96.253 333 33	1.825 172e－4

7. 省会城市健康环境指数各评价指标的主成分

主成分	特征值	贡献率	累计贡献率	特征值平方根
第 1 主成分	2.174 683 742	31.066 911%	31.066 911%	1.474 680 895
第 2 主成分	1.719 379 953	24.562 571%	55.629 481%	1.311 251 293

续 表

主成分	特征值	贡献率	累计贡献率	特征值平方根
第 3 主成分	1.064 074 920	15.201 070%	70.830 552%	1.031 540 072
第 4 主成分	0.902 696 978	12.895 671%	83.726 223%	0.950 103 667
第 5 主成分	0.636 137 244	9.087 674 9%	92.813 898%	0.797 582 124
第 6 主成分	0.349 392 552	4.991 322 2%	97.805 220%	0.591 094 368
第 7 主成分	0.153 634 611	2.194 780 2%	100.000 00%	0.391 962 512

8. 省会城市健康环境指数各评价指标的主成分载荷

变量（评价指标）	第 1 主成分	第 2 主成分	第 3 主成分	第 4 主成分
C1	0.574 243 773	0.245 757 703	−0.207 525 86	0.102 416 518
C2	0.175 072 743	−0.638 056 65	−0.164 345 42	0.010 726 815
C3	0.444 505 621	−0.228 216 04	−0.026 651 08	−0.561 700 46
C4	0.479 929 899	−0.299 513 67	−0.143 113 10	0.404 943 355
C5	−0.129 908 74	−0.518 321 88	0.608 331 633	−0.108 328 34
C6	0.315 600 021	0.174 420 346	0.659 518 014	0.460 971 309
C7	0.308 538 512	0.302 681 068	0.322 025 742	−0.534 490 12

9. 省会城市健康环境指数中各评价指标的系数

	评价指标	在省会城市中的平均值	在健康环境指数中的系数
健康环境	污水处理厂集中处理率（%）	92.034 814 81	0.054 588 325
	城市建成区绿化覆盖率（市辖区）（%）	41.361 111 11	0.075 439 275
	人均城市公园绿地面积（市辖区）（平方米/人）	14.812 222 22	0.069 423 142
	生活垃圾无害化处理率（市辖区）（%）	99.009 629 63	0.241 334 729
	人均城市道路面积（市辖区）（平方米/人）	15.818 888 89	0.000 216 151
	可吸入细颗粒物年平均浓度（微克/立方米）	44.000 000 00	−0.000 231 59
	年公共汽（电）车客运总量（万人次）	79 520.074 07	5.969 012e−6

（二） 2021 年中国计划单列市健康城市指数

表 1　2021 年计划单列市健康城市指数得分和排名

排名	计划单列市	计划单列市健康城市指数各维度的百分制得分			计划单列市健康城市指数百分制得分
		健康服务	健康保障	健康环境	
1	深圳市	89.58	95.57	93.17	93.05
2	厦门市	75.28	88.33	86.48	83.86
3	青岛市	70.35	83.61	79.94	78.53
4	宁波市	70.28	87.47	74.83	78.52
5	大连市	69.36	84.03	77.12	77.56
	平均值	75.35	87.91	82.58	82.54

表 2　2021 年计划单列市健康服务指数得分和排名

排名	计划单列市	计划单列市健康服务指数得分	计划单列市健康服务指数百分制得分
1	深圳市	7.457 852 277	89.58
2	厦门市	5.267 017 625	75.28
3	青岛市	4.600 663 276	70.35
4	宁波市	4.590 283 960	70.28
5	大连市	4.471 869 234	69.36
	平均值	5.277 537 275	75.35
	百分标准值	9.294 651 357	100.00

表 3　2021 年计划单列市健康保障指数得分和排名

排名	计划单列市	计划单列市健康保障指数得分	计划单列市健康保障指数百分制得分
1	深圳市	22.193 090 26	95.57
2	厦门市	18.959 999 61	88.33
3	宁波市	18.592 717 32	87.47

续　表

排名	计划单列市	计划单列市健康保障指数得分	计划单列市健康保障指数百分制得分
4	大连市	17.158 207 82	84.03
5	青岛市	16.986 629 80	83.61
	平均值	18.778 128 96	87.91
	百分标准值	24.300 759 45	100.00

表 4　2021 年计划单列市健康环境指数得分和排名

排名	计划单列市	计划单列市健康环境指数得分	计划单列市健康环境指数百分制得分
1	深圳市	12.815 791 05	93.17
2	厦门市	11.040 344 24	86.48
3	青岛市	9.434 107 640	79.94
4	大连市	8.780 925 303	77.12
5	宁波市	8.266 611 546	74.83
	平均值	10.067 555 96	82.58
	百分标准值	14.763 686 36	100.00

附表　计划单列市健康城市指数的主成分分析计算结果：

1. 计划单列市健康服务指数各评价指标的主成分

主成分	特征值	贡献率	累计贡献率	特征值平方根
第 1 主成分	2.797 346 591	69.933 665%	69.933 665%	1.672 527 008
第 2 主成分	0.897 971 604	22.449 290%	92.382 955%	0.947 613 636
第 3 主成分	0.293 827 792	7.345 694 8%	99.728 650%	0.542 058 846
第 4 主成分	0.010 854 013	0.271 350 3%	100.000 00%	0.104 182 594

2. 计划单列市健康服务指数各评价指标的主成分载荷

变量（评价指标）	第 1 主成分	第 2 主成分	第 3 主成分	第 4 主成分
A1	0.581 848 036	−0.191 394 122	−0.216 717 401	0.760 167 561
A2	−0.237 304 629	−0.967 617 846	0.076 003 454	−0.040 319 879
A3	0.534 128 867	−0.058 551 696	0.821 860 688	−0.189 269 811
A4	0.565 549 051	−0.153 804 076	−0.521 346 384	−0.620 239 087

3. 计划单列市健康服务指数中各评价指标的系数

	评 价 指 标	在计划单列市中的平均值	在健康服务指数中的系数
健康服务	人均公共财政预算支出（元/人）	38 637.224 00	2.034 517e−5
	每万人口医院数（个/万人）	0.324 000 000	0.024 189 584
	每万人口医院床位数（张/万人）	69.790 000 00	0.036 261 838
	每万人口执业（助理）医师数（人/万人）	51.678 000 00	0.036 264 047

4. 计划单列市健康保障指数各评价指标的主成分

主成分	特征值	贡献率	累计贡献率	特征值平方根
第 1 主成分	5.042 350 226	72.033 575%	72.033 575%	2.245 517 808
第 2 主成分	1.575 031 690	22.500 453%	94.534 027%	1.255 002 665
第 3 主成分	0.243 248 499	3.474 978 6%	98.009 006%	0.493 202 290
第 4 主成分	0.139 369 586	1.990 994 1%	100.000 00%	0.373 322 362
第 5 主成分	8.339 75e−17	1.191e−15%	100.000 00%	9.132 225e−9
第 6 主成分	0.000 000 000	0.000 000 0%	100.000 00%	0.000 000 000
第 7 主成分	0.000 000 000	0.000 000 0%	100.000 00%	0.000 000 000

5. 计划单列市健康保障指数各评价指标的主成分载荷

变量（评价指标）	第 1 主成分	第 2 主成分	第 3 主成分	第 4 主成分
B1	0.322 416 013	−0.547 430 03	−0.029 370 10	−0.161 219 00
B2	−0.391 796 79	−0.208 517 44	0.698 896 994	−0.526 798 31
B3	−0.434 892 51	−0.045 360 32	−0.327 034 42	−0.350 035 68
B4	−0.438 232 37	−0.063 817 91	−0.312 675 72	0.101 384 894
B5	−0.436 155 72	−0.058 482 24	−0.377 053 55	−0.076 480 60
B6	−0.408 538 16	−0.177 776 09	0.364 715 947	0.739 813 159
B7	−0.065 029 56	0.784 656 646	0.175 429 950	−0.102 544 19

6. 计划单列市健康保障指数中各评价指标的系数

	评 价 指 标	在计划单列市中的平均值	在健康保障指数中的系数
健康保障	城镇登记失业率（%）	1.912 000 000	−0.192 578 11
	城镇单位就业人员年平均工资［元/（人·年）］	106 996.200 0	3.360 810e−5
	每万人口城镇职工基本养老保险参保人数（人/万人）	10 013.976 00	6.673 670e−5
	每万人口城镇基本医疗保险参保人数（人/万人）	10 075.428 00	6.727 440e−5
	每万人口失业保险参保人数（人/万人）	8 167.122 000	6.306 520e−5
	每万户籍人口新冠肺炎感染人数（人/万人）	0.308 000 000	−0.016 637 51
	新冠肺炎治愈率（%）	99.486 000 00	0.137 650 97

7. 计划单列市健康环境指数各评价指标的主成分

主成分	特征值	贡献率	累计贡献率	特征值平方根
第 1 主成分	3.773 386 410	53.905 520%	53.905 520%	1.942 520 633
第 2 主成分	1.439 400 895	20.562 870%	74.468 390%	1.199 750 347
第 3 主成分	1.000 000 000	14.285 714%	88.754 104%	1.000 000 000
第 4 主成分	0.457 697 675	6.538 538 2%	95.292 643%	0.676 533 572
第 5 主成分	0.329 515 020	4.707 357 4%	100.000 00%	0.574 033 988
第 6 主成分	4.316 06e－16	6.166e－15%	100.000 00%	2.077 512e－8
第 7 主成分	0.000 000 000	0.000 000 0%	100.000 00%	0.000 000 000

8. 计划单列市健康环境指数各评价指标的主成分载荷

变量（评价指标）	第 1 主成分	第 2 主成分	第 3 主成分	第 4 主成分
C1	0.386 640 373	0.385 715 740	1.762 41e－17	0.685 970 052
C2	0.188 704 000	－0.734 333 476	－9.694 73e－18	0.161 455 610
C3	0.461 306 556	0.074 372 089	2.164 70e－17	－0.628 164 484
C4	－4.892 40e－18	2.798 88e－16	1.000 000 000	－4.053 22e－17
C5	0.496 586 970	0.122 338 719	－1.977 66e－16	0.138 784 251
C6	－0.382 313 373	0.504 943 701	－3.233 23e－16	－0.127 947 338
C7	0.457 530 490	0.191 080 095	－8.500 47e－17	－0.270 471 746

9. 计划单列市健康环境指数中各评价指标的系数

	评　价　指　标	在计划单列市中的平均值	在健康环境指数中的系数
健康环境	污水处理厂集中处理率（%）	92.316 000 00	0.072 938 572
	城市建成区绿化覆盖率（市辖区）（%）	43.594 000 00	0.070 760 055

续 表

	评 价 指 标	在计划单列市中的平均值	在健康环境指数中的系数
健康环境	人均城市公园绿地面积（市辖区）（平方米/人）	21.472 000 00	0.039 152 310
	生活垃圾无害化处理率（市辖区）（%）	100.000 000 0	0.000 000 000
	人均城市道路面积（市辖区）（平方米/人）	19.032 000 00	0.102 801 678
	可吸入细颗粒物年平均浓度（微克/立方米）	29.400 000 00	－0.111 107 57
	年公共汽（电）车客运总量（万人次）	105 201.000 0	8.662 558e－6

（三） 2021 年中国地级城市健康城市指数

表 1　2021 年地级城市健康城市指数得分和排名

排名	地级城市	地级城市健康城市指数各维度的百分制得分			地级城市健康城市指数百分制得分
		健康服务	健康保障	健康环境	
1	珠海市	93.61	94.16	84.88	91.21
2	苏州市	88.05	91.23	72.76	84.74
3	克拉玛依市	92.92	80.55	73.89	82.26
4	鄂尔多斯市	88.40	65.27	92.97	80.52
5	佛山市	81.99	83.32	70.12	78.96
6	嘉峪关市	84.50	73.40	76.89	77.78
7	三亚市	89.09	71.74	71.08	76.75
8	乌海市	84.60	68.11	76.11	75.46
9	嘉兴市	76.44	77.38	70.92	75.16
10	哈密市	85.16	67.93	69.43	73.55

续 表

排名	地级城市	地级城市健康城市指数各维度的百分制得分			地级城市健康城市指数百分制得分
		健康服务	健康保障	健康环境	
11	包头市	81.86	67.34	72.83	73.34
12	威海市	73.84	66.97	74.25	71.22
13	金华市	74.15	69.24	70.64	71.13
14	绍兴市	69.23	71.75	70.03	70.48
15	金昌市	77.26	60.19	73.98	69.45
16	石嘴山市	80.69	61.84	67.75	69.27
17	烟台市	68.08	65.83	74.80	69.20
18	攀枝花市	74.88	65.18	67.19	68.69
19	淄博市	73.81	63.09	70.56	68.55
20	宝鸡市	66.41	70.32	67.04	68.16
21	温州市	67.49	64.73	72.05	67.75
22	南通市	67.02	63.81	70.60	66.81
23	铜川市	79.71	57.61	65.69	66.66
24	大同市	73.02	58.78	70.22	66.48
25	通辽市	78.24	54.53	69.96	66.27
26	吐鲁番市	69.59	59.45	71.27	66.04
27	吉林市	74.04	57.75	68.78	65.95
28	秦皇岛市	66.45	60.57	70.87	65.42
29	廊坊市	69.79	58.69	69.71	65.33
30	唐山市	67.64	60.91	68.35	65.16
31	酒泉市	74.29	54.42	69.55	64.92

续 表

排名	地级城市	地级城市健康城市指数各维度的百分制得分			地级城市健康城市指数百分制得分
		健康服务	健康保障	健康环境	
32	柳州市	65.96	60.07	70.30	64.91
33	宜昌市	69.82	57.38	69.84	64.85
34	鞍山市	65.19	60.13	69.77	64.54
35	湘潭市	67.80	56.53	71.43	64.38
36	马鞍山市	61.65	61.17	71.27	64.34
37	阳泉市	68.24	60.72	64.99	64.26
38	芜湖市	63.28	59.14	71.84	64.19
39	扬州市	62.30	62.01	68.76	64.12
40	白山市	74.84	60.92	57.50	64.07
41	玉溪市	68.75	57.36	68.15	64.01
42	丽江市	65.24	56.40	72.91	64.01
43	吴忠市	64.76	55.73	74.28	64.00
44	景德镇市	61.50	56.95	75.38	63.84
45	榆林市	67.07	55.11	71.75	63.69
46	锦州市	64.91	58.55	68.99	63.59
47	鸡西市	72.75	54.84	65.73	63.48
48	赤峰市	66.87	54.72	71.06	63.27
49	辽源市	68.08	55.71	67.95	63.09
50	德阳市	62.20	58.15	69.49	62.77
51	晋中市	63.74	55.51	70.96	62.61
52	韶关市	60.28	58.12	70.40	62.45

续 表

排名	地级城市	地级城市健康城市指数各维度的百分制得分			地级城市健康城市指数百分制得分
		健康服务	健康保障	健康环境	
53	绵阳市	63.77	56.18	69.48	62.45
54	延安市	67.57	54.55	67.34	62.29
55	泰安市	61.23	56.56	70.82	62.24
56	泉州市	58.80	55.70	74.39	62.24
57	牡丹江市	71.45	53.48	64.49	62.17
58	泸州市	63.27	55.68	69.51	62.11
59	洛阳市	64.96	54.09	69.65	62.02
60	佳木斯市	73.51	49.55	67.15	62.02
61	白银市	67.62	53.16	68.10	61.98
62	萍乡市	61.05	57.37	69.05	61.98
63	漳州市	57.31	57.38	72.22	61.81
64	咸阳市	67.16	53.64	67.35	61.81
65	普洱市	62.50	54.76	70.32	61.75
66	临汾市	67.67	53.24	66.02	61.40
67	徐州市	60.48	56.60	68.64	61.38
68	常德市	62.70	54.35	68.36	61.06
69	运城市	68.72	51.23	65.96	60.90
70	通化市	68.44	55.99	59.46	60.77
71	中卫市	58.70	55.12	70.24	60.73
72	遵义市	62.15	56.34	65.14	60.72
73	蚌埠市	60.55	54.56	69.05	60.70

续 表

排名	地级城市	地级城市健康城市指数各维度的百分制得分			地级城市健康城市指数百分制得分
		健康服务	健康保障	健康环境	
74	北海市	58.22	55.09	69.93	60.48
75	鹤壁市	64.10	52.22	67.19	60.28
76	南充市	59.32	54.24	68.81	60.14
77	四平市	64.15	52.44	66.31	60.11
78	连云港市	57.69	56.23	67.63	60.09
79	九江市	57.06	54.06	70.85	60.00
80	襄阳市	61.13	53.46	67.42	59.95
81	桂林市	55.92	56.13	69.02	59.93
82	岳阳市	61.08	52.79	67.89	59.81
83	六盘水市	60.18	53.08	67.60	59.57
84	淮南市	54.84	57.55	66.66	59.47
85	防城港市	57.05	54.88	67.91	59.44
86	保定市	62.54	52.42	65.23	59.30
87	铁岭市	57.50	54.00	67.80	59.19
88	平顶山市	58.15	53.15	68.20	59.17
89	保山市	60.16	52.25	66.23	58.82
90	张家界市	60.58	51.24	66.96	58.76
91	固原市	56.24	52.05	70.21	58.76
92	邯郸市	58.76	51.65	67.67	58.59
93	毕节市	63.27	51.11	63.66	58.52
94	益阳市	59.26	52.14	66.08	58.46

续 表

排名	地级城市	地级城市健康城市指数各维度的百分制得分			地级城市健康城市指数百分制得分
		健康服务	健康保障	健康环境	
95	吉安市	53.96	51.74	71.78	58.42
96	曲靖市	55.27	51.90	68.46	57.88
97	汕头市	50.55	55.55	68.24	57.86
98	安阳市	56.72	51.83	67.00	57.85
99	莆田市	55.43	52.12	67.52	57.73
100	齐齐哈尔市	63.82	50.81	60.77	57.70
101	赣州市	52.54	51.62	70.82	57.66
102	天水市	59.56	48.63	65.91	57.09
103	咸宁市	56.31	47.85	69.82	56.98
104	开封市	59.01	48.75	65.61	56.89
105	荆州市	53.37	51.69	67.07	56.81
106	安顺市	56.40	52.77	62.36	56.74
107	海东市	59.49	45.52	63.32	55.05
108	黄冈市	49.89	44.49	70.76	53.99
	平均值	66.91	58.72	67.36	63.77

表 2　2021 年地级城市健康服务指数得分和排名

排名	地级城市	地级城市健康服务指数得分	地级城市健康服务指数百分制得分
1	珠海市	11.314 529 79	93.61
2	克拉玛依市	11.147 950 60	92.92
3	三亚市	10.248 134 23	89.09

续 表

排名	地级城市	地级城市健康服务指数得分	地级城市健康服务指数百分制得分
4	鄂尔多斯市	10.088 891 26	88.40
5	苏州市	10.010 105 43	88.05
6	哈密市	9.362 367 139	85.16
7	乌海市	9.240 678 186	84.60
8	嘉峪关市	9.217 680 997	84.50
9	佛山市	8.679 819 518	81.99
10	包头市	8.651 214 854	81.86
11	石嘴山市	8.405 713 729	80.69
12	铜川市	8.202 339 034	79.71
13	通辽市	7.902 487 461	78.24
14	金昌市	7.707 353 386	77.26
15	嘉兴市	7.543 204 652	76.44
16	攀枝花市	7.238 266 833	74.88
17	白山市	7.231 982 877	74.84
18	酒泉市	7.126 132 451	74.29
19	金华市	7.097 839 915	74.15
20	吉林市	7.077 574 397	74.04
21	威海市	7.040 317 453	73.84
22	淄博市	7.034 143 032	73.81
23	佳木斯市	6.976 140 732	73.51
24	大同市	6.884 339 949	73.02
25	鸡西市	6.832 489 615	72.75

续　表

排名	地级城市	地级城市健康服务指数得分	地级城市健康服务指数百分制得分
26	牡丹江市	6.591 656 851	71.45
27	宜昌市	6.293 796 450	69.82
28	廊坊市	6.288 113 747	69.79
29	吐鲁番市	6.252 238 339	69.59
30	绍兴市	6.187 396 293	69.23
31	玉溪市	6.103 132 074	68.75
32	运城市	6.096 360 208	68.72
33	通化市	6.047 802 030	68.44
34	阳泉市	6.012 704 375	68.24
35	烟台市	5.984 845 692	68.08
36	辽源市	5.983 903 014	68.08
37	湘潭市	5.934 250 708	67.80
38	临汾市	5.911 426 287	67.67
39	唐山市	5.906 577 114	67.64
40	白银市	5.902 623 358	67.62
41	延安市	5.895 244 671	67.57
42	温州市	5.880 373 454	67.49
43	咸阳市	5.822 503 929	67.16
44	榆林市	5.808 531 042	67.07
45	南通市	5.798 957 208	67.02
46	赤峰市	5.773 415 747	66.87
47	秦皇岛市	5.701 323 198	66.45

续 表

排名	地级城市	地级城市健康服务指数得分	地级城市健康服务指数百分制得分
48	宝鸡市	5.694 802 489	66.41
49	柳州市	5.617 381 060	65.96
50	丽江市	5.495 551 512	65.24
51	鞍山市	5.487 144 892	65.19
52	洛阳市	5.447 765 465	64.96
53	锦州市	5.439 525 275	64.91
54	吴忠市	5.414 646 682	64.76
55	四平市	5.313 290 856	64.15
56	鹤壁市	5.304 056 022	64.10
57	齐齐哈尔市	5.258 658 626	63.82
58	绵阳市	5.249 579 652	63.77
59	晋中市	5.244 943 093	63.74
60	芜湖市	5.169 269 944	63.28
61	毕节市	5.167 777 527	63.27
62	泸州市	5.167 585 183	63.27
63	常德市	5.075 277 808	62.70
64	保定市	5.049 782 866	62.54
65	普洱市	5.042 857 574	62.50
66	扬州市	5.011 347 211	62.30
67	德阳市	4.995 417 142	62.20
68	遵义市	4.987 675 411	62.15
69	马鞍山市	4.906 651 779	61.65

续 表

排名	地级城市	地级城市健康服务指数得分	地级城市健康服务指数百分制得分
70	景德镇市	4.883 397 874	61.50
71	泰安市	4.839 929 259	61.23
72	襄阳市	4.824 676 838	61.13
73	岳阳市	4.816 066 293	61.08
74	萍乡市	4.812 166 670	61.05
75	张家界市	4.737 800 586	60.58
76	蚌埠市	4.732 992 907	60.55
77	徐州市	4.722 752 576	60.48
78	韶关市	4.690 689 146	60.28
79	六盘水市	4.676 491 668	60.18
80	保山市	4.672 669 414	60.16
81	天水市	4.580 583 754	59.56
82	海东市	4.568 486 663	59.49
83	南充市	4.542 521 242	59.32
84	益阳市	4.534 349 075	59.26
85	开封市	4.496 300 368	59.01
86	泉州市	4.463 982 616	58.80
87	邯郸市	4.457 309 700	58.76
88	中卫市	4.449 125 889	58.70
89	北海市	4.376 151 180	58.22
90	平顶山市	4.365 605 912	58.15
91	连云港市	4.297 561 342	57.69
92	铁岭市	4.268 185 586	57.50

续 表

排名	地级城市	地级城市健康服务指数得分	地级城市健康服务指数百分制得分
93	漳州市	4.240 962 704	57.31
94	九江市	4.202 870 715	57.06
95	防城港市	4.202 782 443	57.05
96	安阳市	4.153 480 409	56.72
97	安顺市	4.107 376 401	56.40
98	咸宁市	4.093 642 998	56.31
99	固原市	4.083 475 782	56.24
100	桂林市	4.037 731 210	55.92
101	莆田市	3.967 037 372	55.43
102	曲靖市	3.944 244 412	55.27
103	淮南市	3.882 835 553	54.84
104	吉安市	3.759 098 101	53.96
105	荆州市	3.677 824 363	53.37
106	赣州市	3.564 393 533	52.54
107	汕头市	3.298 597 447	50.55
108	黄冈市	3.213 619 972	49.89
	平均值	5.779 811 401	66.91
	百分标准值	12.910 756 76	100.00

表 3　2021 年地级城市健康保障指数得分和排名

排名	地级城市	地级城市健康保障指数得分	地级城市健康保障指数百分制得分
1	珠海市	13.670 372 68	94.16
2	苏州市	12.831 368 09	91.23

续 表

排名	地级城市	地级城市健康保障指数得分	地级城市健康保障指数百分制得分
3	佛山市	10.702 676 95	83.32
4	克拉玛依市	10.003 315 76	80.55
5	嘉兴市	9.232 859 651	77.38
6	嘉峪关市	8.307 331 193	73.40
7	绍兴市	7.936 644 281	71.75
8	三亚市	7.935 438 945	71.74
9	宝鸡市	7.623 317 748	70.32
10	金华市	7.392 710 418	69.24
11	乌海市	7.151 883 653	68.11
12	哈密市	7.113 819 161	67.93
13	包头市	6.990 974 749	67.34
14	威海市	6.915 206 081	66.97
15	烟台市	6.681 548 976	65.83
16	鄂尔多斯市	6.568 899 385	65.27
17	攀枝花市	6.550 087 696	65.18
18	温州市	6.461 122 439	64.73
19	南通市	6.276 882 999	63.81
20	淄博市	6.136 560 697	63.09
21	扬州市	5.928 131 900	62.01
22	石嘴山市	5.896 109 105	61.84
23	马鞍山市	5.768 563 833	61.17
24	白山市	5.722 542 675	60.92

续 表

排名	地级城市	地级城市健康保障指数得分	地级城市健康保障指数百分制得分
25	唐山市	5.720 005 493	60.91
26	阳泉市	5.683 693 168	60.72
27	秦皇岛市	5.655 967 516	60.57
28	金昌市	5.585 399 766	60.19
29	鞍山市	5.575 244 240	60.13
30	柳州市	5.564 252 060	60.07
31	吐鲁番市	5.448 352 076	59.45
32	芜湖市	5.393 372 423	59.14
33	大同市	5.327 499 224	58.78
34	廊坊市	5.310 091 216	58.69
35	锦州市	5.285 284 322	58.55
36	德阳市	5.213 587 469	58.15
37	韶关市	5.208 189 791	58.12
38	吉林市	5.141 293 899	57.75
39	铜川市	5.116 986 750	57.61
40	淮南市	5.107 307 374	57.55
41	漳州市	5.077 065 950	57.38
42	宜昌市	5.076 249 693	57.38
43	萍乡市	5.073 854 755	57.37
44	玉溪市	5.072 482 916	57.36
45	景德镇市	5.000 040 599	56.95
46	徐州市	4.938 740 206	56.60

续 表

排名	地级城市	地级城市健康保障指数得分	地级城市健康保障指数百分制得分
47	泰安市	4.932 902 287	56.56
48	湘潭市	4.927 289 035	56.53
49	丽江市	4.904 913 365	56.40
50	遵义市	4.893 354 920	56.34
51	连云港市	4.874 819 594	56.23
52	绵阳市	4.865 399 667	56.18
53	桂林市	4.857 789 209	56.13
54	通化市	4.833 963 689	55.99
55	吴忠市	4.788 525 891	55.73
56	辽源市	4.785 005 355	55.71
57	泉州市	4.783 744 290	55.70
58	泸州市	4.780 091 465	55.68
59	汕头市	4.758 072 929	55.55
60	晋中市	4.750 137 105	55.51
61	中卫市	4.684 417 268	55.12
62	榆林市	4.683 270 664	55.11
63	北海市	4.679 680 593	55.09
64	防城港市	4.643 381 900	54.88
65	鸡西市	4.637 236 360	54.84
66	普洱市	4.624 042 379	54.76
67	赤峰市	4.617 058 459	54.72
68	蚌埠市	4.589 414 452	54.56

续 表

排名	地级城市	地级城市健康保障指数得分	地级城市健康保障指数百分制得分
69	延安市	4.587 973 998	54.55
70	通辽市	4.584 877 167	54.53
71	酒泉市	4.566 501 033	54.42
72	常德市	4.554 966 118	54.35
73	南充市	4.535 534 322	54.24
74	洛阳市	4.511 658 673	54.09
75	九江市	4.506 288 012	54.06
76	铁岭市	4.496 717 876	54.00
77	咸阳市	4.435 401 241	53.64
78	牡丹江市	4.410 465 198	53.48
79	襄阳市	4.406 267 421	53.46
80	临汾市	4.370 962 503	53.24
81	白银市	4.356 661 223	53.16
82	平顶山市	4.354 916 488	53.15
83	六盘水市	4.344 547 036	53.08
84	岳阳市	4.295 973 558	52.79
85	安顺市	4.294 107 722	52.77
86	四平市	4.240 342 849	52.44
87	保定市	4.236 510 101	52.42
88	保山市	4.209 713 121	52.25
89	鹤壁市	4.204 199 043	52.22

续　表

排名	地级城市	地级城市健康保障指数得分	地级城市健康保障指数百分制得分
90	益阳市	4.191 612 330	52.14
91	莆田市	4.188 525 724	52.12
92	固原市	4.177 227 446	52.05
93	曲靖市	4.152 653 723	51.90
94	安阳市	4.142 021 810	51.83
95	吉安市	4.127 439 607	51.74
96	荆州市	4.118 824 290	51.69
97	邯郸市	4.113 594 941	51.65
98	赣州市	4.107 868 040	51.62
99	张家界市	4.047 439 562	51.24
100	运城市	4.047 138 735	51.23
101	毕节市	4.028 220 377	51.11
102	齐齐哈尔市	3.980 188 140	50.81
103	佳木斯市	3.784 884 584	49.55
104	开封市	3.664 603 015	48.75
105	天水市	3.646 153 271	48.63
106	咸宁市	3.530 543 756	47.85
107	海东市	3.194 367 313	45.52
108	黄冈市	3.051 280 713	44.49
	平均值	5.315 435 305	58.72
	百分标准值	15.418 091 52	100.00

表 4　2021 年地级城市健康环境指数得分和排名

排名	地级城市	地级城市健康环境指数得分	地级城市健康环境指数百分制得分
1	鄂尔多斯市	20.006 022 01	92.97
2	珠海市	16.676 292 74	84.88
3	嘉峪关市	13.685 440 21	76.89
4	乌海市	13.407 222 65	76.11
5	景德镇市	13.151 936 17	75.38
6	烟台市	12.949 325 70	74.80
7	泉州市	12.808 372 97	74.39
8	吴忠市	12.771 555 10	74.28
9	威海市	12.761 064 18	74.25
10	金昌市	12.669 569 29	73.98
11	克拉玛依市	12.637 098 65	73.89
12	丽江市	12.304 936 00	72.91
13	包头市	12.279 397 34	72.83
14	苏州市	12.252 785 28	72.76
15	漳州市	12.073 880 27	72.22
16	温州市	12.016 614 31	72.05
17	芜湖市	11.946 301 42	71.84
18	吉安市	11.927 704 19	71.78
19	榆林市	11.917 521 21	71.75
20	湘潭市	11.809 077 06	71.43
21	吐鲁番市	11.756 504 50	71.27
22	马鞍山市	11.756 310 31	71.27

续　表

排名	地级城市	地级城市健康环境指数得分	地级城市健康环境指数百分制得分
23	三亚市	11.694 821 53	71.08
24	赤峰市	11.687 843 05	71.06
25	晋中市	11.655 109 47	70.96
26	嘉兴市	11.643 711 60	70.92
27	秦皇岛市	11.624 966 94	70.87
28	九江市	11.618 722 67	70.85
29	赣州市	11.610 449 48	70.82
30	泰安市	11.609 170 10	70.82
31	黄冈市	11.590 639 17	70.76
32	金华市	11.549 388 59	70.64
33	南通市	11.536 177 72	70.60
34	淄博市	11.524 476 85	70.56
35	韶关市	11.473 079 49	70.40
36	普洱市	11.446 288 57	70.32
37	柳州市	11.439 679 40	70.30
38	中卫市	11.420 853 18	70.24
39	大同市	11.412 464 35	70.22
40	固原市	11.411 170 89	70.21
41	佛山市	11.382 531 89	70.12
42	绍兴市	11.350 606 89	70.03
43	通辽市	11.329 027 59	69.96
44	北海市	11.319 844 25	69.93

续 表

排名	地级城市	地级城市健康环境指数得分	地级城市健康环境指数百分制得分
45	宜昌市	11.291 343 61	69.84
46	咸宁市	11.283 285 12	69.82
47	鞍山市	11.266 156 66	69.77
48	廊坊市	11.249 443 43	69.71
49	洛阳市	11.230 515 72	69.65
50	酒泉市	11.197 914 88	69.55
51	泸州市	11.183 150 14	69.51
52	德阳市	11.178 369 06	69.49
53	绵阳市	11.174 737 20	69.48
54	哈密市	11.157 734 90	69.43
55	萍乡市	11.037 731 89	69.05
56	蚌埠市	11.036 607 97	69.05
57	桂林市	11.025 396 86	69.02
58	锦州市	11.016 665 76	68.99
59	南充市	10.959 759 56	68.81
60	吉林市	10.950 553 27	68.78
61	扬州市	10.945 354 45	68.76
62	徐州市	10.905 086 39	68.64
63	曲靖市	10.847 140 18	68.46
64	常德市	10.816 833 19	68.36
65	唐山市	10.814 772 23	68.35
66	汕头市	10.780 288 88	68.24

续 表

排名	地级城市	地级城市健康环境指数得分	地级城市健康环境指数百分制得分
67	平顶山市	10.766 234 70	68.20
68	玉溪市	10.751 133 46	68.15
69	白银市	10.735 224 14	68.10
70	辽源市	10.686 649 70	67.95
71	防城港市	10.675 892 71	67.91
72	岳阳市	10.668 001 48	67.89
73	铁岭市	10.639 431 24	67.80
74	石嘴山市	10.625 871 23	67.75
75	邯郸市	10.599 400 92	67.67
76	连云港市	10.587 075 41	67.63
77	六盘水市	10.577 893 94	67.60
78	莆田市	10.551 923 53	67.52
79	襄阳市	10.521 348 66	67.42
80	咸阳市	10.500 004 83	67.35
81	延安市	10.497 034 21	67.34
82	攀枝花市	10.449 741 63	67.19
83	鹤壁市	10.448 915 91	67.19
84	佳木斯市	10.436 928 48	67.15
85	荆州市	10.412 352 81	67.07
86	宝鸡市	10.403 833 00	67.04
87	安阳市	10.392 193 07	67.00
88	张家界市	10.377 268 51	66.96

续 表

排名	地级城市	地级城市健康环境指数得分	地级城市健康环境指数百分制得分
89	淮南市	10.284 926 50	66.66
90	四平市	10.177 334 76	66.31
91	保山市	10.152 699 36	66.23
92	益阳市	10.107 465 24	66.08
93	临汾市	10.088 534 24	66.02
94	运城市	10.072 037 40	65.96
95	天水市	10.055 723 68	65.91
96	鸡西市	10.000 825 56	65.73
97	铜川市	9.987 033 354	65.69
98	开封市	9.963 203 636	65.61
99	保定市	9.849 198 242	65.23
100	遵义市	9.821 431 927	65.14
101	阳泉市	9.777 227 066	64.99
102	牡丹江市	9.627 134 905	64.49
103	毕节市	9.380 078 242	63.66
104	海东市	9.281 120 169	63.32
105	安顺市	9.000 237 104	62.36
106	齐齐哈尔市	8.547 283 384	60.77
107	通化市	8.183 766 764	59.46
108	白山市	7.653 485 552	57.50
	平均值	10.502 997 63	67.36
	百分标准值	23.147 152 68	100.00

附表 地级城市健康城市指数的主成分分析计算结果

1. 地级城市健康服务指数各评价指标的主成分

主成分	特征值	贡献率	累计贡献率	特征值平方根
第 1 主成分	2.719 097 789	67.977 445%	67.977 445%	1.648 968 705
第 2 主成分	0.669 753 760	16.743 844%	84.721 289%	0.818 384 848
第 3 主成分	0.431 246 266	10.781 157%	95.502 445%	0.656 693 434
第 4 主成分	0.179 902 185	4.497 554 6%	100.000 00%	0.424 148 777

2. 地级城市健康服务指数各评价指标的主成分载荷

变量（评价指标）	第 1 主成分	第 2 主成分	第 3 主成分	第 4 主成分
A1	0.493 623 723	0.431 923 055	0.661 551 380	0.363 493 970
A2	0.425 415 969	−0.826 459 095	0.321 452 324	−0.180 707 003
A3	0.530 196 572	−0.095 351 646	−0.636 585 310	0.551 868 465
A4	0.542 446 743	0.348 304 324	−0.231 899 371	−0.728 462 978

3. 地级城市健康服务指数中各评价指标的系数

	评 价 指 标	在地级城市中的平均值	在健康服务指数中的系数
健康服务	人均公共财政预算支出（元/人）	11 754.608 15	7.599 609e − 5
	每万人口医院数（个/万人）	0.272 126 167	3.522 989 263
	每万人口医院床位数（张/万人）	46.811 322 22	0.041 638 725
	每万人口执业（助理）医师数（人/万人）	25.845 378 98	0.064 564 315

4. 地级城市健康保障指数各评价指标的主成分

主成分	特征值	贡献率	累计贡献率	特征值平方根
第 1 主成分	2.882 928 515	41.184 693%	41.184 693%	1.697 918 878
第 2 主成分	1.263 026 749	18.043 239%	59.227 932%	1.123 844 629
第 3 主成分	0.978 542 122	13.979 173%	73.207 106%	0.989 212 880
第 4 主成分	0.929 277 570	13.275 394%	86.482 499%	0.963 990 441
第 5 主成分	0.575 091 923	8.215 598 9%	94.698 098%	0.758 348 154
第 6 主成分	0.262 646 041	3.752 086 3%	98.450 185%	0.512 490 040
第 7 主成分	0.108 487 080	1.549 815 4%	100.000 00%	0.329 373 769

5. 地级城市健康保障指数各评价指标的主成分载荷

变量（评价指标）	第 1 主成分	第 2 主成分	第 3 主成分	第 4 主成分
B1	0.113 381 402	0.361 181 675	0.236 237 187	0.894 182 044
B2	−0.345 194 02	0.405 539 309	0.326 958 538	−0.179 210 56
B3	−0.528 328 13	−0.167 788 61	−0.038 268 47	0.137 610 964
B4	−0.518 542 43	−0.064 918 85	−0.065 704 44	0.119 630 371
B5	−0.561 275 09	−0.058 887 76	−5.478 97e−4	0.076 854 123
B6	0.055 676 650	−0.735 090 33	−0.129 787 55	0.343 684 994
B7	−0.042 886 72	0.359 016 200	−0.902 587 09	0.105 109 063

6. 地级城市健康保障指数中各评价指标的系数

	评 价 指 标	在地级城市中的平均值	在健康保障指数中的系数
健康保障	城镇登记失业率（%）	2.816 242 685	−0.028 379 08
	城镇单位就业人员年平均工资（元/人/年）	76 351.629 63	2.851 940e−5

续 表

	评价指标	在地级城市中的平均值	在健康保障指数中的系数
健康保障	每万人口城镇职工基本养老保险参保人数（人/万人）	2 422.735 556	3.369 800e－4
	每万人口城镇基本医疗保险参保人数（人/万人）	2 228.970 185	2.479 680e－4
	每万人口失业保险参保人数（人/万人）	1 224.438 981	4.438 800e－4
	每万户籍人口新冠肺炎感染人数（人/万人）	0.227 037 037	－0.093 784 22
	新冠肺炎治愈率（%）	98.725 833 33	0.013 436 370

7. 地级城市健康环境指数各评价指标的主成分

主成分	特征值	贡献率	累计贡献率	特征值平方根
第 1 主成分	2.057 087 132	29.386 959%	29.386 959%	1.434 254 905
第 2 主成分	1.210 395 532	17.291 365%	46.678 324%	1.100 179 772
第 3 主成分	1.106 173 849	15.802 484%	62.480 807%	1.051 747 997
第 4 主成分	0.931 795 536	13.311 365%	75.792 172%	0.965 295 569
第 5 主成分	0.840 495 988	12.007 086%	87.799 258%	0.916 785 683
第 6 主成分	0.648 316 392	9.261 662 7%	97.060 920%	0.805 180 969
第 7 主成分	0.205 735 571	2.939 079 6%	100.000 00%	0.453 580 832

8. 地级城市健康环境指数各评价指标的主成分载荷

变量（评价指标）	第 1 主成分	第 2 主成分	第 3 主成分	第 4 主成分
C1	0.174 954 360	－0.514 913 22	－0.447 264 12	－0.197 006 89
C2	0.333 868 068	－0.263 887 73	0.516 268 089	－0.166 353 80

续 表

变量（评价指标）	第 1 主成分	第 2 主成分	第 3 主成分	第 4 主成分
C3	0.612 956 375	0.162 820 520	−0.233 835 95	0.077 645 416
C4	0.282 715 895	−0.332 205 52	0.501 476 888	−0.302 801 60
C5	0.590 453 936	0.108 232 964	−0.300 490 44	0.062 838 086
C6	−0.230 178 75	−0.525 702 88	−0.358 381 29	−0.298 721 72
C7	0.025 713 502	−0.490 182 33	0.092 369 331	0.861 750 423

9. 地级城市健康环境指数中各评价指标的系数

	评 价 指 标	在地级城市中的平均值	在健康环境指数中的系数
健康环境	污水处理厂集中处理率（%）	92.347 962 96	0.021 332 346
	城市建成区绿化覆盖率（市辖区）（%）	41.317 592 59	0.050 483 845
	人均城市公园绿地面积（市辖区）（平方米/人）	12.225 648 15	0.078 027 301
	生活垃圾无害化处理率（市辖区）（%）	97.839 907 41	0.058 627 044
	人均城市道路面积（市辖区）（平方米/人）	16.186 203 70	0.055 816 816
	可吸入细颗粒物年平均浓度（微克/立方米）	43.018 518 52	−0.014 057 99
	年公共汽（电）车客运总量（万人次）	11 901.333 33	2.604 263e−6

参考文献

1. 鲍勇,2019,《中国健康产业发展机遇和挑战：基于健康中国的思考》,《中国农村卫生事业管理》第2期。

2. 包世荣、唐魁玉,2018,《国外医养结合养老模式及其对中国的启示》,《哈尔滨工业大学学报(社会科学版)》第2期。

3. 曹琦、崔兆涵,2018,《我国卫生政策范式演变和新趋势：基于政策文本的分析》,《中国行政管理》第9期。

4. 陈晋阳,2018,《我国大气污染致居民健康经济损失研究进展》,《南京医科大学学报(社会科学版)》第4期。

5. 迟春花,2018,《“健康中国2030”与全科医生队伍建设》,《领导科学论坛》第24期。

6. 翟绍果,2019,《共建共享健康中国：国民健康保障均等受益研究》,生活·读书·新知三联书店。

7. 崔树义、杨素雯,2019,《健康中国视域下的“医养结合”问题研究》,《东岳论丛》第6期。

8. 刁丽、何克春,2018,《建设健康中国面临的挑战与对策》,《现代医院》第8期。

9. 丁玉洁,刘秋妹,吕建华等,2010,《我国环境影响评价制度化与法治化的思考》,《生态经济》第6期。

10. 龚胜生,1999,《论区域可持续发展系统的三大关系》,《华中师范大学学报(自然科学版)》第30卷第4号。

11. 郭超,2018,《从“健康中国”到“健康亚太”：以健康助力“人类命运共同体”》,《人口与发展》第5期。

12. 国家卫生和计划生育委员会,2017,《〈“健康中国2030”规划纲要〉辅导读本》,人民卫生出版社。

13. 国家卫生健康委员会，2019，《中国流动人口发展报告：2018》，中国人口出版社。

14. 韩喜平、孙小杰，2018，《全面实施健康中国战略》，《前线》第 12 期。

15. 贺小林，2021，《健康中国的城镇居民医疗保险：制度变迁与政策分析》，复旦大学出版社。

16. 胡伟略，2015，《人口健康发展经济学研究》，中国社会科学出版社。

17. 胡雯，2019，《健康中国背景下机构改革助力医养结合发展的方案构想》，《行政管理改革》第 2 期。

18. 黄河，2018，《健康中国战略视域下传统文化传播问题与对策》，《边疆经济与文化》第 8 期。

19. 黄开斌，2016，《健康中国——国民健康研究》，红旗出版社。

20. 黄筱、骆飞，2019，《养老护理员巨大缺口如何补？》，《北京日报》，11 月 25 日第 9 版。

21. 黄玉捷，2019，《"健康中国"指标背景下全国健康水平及地区差距》，《科学发展》第 2 期。

22. 健康中国行动推进委员会办公室，2020，《健康中国行动文件解读》，人民卫生出版社。

23. 健康中国行动推进委员会办公室，2019，《健康中国行动文件汇编》，人民卫生出版社。

24. ［美］杰森·科尔本，2019，《迈向健康城市》，王兰译，同济大学出版社。

25. 李斌，2018，《全面深入实施健康中国战略》，《求是》第 6 期。

26. 李琛，2020，《健康中国：产业发展机遇与挑战》，北京大学出版社。

27. 李勋来、张梦琦，2019，《健康中国背景下我国健康城市建设水平的比较研究——基于副省级城市中 7 个示范城市的分析》，《山东社会科学》第 7 期。

28. 李昶达、韩跃红，2019，《健康中国评价指标体系的构建》，《统计与决策》第 9 期。

29. 李达宁，2018，《"健康中国"战略背景下医疗健康产业的发展现状及变革趋势分析》，《经济研究导刊》第 20 期。

30. 李海明、王有强，2018，《卫生资源投入与健康中国建设：基于价值的卫生系统视角》，《中国行政管理》第 8 期。

31. 李慧，2019，《习近平关于卫生健康重要论述的研究》，《科学社会主义》第 3 期。

32. 李乐乐，2018，《"健康中国"战略下我国医疗服务综合治理研究》，《汕头大学学报(人文社会科学版)》第3期。

33. 李轶华,2002,《浅谈中国传统文化对中国古代城市规划的影响》,《规划师》第5期。

34. 刘传祥,承继成,李琦,1996,《可持续发展的基本理论分析》,《中国人口·资源与环境》,第6卷第2号。

35. 刘昉、张红培、蔡仕魁、杨洪伟,2018,《中国共产党推动卫生与健康事业发展的伟大实践》,《中国医院管理》第6期。

36. 刘继同,2019,《中国社会医疗保险制度40年的历史经验、结构困境与改革方向》,《人文杂志》第3期。

37. 刘丽杭,2015,《国际社会健康治理的理念与实践》,《中国卫生政策研究》第8期。

38. 刘艳飞、胡晓辉,2019,《健康中国战略下的健康服务供给模式优化研究》,《福建论坛(人文社会科学版)》第3期。

39. 凌莉,2015,《中国人口流动与健康》,中国社会科学出版社。

40. 罗艳华,2011,《试论"全球卫生外交"对中国的影响与挑战》,《国际政治研究》第2期。

41. 吕飞,2018,《健康城市建设策略与实践》,中国建筑工业出版社。

42. 马晓伟,2018,《以人民健康为中心实施健康中国战略》,《求是》第20期。

43. 马祖琦,2015,《健康城市与城市健康——国际视野下的公共政策研究》,东南大学出版社。

44. 孟甜,2014,《非政府组织参与灾害救助的困境解读与制度重构——以汶川地震为例》,《西南民族大学学报(人文社科版)》,第2期。

45. 彭翔、张航,2019,《健康中国视角下健康风险治理探讨》,《宁夏社会科学》第1期。

46. 蒲水涵,2018,《基层医院:健康中国的"守门人"》,《中国政协》第12期。

47. 任苒,2015,《全球健康的内涵与特征》,《医学与哲学》第36期。

48. 仇雨临、王昭茜,2018,《全民医保与健康中国:基础、纽带和导向》,《西北大学学报(哲学社会科学版)》第3期。

49. 任洁、王德文,2019,《健康治理:顶层设计、政策工具与经验借鉴》,《天津行政学院学报》第3期。

50. 单菁菁,2018,《建设健康中国：现状、问题与对策》,《中州学刊》第2期。

51. 单菁菁、苗婷婷,2018,《以人为核心,推动健康中国建设》,《团结》第6期。

52. 孙东东、丁佳丽、魏鲁霞,2018,《健康中国建设背景下我国中医院发展逻辑问题研究》,《中国卫生事业管理》第6期。

53. 孙晓云,2008,《全球健康治理的理性思考》,《社会科学家》第3期。

54. 宋君,2014,《健康城市建设中多部门合作现状与对策研究》,《医学与哲学》,第7卷第35期。

55. 宋新明,2018,《全生命周期健康：健康中国建设的战略思想》,《人口与发展》第1期。

56. 宋新明,2002,《西部大开发与人口健康的关系》,《中国西部大开发中的人口与可持续发展》,北京人民出版社。

57. 世界环境与发展委员会,1997,《我们共同的未来》,吉林人民出版社。

58. 汤大朋、马新飞、倪菲菲、黄滋淳,2019,《"健康中国"背景下中医药服务能力的内涵构成及提升路径对策》,《中国卫生事业管理》第3期。

59. 田艳芳,2015,《健康对中国经济不平等的影响》,中央编译出版社。

60. 王德、殷潇凡、谢正、王浩、鲍勇,2021,《健康中国行动实施精准解读》,上海交通大学出版社。

61. 王文科、叶姬,2020,《健康中国战略背景下公共健康伦理研究》,上海三联书店。

62. 王卫国、徐勇,2014,《现代健康城市科学管理探索与研究》,光明日报出版社。

63. 万瑜、陈莉斯,2018,《取消以药养医,县级医院如何破局》,《人民周刊》第23期。

64. 王振杰,2018,《大数据与健康中国战略实施》,《人口与发展》第5期。

65. 王琳,2018,《习近平"健康中国"战略思想研究——伦理与经济二维视角》,《天津师范大学学报(社会科学版)》第4期。

66. 薛继斌,2007,《中国环境影响评价立法与战略环境评价制度》,《学术研究》第9期。

67. 杨立华、黄河,2018,《健康治理：健康社会与健康中国建设的新范式》,《公共行政评论》第6期。

68. 姚力,2018,《卫生工作方针的演进与健康中国战略》,《当代中国史研究》第3期。

69. 于潇、包世荣,2018,《健康中国背景下医养结合养老模式研究》,《社会科学战线》第6期。

70. 袁廿一、张东献、刘学军,2019,《新时代“健康文化”的概念建构及路径启示——以海南省“健康文化”建设为例》,《江汉大学学报(社会科学版)》第4期。

71. 中国科学院中国现代化研究中心,2021,《健康中国和健康现代化》,科学出版社。

72. 中国工程院,2019,《健康中国,策略为先》,高等教育出版社。

73. 中国人口与发展研究中心,2019,《中国健康扶贫研究报告》,人民出版社。

74. 中共中央国务院,2016,《“健康中国2030”规划纲要》,人民出版社。

75. 张录法、汤磊、刘庭芳,2020,《迈向健康中国:长三角卫生健康治理实践(第一辑)》,上海交通大学出版社。

76. 张爱华、陈霏、王灏,2020,《健康城市建设理论与实践研究》,科学出版社。

77. 张文昌,2003,《新世纪中国预防医学与公共卫生事业发展若干问题的思考》,《环境与健康展望》第9期。

78. 张颖熙、夏杰长,2018,《新时代健康服务业发展的战略思考》,《劳动经济研究》第5期。

79. 张晓欢、张云飞,2018,《中医药供给侧结构性改革研究》,《中国市场》第23期。

80. 张妤,覃毅译,1996,《城市卫生危机——面对快速都市化、实现人人享有卫生保健的策略》,北京人民卫生出版社。

81. 郑文韬,2017,《迈向健康中国——卫生改革路线图构想》,同济大学出版社。

82. 中国科学院可持续发展研究组,1999,《中国可持续发展战略报告》,北京科学出版社。

83. 中国健康教育中心,2020,《中国健康城市建设实践(2019年)》,人民卫生出版社。

84. 朱慧劼、风笑天,2018,《“健康中国”背景下的健康不平等》,《学习与实践》第4期。

85. 朱光明、谭相东,2018,《关于加快实施健康中国战略的几点思考》,《东岳论丛》第7期。

86. 朱玉,2002,《畸形儿出生率将下降》,《北京青年报》7月20日。

统计年鉴:

1. 中华人民共和国国家统计局编,2020,《2020中国统计年鉴》,中国统计出版社。

2. 中华人民共和国国家统计局编,2019,《2019 中国统计年鉴》,中国统计出版社。

3. 中华人民共和国国家统计局编,2018,《2018 中国统计年鉴》,中国统计出版社。

4. 中国卫生和计划生育统计年鉴委员会,2020,《2020 年中国卫生健康统计年鉴》,中国协和医科大学出版社。

5. 中国卫生和计划生育统计年鉴委员会,2019,《2019 年中国卫生健康统计年鉴》,中国协和医科大学出版社。

6. 中国卫生和计划生育统计年鉴委员会,2018,《2018 年中国卫生健康统计年鉴》,中国协和医科大学出版社。

后　记

2016 年 8 月 19 日，习近平总书记在全国卫生与健康大会上指出，以普及健康生活、优化健康服务、完善健康保障、建设健康环境、发展健康产业为重点，加快推进健康中国建设；同年 10 月 25 日，中共中央、国务院发布《“健康中国 2030”规划纲要》。2018 年，新华社成功举办首届健康中国年度标志城市推选，福州、银川等 5 个省会和计划单列市，南通、延安等 6 个地级市获评健康中国年度标志城市，为健康中国战略创造了更好的舆论和社会环境。

为了推选新一届健康中国年度标志城市，以全面分析各地推进健康中国建设状况，应新华社内蒙古分社于长洪社长的邀请，上海华夏社会发展研究院从 2020 年和 2021 年的《中国统计年鉴》《中国城市统计年鉴》中采集相关数据，将各种不同方面离散的数据，通过“逻辑化”归集，建构“中国健康城市指数”评价体系，进而运用大数据方法计算 2020 年和 2021 年“中国健康城市”综合指数得分，全国 27 个省会城市、5 个计划单列市以及 108 个地级城市的中国健康城市指数的不同水平，进而提出推进健康城市行动的政策建议。

《中国健康城市指数报告（2021）》由鲍宗豪撰写导论、第一章、第六章，顾海贝和陈欣悦共同撰写第二、三、四、五章，鲍琳撰写第七章，宋婕撰写第八章，曹锦秀和夏亮亮等对全书进行了文字校对工作，向昆、陈新光通读了全书。在本书编写过程中，新华社内蒙古分社社长、党组书记于长洪先生审读全书并统稿，新华社新闻信息中心内蒙古分中心王欲鸣主任、李晋生副主任审读书稿并提出了宝贵意见。

新华社新闻信息中心与上海华夏社会发展研究院，共同推进“健康城市指数”发布和“健康中国”年度标志城市的工作，这是全民参与健康中国推进行动的一个良好开端。